本草从新

清·吴仪洛◎著

任 华 宋白杨◎校注

质文化遗产临床经典读本

第二辑

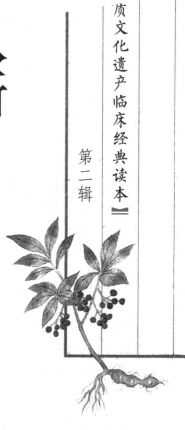

中国健康传媒集团

中国医药科技出版社

图书在版编目（CIP）数据

本草从新 / （清）吴仪洛著；任华，宋白杨校注 . — 北京：中国医药科技出版社，2020.7

（中医非物质文化遗产临床经典读本 . 第二辑）

ISBN 978-7-5214-1740-1

Ⅰ . ①本…　Ⅱ . ①吴…　②任…　③宋…　Ⅲ . ①本草－中国－清代　Ⅳ . ① R281.3

中国版本图书馆 CIP 数据核字（2020）第 060669 号

美术编辑　陈君杞
版式设计　也　在

出版　**中国健康传媒集团** | 中国医药科技出版社
地址　北京市海淀区文慧园北路甲 22 号
邮编　100082
电话　发行：010 - 62227427　　邮购：010 - 62236938
网址　www.cmstp.com
规格　880 × 1230mm $\frac{1}{32}$
印张　11 $\frac{5}{8}$
字数　251 千字
版次　2020 年 7 月第 1 版
印次　2020 年 7 月第 1 次印刷
印刷　三河市万龙印装有限公司
经销　全国各地新华书店
书号　ISBN 978-7-5214-1740-1
定价　36.00 元

获取新书信息、投稿、为图书纠错，请扫码联系我们。

《本草从新》为清·吴仪洛著。吴仪洛（约1704—1766），字遵程，浙江海盐澂浦人。名医世家出身，精研医学并以行医为业，有盛名。行医之暇，聚书博览精证。本书是对汪昂《本草备要》的增补和更正；删除了一些"有名无用之药"，并补入药草近275种，冬虫夏草、太子参等药，均系本书首载。

《本草从新》总为6卷，每卷又分上、中、下3卷，共计18卷。卷首为"药性总义""凡例"，后分草、木、果、菜、谷、金石、水、火土、禽兽、虫鱼鳞介、人11部52类，共载药700余种。其分类方法基本同《本草纲目》。各药论述分为药物性味、主治、真伪鉴别、炮制方法及临床配伍应用等，对相类药物的不同品种记述较详，又补充较多用药经验，凡引用资料均有出处。本书内容精简扼要，间附作者己意，注解药性，颇多新见，是临床实用的本草专著。

本次校注底本选用清乾隆二十二年丁丑（1757）序刻本，以清乾隆五十三年戊申（1788）刻本（戊申本）为主校本，并参阅清光绪七年辛巳（1881）恒德堂刻本（恒德本）仔细点校，以利读者阅读。

内容提要

《中医非物质文化遗产临床经典读本》

编委会

出版者的话

中国从有文献可考的夏、商、周三代，就进入了文明的时代。中国人认为自己是炎黄的子孙，若以此推算，中国的文明史可以追溯到五千年前。中华民族崇尚自然，形成了"天人合一"的信仰，中医学就是在这种信仰的基础上产生的一种传统医学。

中医的起源可以追溯到炎帝、黄帝时期，根据考古、文献记载和传说，炎帝神农氏发明了用药物治病，黄帝轩辕氏创造脏腑经脉知识，炎帝和黄帝不仅是中华民族的始祖，也是中医的缔造者。

大约在公元前1600年，商代的伊尹发明了用"汤液"治病，即根据不同的证候把药物组合在一起治疗疾病，后世称这种"汤液"为"方剂"，这种治病方法一直延续到现在。由此可见，中华民族早在3700多年前就发明了把各种药物组合为"方剂"治疗疾病，实在令人惊叹！商代的彭祖用养生的方法防治疾病，中国人重视养生的传统至今深入民心。根据西汉司马迁《史记》的记载，春秋战国时期的扁鹊秦越人善于诊脉和针灸，西汉仓公淳于意善于辨证施治。这些世代传承积累的医药知识，到了西汉时期已蔚为大观。汉文帝下诏命刘向等一批学者整理全国的图书，整理后的图书分为六大类，即六艺、诸子、诗赋、兵书、术数、方技，方技即医学。刘向等校书，前后历时27年，是对中国历史文献最为壮观的结集、整理、研究，真正起到了上对古人、下对子孙后代的承前启后的作用。后之学者，欲考中国学术的源流，可以此为纲鉴。

这些记载各种医学知识的医籍，传之后世，被尊为经典。医经中的《黄帝内经》，记述了生命、疾病、诊疗、药物、针灸、养生的原理，是中医学理论体系形成的标志。这部著作流传了2000多年，到现在，仍被视为学习中医的必读之书，且早在公元7世纪，就传播到了周边一些国家和地区，近代以来，更是被翻译成多种语言，在世界许多国家广泛传播。

经方医籍中记载了大量以方治病和药物的知识，其中有《汤液经法》一书，相传是伊尹所作。东汉时期，人们把用药的知识编纂为一部著作，称《神农本草经》，其中记载了365种药物的药性、产地、采收、加工和主治等，是现代中药学的起源。中国历代政府重视对药物进行整理规范，著名的如唐代的《新修本草》、宋代的《证类本草》。到了明代，著名医学家李时珍历经30余年研究，编撰了《本草纲目》一书，在世界各国产生了广泛影响。

东汉时期的张仲景，对医经、经方进行总结，创造了"六经辨证"的理论方法，编撰了《伤寒杂病论》，成为中医临床学的奠基人，至今仍是指导中医临床的重要文献。这部著作早在公元700年左右就传到日本等国家和地区，一直受到重视。

西晋时期，皇甫谧将《素问》《针经》和《黄帝明堂经》进行整理，编纂了《针灸甲乙经》，系统地记录了针灸的理论与实践，成为学习针灸的经典必读之书，一直传承到现在。这部著作也被翻译成多种语言，在世界各地广泛传播。

中医学在数千年的发展历程中，创造积累了丰富的医学理论与实践经验，仅就文献而言，保存下来的中医古籍就有1万余种。中医学独特的思想与实践，在人类社会关注健康、重视保护文化多样性和非物质文化遗产的背景下，显现出更加旺盛的生命力。

中医药学与中华民族所有的知识一样，是"究天人之际"的学问，所以，中国的学者们信守着"究天人之际，通古今之变，成一家之言"的至理。《素问·著至教论》记载黄帝与雷公讨论医道说："而道，上知天文，下知地理，中知人事，可以长久。以教众庶，亦不疑殆。医道论篇，可传后世，可以为宝。"这段话道出了中医学的本质。中医是医道，医道是文化、是智慧，《黄帝内经》中记载的都是医道。医道是究天人之际的学问，天不变，道亦不变，故可以长久，可以传之后世，可以为万世之宝。

医道可以长久，在医道指导下的医疗实践，也可以长久。故《黄帝内经》中的诊法、刺法至今可以用，《伤寒论》《金匮要略》《备急千金要方》《外台秘要》的医方今天亦可以用，《神农本草经》《证类本草》《本草纲目》的药今天仍可以用。

或许要问，时间太久了，没有发展吗？不需要创新吗？其实，求新是中华民族一贯的追求。如《礼记·大学》说："苟日新，日日新，又日新。"清人钱大昕有一部书叫《十驾斋养新录》，他以咏芭蕉的诗句解释"养新"之义说："芭蕉心尽展新枝，新卷新心暗已随，愿学新心养新德，长随新叶起新知。"原来新知是"养"出来的。

中华民族"和实生物，同则不继"的思想智慧，与当今国际社会提出的保护和促进文化多样性、保护人类的非物质文化遗产的需求相呼应。世界卫生组织2000年发布的《传统医学研究和评价方法指导总则》中，将"传统医学"定义为"在维护健康以及预防、诊断、改善或治疗身心疾病方面使用的各种以不同文化所特有的理论、信仰和经验为基础的知识、技能和实践的总和"，点明了文化是传统医学的根基。习近平总书记深刻指出:"中医药学是中国古代科学的瑰宝,也是打开中华文明宝库的钥匙。"这套丛书的整理出版,也是为了打磨好中医药学这把钥匙,以期打开中华文明这个宝库。

希望这套书的再版,能够带您回归经典,重温中医智慧,获得启示,增添助力!

中国医药科技出版社

2019 年 6 月

校注说明

《本草从新》为清·吴仪洛著，门人周兰九生庭、男有榆苍培、有杜隽望同校。吴仪洛，宇遵程，生活于18世纪中叶，浙江海盐人。自幼业儒，乾隆初，弃儒学医，披览家藏医书，研究医学，立志以医术济世。为增进学识、开拓眼界，曾游湖北、广东、河北、河南等地，并留滞浙江四明（宁波）达5年之久，阅览范氏"天一阁"藏书，所以读书广博，阅历也深。后归里业医，资贫拯危，名噪一时。他认为："医学之要，莫先于明理，其次则在辨证，再就是用药，理不明，证于何辨？证不辨，药于何用？"

《本草从新》是在汪昂《本草备要》的基础上订补而成，对汪昂《本草备要》承误之处，逐一增改，并补入药草近300种。冬虫夏草、太子参等药，均系本书首载。不仅收录药物，同时，对药物的真伪和同一药名而性味、功用所以不同，以及修治等，都一一述及，使医药紧密结合。本书选药以实用为宗旨，对药性理论研究，每与临床实践相结合，注解药性，颇多新见。

本书自道光二十六年（1846）起多分刻成十八卷本流传。现存清乾隆二十二年刻本（六卷本）、道光二十六年（1846）瓶花书屋校刻本（十八卷本）等50余种版本；晚近通行本为1959年上海科学技术出版社铅印本。新中国成立后有排印本。

本次校勘，凡底本文字不误者，一律不改动原文；校本虽有

1

异文但无碍文义者，不出校记。本书目录据正文改，不另出校记。

如遇有俗写字、异体字、古今字、别字、错字径予改正，不再出注，如"呙"改为"喎"，"运"改为"晕"等。

如遇中药名、方剂名、人名有别字，径予改正，例如"黄檗"改为"黄柏"，"栝蒌"改为"栝楼"，"慈石"改为"磁石"，"轫庵"改为"讱庵"等。

如遇原著中不清楚，难以辨认处，予以校注说明。

原文段落不清，故根据文义适当分段，以利阅读，文中不再出注说明。

由于水平有限，点校中难免出现错误和遗漏，恳请读者指正。

校注者

2020 年 1 月

序

　　余先世藏书最夥，凡有益于民用者，购之尤亟。以故岐黄家言，亦多海内希见之本。余自髫年习制举业时，即旁览及焉，遇有会意，辄觉神情开涤，于是尽发所藏而精绎之，迄今四十年矣。夫医学之要，莫先于明理，其次则在辨证，其次则在用药。理不明，证于何辨？证不辨，药于何用？故拙著医学十种，其一曰《一源必彻》，其二曰《四诊须详》，于经义、病情，必斟酌群言，而期于至当也。而又念天之生药，凡以济斯人之疾苦者也。有一病必有一药，病千变药亦千变，能精悉其气味，则千百药中，任举一二种，用之且通神。不然，则歧多而用眩。凡药皆可伤人，况于性最偏驳者乎？自来注《本草》者，古经以下，代有增订，而李氏《纲目》为集大成，其征据该洽，良足补《尔雅》《诗》疏之缺，而以备医学之用，或病其稍繁，踵之者，有缪氏之《经疏》，不特著药性之功能，且兼言其过劣，其中多所发明，而西昌喻嘉言颇有异议。最后新安汪氏祖述二书，著《备要》一编，卷帙不繁，而采辑甚广，宜其为近今脍炙之书也。独惜其本非岐黄家，不临证，而专信前人，杂采诸说，无所折衷，未免有承误之失。余不揣固陋，取其书重订之，因仍者半，增改者半，旁掇旧文，参以涉历，以扩未尽之旨。书成，名曰《本草从新》，付之剞

剟，庶几切于时用，而堪羽翼古人矣乎。其余数种，将次第刊布，
与有识者商之。

乾隆丁丑岁三月上巳日
澂水吴仪洛遵程书于硖川之利济堂

凡 例

——注本草者，当先注明其所以主治之由，与所以当用之理，使读之者有义味可咀嚼也。兹集药性、病情，互相阐发，庶便资用。若每处皆释，则重复烦琐，反生厌渎，故前后间见，或因药论辨，读者汇观而统会之可也。

——上自《神农本草经》以至李氏《纲目》，俱递有收载，自《纲目》以后收载绝少。如燕窝之类，用治甚多，从前俱所失收，兹集俱为增入。

——自古本草以至近今本草，俱有是名，而今并无是药者，如预知子之类，俱为削去。

——药品主治，诸家析言者少，统言者多。如治痰之药，有治湿痰者，有治燥痰者，诸书第以除痰概之；头痛之药，有治内伤头痛者，有治外感头痛者，诸书唯言治头痛而已。此皆相反之证，未可混施。举此二端，其余可以类推矣。又止言某病宜用，而不言某病忌用，均属阙略，兹集并加详注，庶无贻误。

——每药先辨其气味、形色，次著其所入经络，乃为发明其功用，而以主治之证具列于后，其所以主治之理，即在前功用之中，不能逐款细注，读者详之。

——徐之才曰："药有宣上升下行曰宣、通、补、泻、涩、滑、

1

燥、湿即润也、轻、重十种，是药之大体。"而《本经》不言，后人未述。凡用药者，审而详之，则靡所失遗矣。今为分阐，以冠于诸药之首此十剂也，陶弘景加寒热二剂，兹不具述。然本集燥剂即陶氏之热剂，而通剂乃徐氏之燥剂也。

——药品主治已注明某脏某腑者，则不更言入某经络，以重复无用也。

——阴、阳、升、降、浮、沉，已详于药性总义中，故每品之下不加重注。

——采用诸书，悉仍其名氏，使知为先哲名言，有可考据也。间有删节数行数句者，以限于尺幅也；有增改数句数字者，务畅其文义也。其间广搜博采，义图贯通，取要删繁，词归雅饬，庶几爽观者之心目云尔。

——凡假药不可不辨，如花草子伪沙苑蒺藜，香栾伪枳实、枳壳之类，始则以伪乱真，渐至真者绝无，数百年来从无一人起而指摘之者，此类甚多，兹集俱正其误。

——同是药名，而力量厚薄悬殊，性味优劣迥别，如野白术与种白术、并江西白术之类。至肉桂中洋桂，黄连中新山连，更害人之尤者也。兹集俱细为分别。

——一药而杂别种在内，用者即不能取效，如肆中柴胡夹杂白头翁、小前胡、远志苗、丹参等于内，不细为拣去，不唯无益，而反有害矣，亦断不可不正。

——药品修治必须如法。今肆中熟地黄用煮，菟丝饼加面之类，制治乖方，断不可用，俱为正之。

——凡可以救荒者，收载稍繁，以其有裨于生成之实用也。

——养生与治病，食物之宜否，关系非细，故收载不厌其繁。

2

——主治要义及诸家名论用〇〇，病证用△△，药名汤头用｜｜，顶上十剂用〇。

——药内间附成方，便人施用，如方药俱全者，则于方名加｜｜，如有方无药者不用｜。

——拙著第四种《成方切用》及第一种《一源必彻》，第二种《四诊须详》，俱嗣刻问世。

药性总义

凡酸属木入肝，苦属火入心，甘属土入脾，辛属金入肺，咸属水入肾，此五味之义也。

凡青属木入肝，赤属火入心，黄属土入脾，白属金入肺，黑属水入肾，此五色之义也。

凡酸者能涩、能收，苦者能泻、能燥、能坚，甘者能补、能和、能缓，辛者能散、能润、能横行，咸者能下、能软音软坚，淡者能利窍、能渗泄，此五味之用也。

凡寒热温凉，气也；酸苦甘辛咸淡，味也；气为阳，味为阴气无形而升，故为阳；味有质而降，故为阴。气厚者为纯阳，薄为阳中之阴；味厚者为纯阴，薄为阴中之阳。气薄则发泄，厚则发热阳气上行，故气薄者能泄于表，厚者能发热。味厚则泄，薄则通阴味下行，故味厚者能泄于下，薄者能通利。辛甘发散为阳，酸苦涌湧同泄为阴辛散甘缓，故发肌表；酸收苦泄，故为吐泻，咸味涌泄为阴，淡味渗泄为阳，轻清升浮为阳，重浊沉降为阴。清阳出上窍本乎天者亲上。上窍七，谓耳目口鼻，浊阴出下窍本乎地者亲下。下窍二，谓前后二阴。清阳发腠理腠理，肌表也。阳升散于皮肤，故清阳发之，浊阴走五脏阴受气于五脏，故浊阴走之。清阳实四肢四肢为诸阳之本，故清阳实之，浊阴归六腑六腑传化水谷，故浊阴归之。此阴阳之义也。

凡轻虚者浮而升，重实者沉而降，味薄者升而生象春，气薄者

1

降而收象秋，气厚者浮而长象夏，味厚者沉而藏象冬，味平者化而成象土，气厚味薄者浮而升，味厚气薄者沉而降，气味俱厚者能浮能沉，气味俱薄者可升可降，酸咸无升，辛甘无降，寒无浮，热无沉。此升降浮沉之义也李时珍曰："升者引之以咸寒，则沉而直达下焦；沉者引之以酒，则浮而上至巅顶。一物之中有根升梢降、生升熟降者，是升降在物亦在人也。"〇凡根之在土中者，半身以上则上升，半身以下则下降，虽一药而根梢各别。用之或差，服亦罔效。

凡质之轻者上入心肺，重者下入肝肾。中空者发表，内实者攻里。为枝者达四肢，为皮者达皮肤，为心为干者内行脏腑，枯燥者入气分，润泽者入血分。此上下内外，各以其类相从也。

凡色青、味酸、气臊臊为木气所化，性属木者，皆入足厥阴肝、足少阳胆经肝与胆相表里，胆为甲木，肝为乙木；色赤、味苦、气焦焦为火气所化，性属火者，皆入手少阴心、手太阳小肠经心与小肠相表里，小肠为丙火，心为丁火；色黄、味甘、气香香为土气所化，性属土者，皆入足太阴脾、足阳明胃经脾与胃相表里，胃为戊土，脾为己土；色白、味辛、气腥腥为金气所化，性属金者，皆入手太阴肺、手阳明大肠经肺与大肠相表里，大肠为庚金，肺为辛金；色黑、味咸、气腐腐为水气所化，性属水者，皆入足少阴肾、足太阳膀胱经肾与膀胱相表里，膀胱为壬水，肾为癸水。凡一脏配一腑。腑皆属阳，故为甲、丙、戊、庚、壬；脏皆属阴，故为乙、丁、己、辛、癸也。十二经中，惟手厥阴心包络、手少阳三焦经无所主，其经通于足厥阴、少阳。厥阴主血，诸药入厥阴血分者，并入心包络；少阳主气，诸药入胆经气分者，并入三焦。命门相火，散行于胆、三焦、心包络，故入命门者并入三焦，此诸药入诸经之部分也。

人之五脏应五行，金木水火土，子母相生，《经》曰：虚则补其母，实则泻其子。又曰：子能令母实。如肾为肝母，心为肝子，故入肝者并入肾与心；肝为心母，脾为心子，故入心者并入肝与脾；心为脾母，肺为脾子，故入脾者并入心与肺；脾为肺母，肾为肺子，故入肺者并入脾与肾；肺为肾母，肝为肾子，故入肾者并入肺与肝。此五行相生，子母相应之义也。凡药各有形性气质，其入诸经。有因形相类者如连翘似心而入心，荔枝核似睾丸而入肾之类，有因性相从者如润者走血分，燥者入气分，本乎天者亲上，本乎地者亲下之类，有因气相求者如气香入脾，气焦入心之类，有因质相同者如头入头，干入身，枝入肢，皮行皮。又如红花、苏木，汁似血而入血之类。自然之理，可以意得也。

有相须者，同类而不可离也如黄柏、知母；破故纸、胡桃之类。为使者，我之佐使也。恶者，夺我之能也。畏者，受彼之制也。反者，两不可合也。杀者，制彼之毒也。此异同之义也。

肝苦急，急食甘以缓之肝为将军之官，其志怒，其气急，急则自伤，反为所苦，故宜食甘以缓之，则急者可平，柔能制刚也；肝欲散，急食辛以散之，以辛补之，以酸泻之木不宜郁，故欲以辛散之，顺其性者为补，逆其性者为泻，肝喜散而恶收，故辛为补而酸为泻。心苦缓，急食酸以收之心藏神，其志喜，喜则气缓而心虚神散，故宜食酸以收之；心欲软，急食咸以软之，用咸补之，以甘泻之心火太过则为躁越，故急宜食咸以软之，盖咸从水化，能相济也。心欲软，故以咸软为补；心苦缓，故以甘缓为泻。脾苦湿，急食苦以燥之脾以运化水谷，制水为事，湿胜则反伤脾土，故宜食苦以燥之；脾欲缓，急食甘以缓之，用苦泻之，以甘补之脾贵充和温厚，其性欲缓，故宜食甘以缓之，脾喜甘而恶苦，故苦为泻而甘为补也。肺苦气上逆，急食苦以泄之肺主气，行治节之令，气病则上逆于肺，故急宜食苦以泄之；肺欲收，急食酸以收之，用酸补之，以辛泻之肺应秋气，主收敛，故宜食酸以收之，肺气宜聚不宜散，故酸收为补，辛散为泻。肾苦燥，急食辛以润之，开腠理，致津液，通气也肾为水脏，藏精者也。阴病者苦燥，故宜食辛以润之，盖辛从金化，水之母也，其能开腠理，致津液者，以辛能通气也。水中有真气，惟辛能达之，气至水亦至，故可以润肾之燥；肾欲坚，急食苦以

3

坚之，用苦补之，以咸泻之肾主闭藏，气贵周密，故肾欲坚，宜食苦以坚之也。苦能坚故为补，咸能软坚故为泻。此五脏补泻之义也。

酸伤筋酸走筋，过则伤筋而拘挛，辛胜酸辛为金味，故胜木之酸，苦伤气苦从火化，故伤肺气，火克金也，又如阳气性升，苦味性降，气为苦遏则不能舒伸，故苦伤气，咸胜苦咸为水味，故胜火之苦。○按：气为苦伤而用咸胜之，此自五行相制之理，若以辛助金，而以甘泄苦，亦是捷法。盖气味以辛甘为阳，酸苦咸为阴。阴胜者制之以阳，阳胜者制之以阴，何非胜复之妙？而其中宜否，则在乎用之权变尔，甘伤肉，酸胜甘酸为木味，故胜土之甘，辛伤皮毛辛能散气，故伤皮毛，苦胜辛苦为火味，故胜金之辛，咸伤血咸从水化，故伤心血，水胜火也。食咸则渴，伤血可知，甘胜咸甘为土味，故胜水之咸。此五行相克之义也。

辛走气，气病无多食辛《五味论》曰：多食之，令人洞心。洞心，透心若空也；咸走血，血病无多食咸血得咸则凝结而不流。《五味论》曰：多食之，令人渴；苦走骨，骨病无多食苦苦性沉降，阴也，骨属肾，亦阴也，骨得苦则沉，阴益甚，骨重难举矣。《五味论》曰：多食之，令人变呕；甘走肉，肉病无多食甘甘能缓中，善生胀满。《五味论》曰：多食之，令人悗心。悗心，心闷也；酸走筋，筋病无多食酸酸能收缩，筋得酸则缩。《五味论》曰：多食之，令人癃。癃，小便不利也。此五病之所禁也。多食咸，则脉凝泣涩同而变色水能克火，故病在心之脉与色也。《五味篇》曰：心病禁咸；多食苦，则皮槁而毛拔火能克金，故病在肺之皮毛也。《五味篇》曰：肺病禁苦；多食辛，则筋急而爪枯金能克木，故病在肝之筋爪也。《五味篇》曰：肝病禁辛；多食酸，则肉胝音支䐃音绌而唇揭胝，皮厚也，手足胼胝之谓。木能克土，故病在脾之肉与唇也。《五味篇》曰：脾病禁酸；多食甘，则骨痛而发落土能克水，故病在肾之骨与发也。《五味篇》曰：肾病禁甘。此五味之所伤也。

风淫于内，治以辛凉，佐以苦甘，以甘缓之，以辛散之风为木气，金能胜之，故治以辛凉，过于辛，恐反伤其气，故佐以苦甘。苦胜辛，甘益气也。木性急，故以甘缓之；风邪胜，故以辛散之；热淫于内，治以咸寒，佐

4

以甘苦，以酸收之，以苦发之热为火气，水能胜之，故治以咸寒，佐以甘苦。甘胜咸，所以防咸之过也；苦能泄，所以去热之实也。热盛于经而不敛者，以酸收之；热郁于内而不解者，以苦发之；湿淫于内，治以苦热，佐以酸淡，以苦燥之，以淡泄之湿为主气，燥能除之，故治以苦热。酸从木化，制土者也，故佐以酸淡。以苦燥之者，苦从火化也；以淡泄之者，淡能利窍也；火淫于内，治以咸冷，佐以苦辛，以酸收之，以苦发之相火，畏火也，故宜治以咸冷。苦能泄火，辛能散火，故用以为佐。酸收苦发，义与上文热淫同治；燥淫于内，治以苦温，佐以甘辛，以苦下之燥为金气，火能胜之。治以苦温，苦从火化也。佐以甘辛，木受金伤，以甘缓之，金之正味以辛泻之也。燥结不通则邪实于内，故当以苦下之；寒淫于内，治以甘热，佐以苦辛，以咸泻之，以辛润之，以苦坚之寒为水气，土能制水，热能胜寒，故治以甘热，甘从土化，热从火化也，佐以苦辛等义，如《脏气法时论》曰：肾苦燥，急食辛以润之；肾欲坚，急食苦以坚之。用苦补之，咸泻之也。此六淫主治各有所宜也。

凡药须俟制焙毕，然后秤用，不得生秤，湿润药皆先增分两。燥乃秤之。

凡酒制升提；姜制温散；入盐走肾而软坚；用醋注肝而收敛；童便除劣性而降下；米泔去燥性而和中；乳润枯生血；蜜甘缓益元；陈壁土，藉土气以补中州；面煨、曲制，抑酷性勿伤上膈；黑豆甘草汤渍，并解毒，致令平和；羊酥、猪脂涂烧，咸渗骨，容易脆断；去穰者免胀。去心者除烦。此制治各有所宜也。

5

目录

卷一上

卷一 中

卷一下

卷二上

卷二中

卷二下

卷三上

卷三 中

卷三下

卷四中

卷四下

卷五上

卷五中

卷五下

卷六上

卷六中

卷六下

卷一 上

草部 山草类

人参

甘温微苦，大补肺中元气东垣曰：肺主气，肺气旺则四脏之气皆旺，精自生而形自盛。《十剂》曰：补可去弱，人参、羊肉之类是也。人参补气，羊肉补形，泻火得升麻补上焦泻肺火，得茯苓补下焦泻肾火，得麦冬、五味泻火而生脉，得黄芪、甘草乃甘温除大热。东垣曰："参、芪、甘草，退火之圣药。"按：烦劳则虚而生热，得甘温以益元气而虚热自退，故亦谓之泻，生津明目洗与服俱佳，聪耳，开心益智心气强，则善思而多智，安精神，定惊悸邪火退正气旺，则心肝宁而惊悸定，除烦渴泻火故除烦，生津故止渴，通血脉气行则血行，破坚积气运则积化，消痰水气旺则痰行水消。气壮而胃自开，气和而食自化。治虚劳内伤伤于七情六欲、饮食作劳为内伤，伤于风寒暑湿燥火为外感。如发热症，外感则发热无间，内伤则热时止；恶寒症，外感虽絮火不除，内伤则得暖便解；头痛症，外感则常痛不休，内伤则时痛时止；外感则手背热，内伤则手心热；外感则鼻塞不通，内伤则口淡无味；外感多属有余，宜汗吐下，内伤多属不足，宜温补和，发热自汗自汗属阳虚，盗汗属阴虚。亦有过服参、芪而汗反甚者，以阳盛阴亏，阳愈补而阴愈虚也，又宜清热养血而汗自止，多梦纷纭，虚咳喘促，心腹寒痛《蒙筌》曰：歌有"肺热还伤肺"之句，唯言寒热，不辨虚实，若肺中实热者忌之，虚热者服之何害？又曰：诸痛无补法，不用参、芪，若久病虚痛何尝忌此耶？，**伤寒**庸浅之辈不察虚实，但见发热，动手便攻，且曰伤寒无补法，独不观仲景立三百九十七法而治虚寒者一百有奇，垂一百一十三方而用人参、桂、附者八十有奇乎？，**瘟疫**瘟疫病，阳脉濡弱，正虚也；阴脉弦紧，邪实也。正虚邪实，则一团外邪内炽，莫能解散，病固缠身为累。而冬不藏精之人触其气者，染之尤易，所以发表药中宜少用人参三五七分，以领出其邪，《寓意草》中论之最详，**疟痢**，**滑泻**，**呕哕**，**反胃**皆健脾之力，**淋沥**肺气化则溺行，**胀满**《发明》云：胸胁逆满，由中气不足，宜补之而胀自除，《经》所谓塞因塞用也，俗医泥于作饱不敢用，不知少服反滋壅，多服则宣通，补之正所以导之也，**老人卒倒**若无痰气阻滞者，为阳气暴脱之候，须以大剂参、附峻补元气，以先其急，随用地黄、当归、甘枸之类，填补真阴以培其本，**一切血证**古人治大吐血，脉芤洪者，并用人参。脱血者须益其气，盖血不自生，须得生阳气之药乃生，阳生则阴长之义也。若单用补血，无由而生矣，**胎产**胎前产后诸虚，**外科阴毒**痈疽出脓后收口，其效尤神，掺药用之亦妙，**小儿痘证**凡痘证颜色娇红而不苍老，或顶陷，或皮薄浆清，或痒塌泄泻，俱属气虚。若干回者，宜与鹿茸同用。**证至垂危必多用、独用**先哲于气虚血脱之证，独用人参三两，浓煎顿服，能救性命于瞬息。世之用者，些少以姑试之，或加消耗以监制之，人何赖以得生？然又当视病情而处用，于独参汤中或加童便，或加姜汁，或加附子，或加黄连，相得益彰，亦不碍其为独，如薛新甫治中风，于三生饮中加人参两许以驾驭之，此真善用独参汤者。

产辽东宁古台出者光红结实，船厂出者空松铅塞，并有糙有熟。**炼膏服**，能回元气于无何有之乡气不化精者，配白术，名参术膏；精不化气者，熟地倍之，名两仪膏；有火者，天冬膏对服。**制宜隔纸焙用，忌铁。茯苓为使，畏五灵脂，恶皂荚、黑豆、紫石英、人溲、咸卤，反藜芦**言闻曰：东垣理脾胃泻阴火，交泰丸内用人参、皂荚，是恶而不恶也；古方疗月闭，四物汤加人参、五灵脂，是畏而不畏也；又疗痰在胸膈，人参、藜芦同用，而取其涌越，是激其怒性也，非洞奥达权者不能知也。

参条

乃横生芦头上者，其力甚薄，止可用以调理常病，及生津止渴，其性横行手臂，凡指臂无力者服之甚效。

参须

亦横生芦头上，而甚细者，其性与参条相同，而力尤薄参条、参须不过得参之余气，危险之症断难倚仗。

太子参

虽甚细，却短紧坚实，其力不下大参。

按：人参气秉阳和，功魁群草，世医每不能早用，直至万无可为然后用之，往往无及，以致世俗反归咎于君主之药，是与疾视其长上无异。世风浇漓，大率类然，可叹恨也。第亦有不宜用者，肺脉洪实，火气方逆，血热妄行，痧痘斑毒，但闷热而红点未形，伤寒始作，证未定而邪热方炽，凡此之类，气本不虚，若误投之，鲜克免者近有将人参做过，以短接长者谓之接货，以小并大者谓之合货，必先用水潮过，原汁已出，且有浆在内，其味易变，用者，断勿为其所误。

参芦

能涌吐痰涎，体虚者用之，以代瓜蒂。丹溪曰：人参入手太阴，补阳中之阴，芦反能泻太阴之阳，亦犹麻黄根苗不同。痰在上膈，在经络，非吐不可，吐中就有发散之义。一妇性躁味厚，暑月因怒而病呃，作则举身跳动，昏不知人，其形气俱实，乃痰因怒郁，气不得降，非吐不可，以参芦半两，逆流水煎服，吐顽痰数碗，大汗，昏睡而安

按：参芦，其味与人参同，亦能补气，微虚者，用以调理

颇效，未见其吐也，但其力甚缓尔今东洋、西洋俱用此为补剂。又人参内有一种泡松，东洋甚行，中国不行。

珠参

苦寒微甘，味厚体重，补肺降火下气。肺热有火者宜之。脏寒者服之，即作腹痛。郁火服之，火不透发，反生寒热。出闽中，须多，去皮，滚水泡过，然后可用以其苦劣之味皆在外皮，近中心则苦味减而稍甘。

党参

甘平，补中益气，和脾胃，除烦渴，中气微虚，用以调补，甚为平妥。

按：《古本草》云：参，须上党者佳。今真党参久已难得，肆中所卖党参，种类甚多，皆不堪用，唯防党参性味和平，足贵。

根有狮子盘头者真硬纹者伪也。白党即将此参煮晒而成，原汁已出。

土人参

甘微寒蒸之极透，则寒性去，气香味淡，性善下降，能伸肺经治节，使清肃下行，补气生津，治咳嗽喘逆，痰壅火升，久疟淋沥，难产经闭，泻痢由于肺热，反胃噎膈由于燥涩，凡有升无降之证，每见奇效其参一直下行，入土最深。

脾虚下陷、滑精梦遗俱禁用，以其下行而滑窍也。孕妇亦忌。

出江浙，俗名粉沙参红党即将此参去皮净，煮极熟，阴干而成者，味淡无用。

西洋人参

苦寒微甘，味厚气薄，补肺降火，生津液，除烦倦，虚而有火者相宜。

出大西洋佛兰西形似辽东糙人参，煎之不香，其气甚薄。

北沙参

甘苦微寒，味淡体轻，专补肺阴，清肺火，治久咳肺痿，金受火刑者宜之。

寒客肺中作嗽者勿服人参补五脏之阳，沙参补五脏之阴，肺热者用之。

白实长大者良。恶防己，反藜芦。

南沙参

功同北参而力稍逊，色稍黄，形稍瘦，小而短，近有一种味带辣者不可用。

空沙参即荠苨

甘淡微寒，解百药毒，利肺气，和中明目，主咳嗽，消渴，强中茎长兴盛，不交精液自出，谓之强中，疮毒疔肿时珍曰：荠苨寒而利肺，甘而解毒，乃良品也，而世不知用，惜哉。人参、防党参、土人参、洋参、荠苨、沙参、桔梗相似，不可不辨。沙参体虚无心而味淡，荠苨体虚无心而味甘，桔梗体坚有心而味苦，防党参体实有心而味甘，土人参体实有心而味甘淡，人参体实有心而味甘微带苦，自有余味，洋参虽似糙参，但气不香尔。

即甜桔梗乃桔梗之一类二种。

甘草

味甘，生用气平，补脾胃不足而泻心火能生肺金；炙用气温，补三焦元气而散表寒，入和剂则补益，入汗剂则解肌解退肌表之热，入凉剂则泻邪热，入峻剂则缓正气姜、附加之恐其僭上，硝黄加之恐其峻下，皆缓之之意，入润剂则养阴血，能协和诸药，使之不争，生肌止痛上主肌肉，甘能缓痛，通行十二经，解百药毒，故有国老之称。

中满证忌之甘令人满，然亦有生用为泻者，以其能引诸药至于满所。《经》云：以甘补之，以甘泻之。是已。故《别录》、甄权并云除满，脾健运则满除也。又甘草得茯苓则不资满而反泄满，故云下气除满，仲景有甘草泻心汤治痞满。

大而结者良。出大同，名粉草弹之有粉出，细者名统草。补中炙用宜大者，泻火生用宜细者去外赤皮。

甘草头，消肿导毒在上部者效宜入吐药。

甘草梢，止茎中痛，淋浊证用之取其径达茎中也。

白术、苦参、干漆为使，恶远志，反大戟、芫花、甘遂、海藻，然亦有并用者胡洽治痰癖十枣汤加甘草，东垣治结核与海藻同用，丹溪治瘰疬与芫花同行，非妙达精微者不知此理。

黄精

甘平，补中益气，安五脏，益脾胃，润心肺，填精髓，助筋骨，除风湿，下三尸虫，以其得坤土之精粹，久服不饥气满则不饥，却病延年。

似玉竹而稍大，黄白多须，故俗呼为玉竹黄精。又一种似白及，俗呼为白及黄精，又名山生姜，恐非真者。去须九蒸九晒用每蒸一次，必半日方透。

葳蕤即玉竹

甘平，补中益气，除烦渴，润心肺，治风淫湿毒，目痛眦烂风湿，寒热痁疟，中风不能动摇，头痛腰痛凡头痛不止者属外感，宜发散；乍痛乍止者属内伤，宜补虚。又有偏头风，左属风与血虚，右属痰热与气虚。腰痛亦有肾虚、气滞、痰积、瘀血、风寒湿热之不同，凡挟虚挟风湿者宜葳蕤，茎寒，自汗，一切不足之证，用代参、地，不寒不燥，大有殊功。

去毛，蜜水或酒浸蒸用。畏咸卤。熬膏良。

黄芪

甘温，生用固表，无汗能发，有汗能止丹溪曰：黄芪大补阳虚自汗。若表虚有邪，发汗不出者，服此又能自汗。温分肉，实腠理，补肺气，泻阴火，解肌热，炙用补中，益元气，温三焦，壮脾胃脾胃一虚，土不能生金，则肺气先绝，脾胃缓和则肺旺，而肌表固实，补中即所以固表也，生血生肌气能生血，血充则肉长，排脓，内托疮痈圣药毒气化则成脓，补气故能内托痈疽。不能成脓者，死不治，毒气盛而元气衰也。痘症亦然。痘证不起，阳虚无热者宜之合人参、甘草、生姜为保元汤，治痘虚不起，或加芎藭、官桂、糯米助之。王好古曰：实卫气是表药，益脾胃是中州药，治伤寒尺脉不至补肾元是里药。甄权谓其补肾者，气为水母也。《日华》谓其止崩带者，气旺则无陷下之患也。《蒙筌》曰：补气药多，补血药亦从而补气；补血药多，补气药亦从而补血。益气汤虽用当归，因势寡，功被参芪所据；补血汤黄芪数倍于当归，亦从当归所引而补血。补血汤黄芪一两，当归二钱，气药多而云补血者，气能生血，又有当归为引也。

为补药之长，故名"耆"。外白中黄，金井玉阑，坚实肥大而嫩者，名绵芪，最良。入补中药捶扁，蜜炙，如欲其稍降，盐水炒有谓补肾及崩带淋浊药，宜盐水炒。汪讱庵曰：此说非也。前症用黄芪，非欲抑黄芪使入肾也，取其补中升气，则肾受荫而崩带淋[1]浊之病自愈也。有上病下取，下病上取，补彼经而益及此经者，此类是也，达表生用，或酒炒亦可。茯苓为使，恶龟甲，白鲜皮，畏防风东垣曰：黄芪得防风，其功益大，乃相畏而更以相使也。按：黄芪极滞，胃口胸胃不宽者勿用；实表，有表邪及表旺者勿用；助气，气实者勿用；多怒则肝气不和亦禁用；阴虚者宜少用，恐升气于表而里愈虚尔用盐水炒，以制其升性亦得。熬膏良。

野白术

甘补脾，温和中，苦燥湿《经》曰：脾恶湿，急食苦以燥之，本善补气，同补血药用，亦能补血气能生血，无汗能发，有汗能止发汗加辛散之味，止汗同芪、芍之类，补脾则能进饮食，祛劳倦脾主四肢，虚则四肢倦怠，止肌热脾主肌肉，化癥癖癥癖因脾虚不运者，宜用此以健脾，脾运则积化也，和中，则能已呕吐，定痛安胎得黄芩清胎热，得艾疗胎寒，得参大补胎元之弱，盖胎系于脾，脾虚则蒂无所附，故易落，燥湿则能利

---

① 淋：原作"林"，据戊申本改。

小便，**生津液**既燥湿而又生津何也，汪机曰：脾恶湿，湿胜则气不得施化，津何由生，用白术以除其湿，则气得周流而津液生矣，**止泄泻**，化胃经痰水土旺自能胜湿，**理心下急满**脾胃健于转输，**利腰脐血结**，**去周身湿痹**二证皆湿停为患，湿去则安矣。

按：白术赞云：味重，金浆芳踰玉液，百邪外御，六腑内充，察草木之胜速，益于己者，未有如白术之多功也（《寓意草》中载蒋中尊病伤寒，临危求肉汁淘饭，食毕大叫一声而逝。门人问临危索饭之时，尚有法可救否？喻嘉言曰：独参汤可以救之。曾治一孕妇伤寒，表汗过后，忽唤婢，作伸冤之声，知其扰动阳气，急迫无奈，令进参汤，不可捷得，遂将白术三两，熬浓汁一碗与服，即时安妥，凡力艰不能服参者，重用野术，颇可代之，下焦阴气不脱，而上焦阳气骤脱者，大能起死回生）。

产於潜者最佳，今甚难得，即浙江诸山出者俱可用，俗称为天生术，有鹤颈甚长，内有朱砂点，术上有须者尤佳，以其得土气厚，须乃其余气也，其次出宣歙者，名狗头术，冬月采者佳，用糯米泔浸借谷气以和脾，陈壁土炒借土气以助脾，或蜜水炒，人乳拌用润以制其燥〇凡炒白术，止宜炒黄，若炒焦则气味全失，熬膏良。

种白术

止可用以调补常病之虚者，及病后调理脾胃，若生死关头，断难恃以为治。

阴虚燥渴，肝肾有筑筑动气者，勿服。

种术俗称为粪术，乃粪力浇灌而大者，并无鹤颈与须，反肥大于野术，产台州云术形长大，性燥劣，人或切片以杂之。

江西白术其形甚小，与浙江野术相似，虽有鹤颈而甚短，其体坚实，其味苦劣知野术不可得，唯用台术为稳，余俱不可用。

苍术

苦温辛烈，燥胃强脾，发汗除湿，能升发胃中阳气上行雄壮能除湿，治中气下陷，下安太阴，使邪气不入脾，止吐泻，逐痰水许叔微曰：苍术能破水饮之澼囊，盖燥脾以去湿，崇土以补脾。曰：用苍术一斤，大枣五十枚，去皮捣，油麻半两，水二盏，研滤汁和丸，名神术丸。丹溪曰：实脾土，燥脾湿，是治痰之本，消肿满，辟恶气为除邪气之上品，辟一切岚瘴邪恶鬼气，阴湿处焚之佳，散风寒湿，为治痿要药阳明虚则宗筋纵弛，带脉不引，故痿躄，苍术阳明经药，《经》曰：治痿独取阳明，合黄柏为二妙散，加牛膝名三妙散。又能总解痰火气血湿食六郁丹溪曰：诸郁皆因传化失常，气不得升降，病在中焦将欲升之必先降之，将欲降之必先升之。越鞠丸用苍术、香附。苍术，能径入诸经，疏泄阳明之湿，通行敛涩，香附乃阴中快气之药，一升一降，故郁散而平。及脾湿下流，肠风带浊带浊，赤者热伤血分，白者湿伤气分，并有寒热二症，亦有因痰而带浊者，宜二陈加二术升柴。燥结多汗者，忌用。

出茅山，坚小有朱砂点者良。糯米泔浸，焙干，同芝麻炒，以制其燥，二术皆防风、地榆为使，古本草不分苍、白，陶隐居分两种，始各施用。

桔梗

苦辛平，色白属金入肺气分，泻热，兼入手少阴心，足阳明胃经，开提气血，表散寒邪，清利头目咽喉，开胸膈滞气，凡痰壅喘促，鼻塞肺气不利目赤，喉痹咽痛两少阴火，齿痛阳明风热，口疮肺痛干咳火郁在肺，胸膈刺痛火郁上焦，腹痛肠鸣肺郁于大肠。并宜苦梗以开之，为诸药舟楫，载之上浮，能引苦泄峻下之剂至于至高之分成功既上行而又能下气何也? 肺主气，肺金清，浊气自下行耳，枳桔汤治胸中痞满不痛，取其能通肺利膈下气也，甘桔汤通治咽喉口舌诸病，取其苦辛散寒，甘平除热也。

去浮皮，泔浸微炒，畏龙胆、白及，忌猪肉《本经》桔梗一名荠苨，盖桔梗荠苨乃一类，有甜苦二种，《别录》始分荠苨条。

天麻

辛温，入肝经气分，通血脉疏痰气，治诸风眩掉，头旋眼黑，语言不遂，风湿瘰痹，小儿惊痫诸风眩掉皆属肝木，肝病不能荣筋，故见前证，天麻入厥阴而治诸疾，肝气和平，诸疾自瘳。

血液衰少及非真中风者忌用风药能燥血故也，按风药同养血药用，制其燥也，养血药同搜风药用，宜其滞也，古云治风先治血，血行风自灭。

根类王瓜，茎名赤箭，明亮坚实者佳，湿纸包煨熟，切片酒浸一宿，焙。

秦艽

苦燥湿，辛散风，去肠胃之热，疏肝胆之气，活血荣筋风药中润剂，散药中补剂，治风寒湿痹《经》曰: 风寒湿三气杂至，合而为痹。风胜为行痹，寒胜为痛痹，湿胜为着痹，痹在于骨则体重，在脉则血涩，在筋则拘挛，在肉则不仁，在皮则寒，通身挛急，潮热骨蒸时珍曰: 手足阳明经药兼入肝胆，阳明有湿，则手足酸痛寒热，有热则日晡潮热骨蒸，《圣惠方》治急劳烦热，秦艽、柴胡各一两，甘草五钱，为末，每服三钱。又方治小儿骨蒸潮热，食减瘦弱，秦艽、甘草各一钱，每服一二钱，钱乙加薄荷五钱，**疸黄酒毒，肠风泻血，口噤牙痛**齿下龈属手阳明大肠经，张洁古曰：秦艽能去下牙痛及本经风湿。**湿胜风淫之证，利大小便**牛乳点服，兼治黄疸，烦渴便赤。

下部虚寒，小便不禁，大便滑者，忌用。

形作罗纹相交，长大黄白，左纹者良，菖蒲为使，畏牛乳。

柴胡

苦微寒，味薄气升为阳，主阳气下陷，能引清气上行，而平少阳厥阴之邪热肝、胆、心包、三焦相火，时珍曰：行少阳黄芩为佐，行厥阴黄连为佐，**宣畅气血，散结调经**人第知柴胡能发表，而不知柴胡最能和里，**为足少阳胆经表药**胆为清净之腑，无出无入，其经在半表半里，法当和解，小柴胡汤之类是也，若病在太阳，服之太早，则引贼入门；若病入阴经，复服柴胡则重虚其表，最宜详慎。**治伤寒邪热，痰热结实，心下烦热，诸疟寒热**东垣曰：诸疟以柴胡为君，佐以引经之药，《医门法律》云：疟发必有寒有热。盖外邪伏于半表半里，适在少阳所主之界，入与阴争，阳胜则热，出与阳争，阴胜则寒，即纯热无寒，为瘅疟、温疟。纯寒无热，为牝疟。要皆自少阳而造其极偏，补偏救弊，亦必还返少阳之界，使阴阳协和而后愈也。谓少阳而兼他经则有之，谓他经而不涉少阳，则不成其为疟矣。脉纵屡迁而弦之一字，实贯彻之也，**头眩呕吐**邪在半表半里，则多呕吐，**目赤、胸痞胁痛**凡胁病多是肝木有余，宜小柴胡汤加青皮、川芎、白芍，**口苦耳聋**皆肝胆之邪，**热入血室**卫为血海，即血室也，男女皆有之，柴胡在脏主血，在经主气，**胎前产后诸热，小儿痘证，能散十二经疮疽，血凝气聚，功同连翘**连翘治血热，柴胡治气热，为少异。

阴虚火炎，气升者禁用。

北产如前胡而软者良，南产强硬不堪用。外感生用，内伤升气酒炒用根，治中及下降用梢，有汗咳者蜜水拌炒，前胡、半夏为使，恶皂角。

按：柴胡所用甚多，今药客入山收买，将白头翁、丹参、小前胡、远志苗等俱杂在内，谓之统柴胡，药肆中俱切为饮片，其实真柴胡无几，须拣去别种，用净柴胡为要。

银州柴胡

治虚劳肌热，骨蒸劳疟，热从髓出，小儿五疳羸热。

根长尺余，微白。

前胡

辛以畅肺解风寒，甘以入脾理胸腹气香，苦泄厥阴肝之热，寒散太阳膀胱之邪。性阴而降，功专下气，气下则火降而痰消气有余便是火，火则生痰，能除实热，治痰热哮喘、咳嗽呕逆，痞膈霍乱乃手足太阴阳明之药，与柴胡纯阳上升，入少阳厥阴者不同。

无实热与外感者忌用。柴胡、前胡均是风药，但柴性升，前性降为异，肝胆经风痰，非前不除。

味甘气香，性软。冬月采者良。内有硬者名雄前胡，须拣去勿用。半夏为使，恶皂荚，忌火。

独活

辛苦微温，气缓善搜，入足少阴气分肾，以理伏风，治本经伤风头痛，头晕目眩宜与细辛同用，风热齿痛文潞公药准，用独活、地黄等份为末，每服三钱，痉痛湿痹项背强直，手足反张曰痉，湿流关节痛而烦曰湿痹，风胜湿故二活兼能去湿，**奔豚疝瘕**肾积曰奔豚，风寒湿客于肾家所致，疝瘕亦然。

古方唯用独活，后人分二种，以形虚大有臼如鬼眼，节疏色黄者为独活，色紫节密气猛烈者为羌活，并出蜀汉，又云：自西羌来者为羌活故又名胡王使者。喻嘉言曰：羌活之独本者即真独活。

羌活

辛苦性温，气雄而散，味薄上升，入足太阳膀胱，以理游风，兼入足少阴厥阴气分肾肝，泻肝气，搜肝风，治风湿相搏，本经头痛同川芎治太阳少阴头痛，凡头痛多用风药，以巅顶之上惟风可到也，督脉为病督脉并太阳经脊强而厥，刚痉柔痉无汗为刚，有汗为柔，亦有血虚发痉者，大约风证宜二活，血虚忌用，中风不语真中风者宜之，若气血亏虚者大忌，头旋目赤，散肌表八风之邪，利周身百节之痛，为却乱反正之主药。

若血虚头痛，遍身痛者，此属内证，二活并禁用。

防风

辛甘微温，升浮为阳，搜肝泻肺，散头目滞气、经络留湿，主上部见血用之为使，亦能治崩，上焦风邪，头痛目眩，脊痛项强，周身尽痛，太阳经证膀胱。徐之才曰：得葱白能行周身，又行脾胃二经，为去风胜湿之要药凡风药皆能胜湿。东垣曰：卒伍卑贱之职，随所引而至，乃风药中润剂，若补脾胃非此引用不能行，散目赤疮疡。

若血虚痉急，头痛不因风寒内伤，泄泻不因寒湿，火升作嗽，阴虚盗汗，阳虚自汗者并禁用。同黄芪、白芍又能实表止汗，合黄芪、白术名玉屏风散，固表圣药，黄芪得防风而功益大，乃相畏而更相使也。

青州黄润者良，上部用身，下部用梢。畏萆薢，恶干姜、白蔹、芫花，杀附子毒。

升麻

甘辛微苦，足阳明太阴引经药脾胃。参芪上行，须此引之，亦入手阳明太阴大肠、肺，表散风邪引葱白，散阳明风邪，同葛根能发阳明之汗，引石膏主阳明头痛、齿痛，升散火郁，能升阳气于至阴之下，引甘温之药上行以补卫气之散，而实其表柴胡引少阳清气上行，升麻引阳明清气上行，故补中汤用为佐使治时气毒疠头痛阳明头痛，痛连齿颊，寒热肺痿吐脓，下痢后重后重者气滞也，气滞于中必上行而后能下降，有病大小便秘滞，用通利药而罔效，重用升麻而反通，丹溪曰：气升则水自降，久泄《经》曰：清气在下，则生飧泄，脱肛，崩中，带下能缓带脉之缩急，痘疮升葛汤，初发热时可用，痘出后或下陷泄泻者，可少用，否则见点之后必不可用，为其解散也，斑疹成朵如锦纹者为斑，隐隐见红点者为疹，盖胃热失下，冲入少阳则助相火而成斑，冲入少阴则助君火而成疹，又有内伤阴证见斑疹者，微红而稀少，此胃气极虚，逼其无根之火游行于外，当补益气血，使中有主则气不外游，血不外散，忌用升散之品，风热疮痈，解百药毒，吐蛊毒，杀精鬼性阳气升，味甘故也。

阴虚火升者忌用。下元虚者用此升之，则下元愈虚，朱肱《活人书》言：瘀血入里，吐衄血者，犀角地黄汤，乃阳明圣药。如无犀角，代以升麻。二药性味相远，何以云代？盖以升麻能引诸药同入阳明也，朱二允曰：升麻性升，犀角性降，用犀角止血乃借其下降之气，清心肝之火使血下行归经耳，倘误用升麻，血随气升，不愈涌出不止乎？古方未可尽泥也。

里白外黑，紧实者良，名鬼脸升麻，去须芦用或有参芪补剂须用升、柴而又恐其太升发者，并用蜜水炒之，别有一种绿升麻，缪仲醇用治下痢，每每有验。

细辛

辛温，散风寒，故诸风痹痛，咳嗽上气，头痛脊强者宜之专治少阴之头痛。辛散浮热，故口疮喉痹少阴火。鼻渊齿䘌者宜之虫蚀脓烂，水停心下则肾燥，细辛之辛能行水气以润之，肾燥者心亦躁，火屈于水故躁也，《经》曰：肾苦燥，急食辛以润之。虽手少阴引经心乃足少阴本药肾，能通精气，利九窍，故惊痫耳聋鼻齆鼻塞不闻香臭也，风塞入脑，故气不宣通。寒宜表，热宜清，有瘜肉者为末吹鼻。风眼泪下，倒睫便涩者宜之。温经发汗能发少阴之汗，仲景治少阴证反发热者，麻黄附子细辛汤乃治邪在里之表剂。行血下乳，散结破痰。

味厚性烈，不可多用。

味极辛，产华阴者良，北产者细而香，南产者稍大而不香，名土辛，又名马辛以其叶似马蹄也。拣去双叶者用，恶黄芪、山茱，畏硝石、滑石，反藜芦。

远志

苦泄热，温行气，辛散郁，主手少阴心，能通肾气，上达于心，强志益智，聪耳明目，利九窍，治迷惑善忘，惊悸梦泄诸证皆因心肾不交所致，远志能交心肾，故治之。皮肤中热，肾积奔豚，一切痈疽，敷服皆奇《经疏》曰：痈疽皆从七情忧郁恼怒而得，远志辛能散郁。并善豁痰。

按：远志能交通心肾，并无补性，虚而挟滞者，同养血补气药用之，资其宣导臻于太和不可多用、独用，纯虚无滞者忌。

产祥符县，去心，甘草水浸一宿用，畏珍珠、藜芦，得茯苓、龙骨良。

金毛狗脊

苦坚肾，甘益血滋肝，温养气，治失溺不节益肾，脚弱腰痛，寒湿周痹《经》曰：内不在脏腑，而外未发于皮，独居分肉之间，真气不能周，故曰周痹，除风虚，强机关利俯仰滋肾益肝，则骨健而筋强。

有黄毛如狗形故名，去毛切，酒拌蒸。萆薢为使，熬膏良。

淫羊藿

辛香甘温，入肝肾，补命门，益精气，坚筋骨，利小便，治绝阳不兴，绝阴不产，冷风劳气，四肢不仁手足麻木。

相火易动，远之。

一名仙灵脾，北部淫羊一日百合，食此藿所致故名。去枝，羊脂拌炒，山药为使，得酒良。

巴戟天

甘辛微温，入肾经血分，强阴益精，治五劳七伤，散风湿，治风气脚气，水肿。

阴虚而相火炽者，忌服。

根如连珠，击破中紫而鲜洁者伪也，中虽紫，微有白糁粉色而理小暗者真也，蜀产佳山菜根似巴戟但色白，人或醋煮以乱之，去心，酒浸焙用。覆盆子为使，恶丹参。

琐阳

甘温补阴，益精兴阳，润燥养筋_{强筋故能兴阳}，治痿弱，滑大肠便燥者啖之，可代苁蓉，煮粥弥佳。

泄泻，及阳易举而精不固者忌之。

鳞甲栉比，状类男阳。酥炙。

肉苁蓉

甘酸咸温，入肾经血分，补命门相火，滋润五脏，益髓强筋，治五劳七伤，绝阳不兴，绝阴不产，腰膝冷痛，峻补精血时珍曰：补而不峻，故有苁蓉之号，骤用恐妨心，滑大便。

功用与琐阳相仿，禁忌亦同。

长大如臂，重至斤许，有松子鳞甲者良，酒浸一宿，刷去浮甲，劈破除内筋膜，酒蒸半日又酥炙用，忌铁苏恭曰：今人所用多草苁蓉，功力稍劣。

白及

苦辛而平，性涩而收，得秋金之令，入肺止吐血《摘玄》云试血法，吐水内，浮者肺血也，沉者肝血也，半浮沉者心血也，各随所见，以羊肺、肝、心蘸白及末，日日服之佳。肺损者能复生之以有形生有形也，人之五脏惟肺叶损坏者可以复生，治跌打折骨酒服二钱，汤火灼伤油调末敷，恶疮痈肿，败疽死肌，去腐，逐瘀生新，除面上皯疱皯，音干去声，面黑气。疱，音炮，面疮也，涂手足皲裂，令人肌滑。紫石英为使，畏杏仁，反乌头。

三七一名山漆

甘苦微温，散血定痛，治吐血，衄血，血痢，血崩，目赤痛肿醋磨涂即散，已破者为末掺之。为金疮杖疮要药杖时先服一二钱，则血不冲心，杖后敷之去瘀消肿，易愈。大抵阳明厥阴血分之药，故治血病。

能损新血，无瘀者勿用。

从广西山洞来者，略似白及，长者如老干地黄，有节，味微甘，颇似人参，以末掺猪血中，血化为水者真，又有一种叶似菊艾，而劲厚有岐尖，茎有赤棱，夏秋开黄花，蕊如金丝盘纽可爱，而气不香，根大如牛蒡，味甘极易繁衍，云是三七，治金疮折伤血病甚效，与南中来者不同。

地榆

苦酸微寒，性沉而涩收汗止血，皆酸敛之功，入下焦，除血热，治吐衄，崩中，肠风血鲜者为肠风，随感而见也，血瘀者为脏毒，积久而发也，粪前为近血，出肠胃；粪后为远血，出肺肝，血痢苏颂曰：古方断下多用之。气血虚寒及初起者，禁用。

似柳根，外黑里红，取上截炒黑用，梢反行血，得发良，恶麦冬。

丹参

气平而降，味苦色赤，入心与包络，破宿血，生新血瘀去然后生新，安生胎养血，堕死胎去瘀，调经脉风寒湿热袭伤营血，则经水不调，先期属热，后期属寒，又有血虚、血瘀、气滞、痰阻之不同。大抵妇人之病，首重调经，经调则百病散，除烦热，功兼四物一味丹参散，功同四物汤为女科要药，治冷热劳骨节痛，风痹不随手足缓散，不随人用。《经》曰：足受血而能步，掌受血而能握，癥瘕癥者，有块可征。瘕者，假也，移动聚散无常。须分别治，血虚、血瘀之候，又治目赤疝痛，疮疥肿毒，排脓生肌郑章一曰：丹参养神定智，通利血脉，实有神验。

虽能补血，长于行血，无瘀斟酌用之。畏咸水，忌醋，反藜芦。

玄参

苦咸微寒，纯阴入肾，泻无根浮游之火肾水受伤，真阴失守，孤阳无根，发为火病，益精明目，利咽喉，通二便，治骨蒸传尸，伤寒阳毒发斑，懊忱郁闷不舒烦渴，温疟喉痹，咽痛本肾药而治上焦火证，壮水以制火也，肾脉贯肝膈入肺中，循喉咙，系舌本，肾虚则相火上炎，此喉痹咽痛咳嗽吐血之所由来也，潮热骨蒸亦本于此，瘰疬结核寒散火，咸软坚，痈疽鼠瘘。

脾虚泄泻者忌用。

蒸过再焙，勿犯铜器，恶黄芪、山茱、姜、枣，反藜芦。

苦参

苦燥湿，寒胜热，沉阴主肾，补阴养肝胆，安五脏湿热去，则气血和平，而五脏自安，利九窍，消痈解毒，明目止泪泪为肝热，治梦遗白术、牡蛎倍之，雄猪肚丸，亦治赤白带下，血痢纯下清血者，风伤肝也，宜散风凉血，下如豆汁者，湿伤脾也，宜清热渗湿，**肠风溺赤，黄疸酒毒**，又能祛风热极生风，逐水杀虫虫因湿生，治大风疥癞。

大苦大寒，肝肾虚而无热者勿服张从正曰：凡药皆毒也，虽苦参、甘草不可不谓之毒，久服必偏胜为患。《经》曰：五味入胃，各归其所喜攻，久而增气，物化之常也，气增而久，夭之由也。王冰注曰：气增不已，则脏有偏胜，偏胜则脏有偏绝，故令人暴夭。《笔谈》云：久用苦参擦牙，遂病腰痛，由其气伤肾也。《经》又曰：大毒治病十去其六，常毒治病十去其七，小毒治病十去其八，无毒治病十去其九，谷肉果菜食养尽之，无使过之，伤其正也。东坡云：药能医病，不能养人，食能养人，不能医病。按：人参补脾，沙参补肺，紫参补肝，丹参补心，玄参补肾，苦参不在五参之内，然名参者皆补。

糯米泔浸，去腥气，蒸用。玄参为使，恶贝母、菟丝、漏芦，反藜芦。

龙胆草

大苦大寒，沉阴下行，入肝胆而泻火，兼入膀胱肾经，除下焦之湿热，与防己同功，酒浸亦能外行，上行治骨间寒热肾主骨，**惊痫邪气**肝经风火，**时气温热，热痢疸黄，脚气**足伤湿热则成脚气，肿而痛者为湿脚气，宜清热利湿搜风，痛而不肿挛缩枯细者名干脚气，宜养血润燥舒筋。**咽喉风热，赤睛胬肉**泻肝胆火，能明目。元素曰：柴胡为主，龙胆为使，目疾要药。切庵曰：若目疾初起，宜发散，忌用寒凉，**痈疽疮疥。**

大损胃气，无实火者忌之。
甘草水浸一宿，曝用，小豆、贯众为使，忌地黄。

黄连

大苦大寒，入心泻火海藏曰：泻心实泻脾也，实则泻其子，镇肝凉血凡治血，防风为上部之使，黄连为中部之使，地榆为下部之使，燥湿开郁，解渴单用能治消渴，除烦，消心瘀能去心窍恶血，止盗汗凉心，治肠澼泻痢便血口澼，有脏连丸，因湿热而痢者，黄连为要药。嘉言曰：下痢必先汗解其外，后调其内，首用辛凉以解表，次用苦寒以清里。下痢有虚实寒热之分，白属气分，红属血分，红热白寒之说，非也，实热宜黄连，虚寒宜温补，痞满燥湿开郁，仲景治九种心下痞，五等泻心汤皆用之，嘈杂吞酸吐酸因肝火郁而成者，宜黄连、吴茱萸降火开郁，腹痛心痛伏梁心积，目痛眦伤人乳浸点或合归、芍等份煎汤热洗，散热活血亦佳，痈疽疮疥诸疮痛痒皆属心火，酒毒明目《传信方》羊肝一具，黄连一两，捣丸治目[①]疾名羊肝丸，定惊镇肝，止呕奠一曰：热郁恶心，兀兀欲吐，用黄连数分，甚效，解毒除疳同猪肚蒸为丸，杀蛔蛔得苦则伏。

虚寒为病大忌久服黄连、苦参，反热从火化也。切庵曰：炎上作苦，味苦必燥，燥则热矣，且苦寒沉阴肃杀，伐伤生和之气也。或用甘草以调其苦，或加人参以节制之，其庶几乎。

出宣州者，粗肥，出四川者，瘦小，毛多刺多能刺手，状类鹰爪连珠者良新山连毛少刺少，不能刺手，色反黄，皮色反光细，服之损人，去毛治心火，生用肝胆火，猪胆汁炒上焦火，酒炒中焦火，姜汁炒下焦火，盐水或童便炒食积火，黄土炒湿热在气分，吴茱萸汤炒在血分，干漆水或醋炒点眼赤，人乳浸时珍曰：诸法不独为之引导，盖辛热制其苦寒，咸寒制其燥性，用者详之。黄芩、龙骨为使，恶

---

① 目：原作"日"，据戊申本改。

菊花、玄参、僵蚕、白鲜皮，畏款冬、牛膝，忌猪肉时珍曰：方有脏连丸，黄连猪肚丸，岂忌肉而不忌脏腑乎？杀乌头、巴豆毒。

胡黄连

其性味功用，并似黄连故名，今诸家俱用以治小儿潮热五疳等证喻嘉言曰：凡治小儿五疳，即大人五劳也。幼科知用五疳之成方，而不知五劳之曲折次第，初起者，治之可以得效，胃虚者，服之有死而已，盖胆草、芦荟、黄连、胡黄连之类，极苦大寒，儿不能胜尔，大方亦然。设妄谓五脏虚劳之外又有实劳，而恣用苦寒诸药，如是死者，医杀之尔，解吃烟毒允曰：解吃烟毒，合茶服之效。

出波斯国，今秦陇南海亦有之，心黑外黄，折之尘出如烟者乃为真也，其禁忌畏恶，俱同黄连。

黄芩

苦入心，寒胜热，泻中焦实火，除脾家湿热，治澼痢腹痛寒痛忌用，凡腹痛有寒热、虚实、食积、瘀血、痰湿之不同，寒宜温，热宜清，虚宜补，实宜攻，食宜消导，瘀血宜行散，湿痰宜化痰利湿，痛时手不可按者为实痛，按之痛止者为虚痛，寒热往来邪在少阳，黄疸，五淋，血闭实热在血分，气逆，痈疽疮疡及诸失血，降痰丹溪曰：黄芩降痰假其降火也，痰因火动当先降火，解渴安胎胎孕宜清热凉血，血不妄行则胎安，酒炒则上行泻肺火，利胸中气肺主气，热伤气，泻热所以利气，治上焦之风热，湿热丹溪曰：黄芩上、中二焦药，火嗽喉腥五臭肺为腥，目[①]赤肿痛黄芩

----

① 目：原不清楚，据恒德本改。

得柴胡退寒热，得芍药治痢，得厚①朴、黄连止腹痛，得桑皮泻肺火，得白术②安胎之圣药。时珍曰：仲景治少阳证小柴胡汤③，太阳少阳合病下痢黄芩汤，少阳证下后心满④泻心汤并用之。盖黄芩苦寒，入心泻热，除脾家⑤湿热，使胃火不流入肺，不致刑金，即所以保肺⑥也，肺虚不宜者，苦寒伤土损其母也，少阳证虽⑦在半表半里，而心膈痞满，实兼心肺上焦之邪，心烦喜呕，默默不欲食，又兼脾胃中焦之证，故用黄芩以治手足少阳相火，黄芩亦少阳药也。杨士瀛曰：柴胡退热不及黄芩。时珍曰：柴胡乃苦以发之，散火之标也，黄芩乃寒能胜热，折火之本也。东垣治肺热身如火燎，烦躁引饮而昼盛者，宜一味黄芩汤以泻肺经气分之火，黄芩一两煎服，《本事方》治崩中暴下。

　　苦寒伤胃，虚寒者均之宜戒，胎前若非实热而服之，阴损胎元矣。

　　中虚者名枯芩即片芩，泻肺火，清肌表之热轻飘者上行，内实者名条芩即子芩，泻大肠火坚重者下降。上行酒炒，泻肝胆火，猪胆汁炒。山茱、龙骨为使，畏丹皮、丹砂。

紫草

　　甘咸气寒，入厥阴血分心包肝，凉血活血，利九窍通二便咸寒性滑，治心腹邪气即热也，及痘疮，血热毒甚，二便闭涩者血热则毒闭，得紫草凉之，则血行而毒出。《活幼心书》云：紫草性寒，小儿脾实者可用，脾虚者能作泻。古方惟用茸，取其初得阳气以类触类，用发痘疮，今人不达此

---

① 厚：原不清楚，据恒德本改。
② 术：原不清楚，据恒德本改。
③ 汤：原不清楚，据恒德本改。
④ 满：原不清楚，据恒德本改。
⑤ 家：原不清楚，据恒德本改。
⑥ 肺：原不清楚，据恒德本改。
⑦ 虽：原不清楚，据恒德本改。

理，一概用之，误矣。

便滑者勿用。

去头须，酒洗。

知母

辛苦寒滑，泻下焦有余之火膀胱邪热，肾命相火，因而上清肺金兼泻胃热，入二经气分黄柏入二经血分，故二药每相须而行，润肾滋阴，消痰定嗽，止渴除烦火入于肺则烦，泻肾家有余之火，是其本功，至于清金诸效，良由相火不炎自当驯至也，安胎能去胎前之热，治伤寒烦热，蓐劳骨蒸退有汗之骨蒸，利二便，消浮肿小便利，则肿消。东垣曰：热在上焦气分，结秘而渴，乃肺中伏热不能生水，膀胱绝其化源，宜用渗湿之药，泻火清金，滋水之化源；热在下焦血分，便秘而不渴，乃真水不足，膀胱干涸，无阴则阳无以化，宜用黄柏、知母大苦寒之药，滋肾与膀胱之阴，而阳自化，小便自通。丹溪曰：小便不通，有热，有湿，有气结于下，宜清宜燥宜升，又有隔二、隔三之治。如肺不燥但膀胱热，宜泻膀胱，此正治，如因肺热不能生水，则清肺，此隔二之治。如因脾湿不运而精不上升，故肺不能生水，则燥胃健脾，此隔三之治。泻膀胱黄柏、知母之类，清肺车前、茯苓之类，燥脾二术之类。凡病皆有隔二、隔三之治，不独便秘也。

伤胃滑肠，令人作泻李士材曰：苦寒肃杀，非长养万物者也。世以其滋阴，用治虚损，则如水益深矣。

得酒良，上行酒浸，下行盐水拌。忌铁。

贝母

微寒苦，泻心火，辛散肺郁入肺经气分，心火降则肺气宁，《诗》曰：

言采其虻。虻即贝母也，取其解郁，润心肺，化燥痰，治虚劳烦热，咳嗽上气，吐血咯血，肺痿肺痈，喉痹目眩火热上攻，淋沥小肠邪热，心与小肠相为表里，肺为气化之源，瘿瘤化痰，乳闭产难，功专散结除热，敷恶疮敛疮口火降邪散，疮口自敛，非贝母性敛也。

能入肺治燥，非脾家所喜汪机曰：俗以半夏燥毒，代以贝母，不知贝母寒润，主肺家燥痰，半夏温燥，主脾家湿痰，何可代也。故凡风寒湿滞诸痰，贝母非所宜也，宜用半夏、南星。

川产，开瓣圆正，底平者真，独颗无瓣底，不平不圆正者伪也。去心，糯米炒黄，捣用。厚朴、白薇为使，畏秦艽，反乌头。

白头翁

苦坚肾，寒凉血，入阳明血分胃、大肠，治热毒血痢仲景治热痢有白头翁汤，合黄连、黄柏、秦皮。东垣曰：肾欲坚，急食苦以坚之，痢则下焦虚，故以纯苦之剂坚之，温疟寒热，齿痛骨痛肾主齿骨，龈属阳明，鼻衄秃疮，瘰疬疝瘕，血痔偏坠捣敷患处，明目消疣。

血分无热者忌。

药肆中多于统柴胡内拣出用之，然必头止有白毛者方真，得酒良。

白前

辛甘微寒，长于降气，下痰止嗽，治肺气壅实喉中作水鸡声者，服之立愈，胸膈逆满。

肺实者宜，否则忌也。

似牛膝，粗长坚直，脆而易断者，白前也。短小柔软，能弯不断者，白薇也近道多有，形色颇同，以此别之。去头须，甘草水浸一伏时，焙用。忌羊肉。

白薇

苦咸而寒，阳明冲任之药，利阴气，下水气，主中风身热，支满，忽忽不知人阴虚火旺，则内热生风，火气焚灼，故身热支满，痰随火涌，故不知人，血厥汗出过多，血少阳气独上，气塞不行而厥，妇人尤多此证，宜白薇汤，白薇、当归各一两，参五钱，甘草钱半，每服五钱，**热淋温疟，寒热酸痛**寒热作，则营气不能内荣，故酸痛，**妇人伤中淋露**血热千金白薇散，治胎前、产后遗尿不知时，白薇、白芍等份，酒调服。丹溪曰：此即河间所谓，热甚廷孔郁结，神无所依，不能收禁之意也。廷孔，女人溺孔也，**产虚烦呕**《经疏》云：古方调经种子往往用之。盖不孕缘于血热，而其源起于真阴不足，阳胜而内热，故营血日枯也，益阴清热则血自生，旺而有子矣，须佐以归、地、芍药、杜仲、苁蓉等药。

血热相宜，血虚则忌。

似牛膝而短小柔软，去须酒洗。恶大黄、大戟、山茱、姜、枣。

白茅根

甘寒，入手少阴心，足太阴阳明脾、胃。除伏热，消瘀血，利小便，解酒毒，治吐衄诸血心肝火旺，逼血上行，则吐血，肺火盛，则衄血。茅根甘和血，寒凉血，引火下降，故治之，扑损瘀血，捣汁服，名茅花汤。亦治鼻衄、产淋，**血闭寒热**血瘀则闭，闭则寒热作矣，**淋沥崩中**血热则崩，伤寒哕逆即呃逆。《说文》曰：哕，气牾也，肺热喘急，内热烦渴，黄疸水肿清火行水。时珍曰：良药也，世人以微而忽之，惟事苦寒之药，伤冲和之气，乌足知此哉？

针能溃脓酒蒸服，一针溃一孔，二针溃二孔。

花能止血。

吐血因于虚寒者非所宜也。

白鲜皮

气寒善行，味苦性燥，入脾胃除湿热，兼入膀胱小肠行水道，通关节，利九窍，为诸黄风痹之要药一味白鲜皮汤治产后风。时珍曰：世医止施之疮科，浅矣，兼治风疮疥癣，女子阴中肿痛湿热乘虚客肾与膀胱所致。

下部虚寒，虽有湿证，勿可饵也。

根黄白而心实，取皮用。恶桑螵蛸、桔梗、茯苓、萆薢。

延胡索

辛苦而温，入手足太阴肺、脾、厥阴心包、肝，能行血中气滞，气中血滞，通小便，除风痹，治上下内外诸痛通则不痛，癥瘕崩淋，月候不调气血不和，因而凝滞，不以时至，产后血晕，暴血上冲，折伤积血，为活血利气之药，然辛温走而不守独用力迅，宜兼补气血药，通经堕胎，瘀滞有余者宜之。

经事先期，虚而崩漏，产后虚晕，断不可服。

根如半夏，肉黄小而坚者良。酒炒行血，醋炒止血，生用破血，炒用调血。

落得打

甘平，治跌打损伤及金疮出血，并用根煎服，或捣敷之，不作脓。

苗高尺许，叶如薄荷，根如玉竹而无节，捣烂则黏。

开金锁

苦平，祛风湿，同苍术、当归治手足不遂，筋骨疼痛。

产江浙，叶如萆薢，高三四尺，根如首乌而无棱，肉白色而无纹，略似菝葜而无刺。

冬虫夏草

甘平，保肺益肾，止血化痰，已劳嗽。

产云贵，冬在土中身活如老蚕，有毛能动，至夏则毛出土上，连身俱化为草，若不取，至冬复化为虫。

卷一中

草部芳草类

当归

甘温和血，辛温散内寒，苦温助心散寒诸血属心，凡通脉者必先补心，当归苦温助心，入心肝脾心生血，肝藏血，脾统血为血中气药。治虚劳寒热，咳逆上气血和则气降，温疟厥阴肝邪，澼痢，头痛，腰痛，心腹肢节诸痛散寒和血，跌打，血凝作胀，风痉无汗身强项直，角弓反张，曰痉。无汗为刚痉，有汗为柔痉。当归辛散风温和血，产后亦有发痉者，以脱血无以养筋也，宜十全大补汤，痿痹癥瘕筋骨缓纵，足不任地，曰痿。风寒湿客于肌肉血脉，曰痹。。痘证，痈疽疮疡。冲脉为病，气逆里急，带脉为病，腹痛满腰，溶溶如坐水中，冲脉起于肾下，出于气街^①，挟脐上行至胸中，上颃颡，渗诸阳，灌诸经，下行入足，渗三阴，灌诸络，为十二^②经脉之海，主血，带脉横围于腰如束带，总约诸脉。及妇人诸不足，一切血证阴虚而阳无所附者，润肠胃，泽皮肤，去瘀生新，温中养营，活血舒筋，排脓止痛，血和则痛止使气血各有所归，故名血滞能通，血虚能补，血枯能润，血乱能抚，盖其辛温能行气分，使气调而血

---

① 街：原作"术"，据戊申本改。
② 二：原作"三"，据戊申本改。

和也。东垣曰：头止血而上行，身养血而中守，尾破血而下流，全活血而统治。雷
敩、海藏并云：头破血。时珍曰：治上用头，治中用身，治下用尾，统治全用。

极善滑肠泻者，禁用。当归为君，白芍为臣，地黄为佐，芎𦬊为使，
名四物汤，治血之总剂。血虚佐以人参、黄芪，血热佐以条芩、栀、连。切庵曰：
血属阴，须得阳气而生，四物纯阴不能生血，气虚血弱之人，当用参、芪取阳旺生
阴之义。

川产力刚，善攻。秦产力柔，善补。以秦产，头圆尾多，
肥润气香，里白不油者为良，名马尾当归。尾粗坚枯者，名镵
头当归。只宜发散用，宜酒制，治吐血宜醋炒。畏菖蒲、海藻、
生姜，恶湿面。

白芍药

苦酸微寒，入肝脾血分，白术补脾阳，白芍补脾阴。为手足太阴
行经药肺、脾，泻肝火酸敛肝，肝以敛为泻，以散为补，安脾肺，固腠
理肺主皮毛，脾主肌肉，肝木不克土则脾安，土旺能生金则肺安，脾和肺安，则
腠理固矣，和血脉，收阴气，敛逆气酸主收敛，缓中止痛东垣曰：损
其肝者缓其中，即调血也，除烦，敛汗，退热，安胎。治泻痢后重，
血虚腹痛泻痢俱太阴病，不可缺此，寒泻冷痛忌用。古方治腹痛白芍四钱，甘
草二钱，名芍药甘草汤。盖腹痛因营气不从，逆于肉里，白芍能调营气，甘草能缓
逆气。又痛为肝木克脾土，白芍能伐肝故也，其治腹痛，止血虚腹痛，余痛不治，
以其酸寒收敛无温散之功也，胁痛胁者，肝胆二经来往之道，其火上冲则胃脘
痛，横行则两胁痛，白芍能理中泻肝。，肺胀，喘噫嗳同。脾热易饥，其
收降之性又能入血海冲脉为血海，男女皆有之，而至厥阴肝经，治鼻
衄，目涩，肝血不足，小儿痘疮地红血散毒不附疮必用，以敛附，妇
人胎产，及一切血病同白术补脾，同参、芪补气，同归、地补血，同芎𦬊泻

肝，同甘草止腹痛，同芩、连止泻痢，同防风发痘疹，同姜、枣和营卫，酒炒加入补中益气汤中，治气虚下陷，尤称神妙。又曰：产后忌用丹溪曰：以其酸寒伐生生之气也，必不得已，酒炒用之可耳。时珍曰：产后肝血已虚，不可更泻也。寇氏曰：减芍药①以避中寒。微寒如芍药，古人犹谆谆诚谨②，况大苦大寒，可肆行而莫之忌耶？按：产后虚热多汗，阴③气失散，用白芍以收敛之，取微寒以退虚热，正其相宜。前言亦失之太过耳，《景岳全书》内所论极为中正。

赤芍药

泻肝火，散恶血，利小肠，治腹痛胁痛，坚积血痹，疝瘕邪聚外肾为疝，腹内为瘕，经闭，肠风，痈肿目赤皆散泻之功。白补而敛，赤散而泻，白益脾能于土中泻木。赤散邪能行血中之滞。

虚者忌用赤。

单瓣者入药酒炒用制其寒，妇人血分醋炒，下痢后重不炒。恶芒硝、石斛，畏鳖甲、小蓟，反藜芦。

芎䓖

辛温升浮，为少阳引经胆，入手足厥阴心包④、肝，乃血中气药，升清阳而开诸郁丹溪曰：气升⑤则郁自降⑥，为⑦通阴阳气血之使，润肝燥而补肝虚肝以泻为补，所谓辛以散之，辛以补之，上行头目，下行

---

① 药：原不清楚，据恒德本改。
② 谨：原不清楚，据恒德本改。
③ 阴：原不清楚，据恒德本改。
④ 包：原不清楚，据恒德本改。
⑤ 气升：原不清楚，据恒德本改。
⑥ 降：原不清楚，据恒德本改。
⑦ 为：原不清楚，据恒德本改。

血海冲脉，搜风散瘀，止痛调经，治风湿在头，诸种头痛东垣曰：头痛必用之。如不愈加引经药，太阳羌活，阳明白芷，少阳柴胡，太阴苍术，少阴细辛，厥阴吴茱萸。丹溪曰：诸经气郁亦能头痛，偏正头风，腹痛，胁风，气郁，血郁，血痢，寒痹筋挛，目泪多涕肝热，风木为病诸风眩掉，皆属肝木，及痈疽疮疡痈从六腑生，疽从五脏生，皆阴阳相滞而成，气为阳，血为阴，血行脉中，气行脉外，相并周流，寒湿搏之则凝滞而行迟，为不及；火热搏之则沸腾而行速，为太过。气郁，邪入血中，为阴滞于阳；血郁，邪入气中，为阳滞于阴。致生恶毒，百病皆由此起，芎、归能和血行气而通阴阳。痘疮不起头面上不起发者，用之尤宜，男妇一切血证芎、地酸寒为阴，归、芎辛温为阳，故四物汤取其相济以行血药之滞耳。川芎辛散岂能生血者乎，治法云：妇人经过三月用川芎末①，空心热汤调一匙服，腹中微动者是胎，不动是经闭。

凡气升痰喘，虚火上炎，呕吐咳逆不宜用之，单服久服令人暴亡。

蜀产为川芎，秦产为西芎，江南为抚芎，以川产大块里白不油辛甘者良。白芷为使，畏黄连、硝石、滑石，恶黄芪、山茱萸。

牡丹皮

辛苦微寒，入手足少阴心、肾，厥阴心包、肝，泻血中伏火色赤故入血分。时珍曰：伏火即阴火也，阴火即相火也，世人专以黄柏治相火，不知丹皮之功更胜。和血凉血而生血血热则枯，凉则生，破积血积瘀不去，则新血不生，通经脉，止吐衄血属阴，本静，因相火所逼，故越出上窍，治惊痫瘛疭筋脉伸缩抽掣为瘛疭，或手足抽掣口眼㖞斜，卒然眩仆，吐涎身软，

————————————
① 末：原作"未"，据戊申本改。

时发时止为痛，皆阴虚血热，风火相搏，痰随火涌所致，除烦热，疗痈疮_凉血，下胞胎，退无汗之骨蒸_{张元素曰：丹皮治无汗之骨蒸，地骨皮治有汗之骨蒸，神不足者手少阴，志不足者足少阴。仲景肾气丸用丹皮治神志不足也，按《内经》：云：水之精为志，故肾藏志；火之精为神，故心藏神。}

胃气虚寒，经行过期不净者勿服。胎前亦宜酌用。

单瓣花红者入药_{时珍曰：花白者补，赤者利，须分别之，肉厚者佳，酒拌蒸用，畏贝母、菟丝、大黄，忌蒜、胡荽、伏砒。}

泽兰

苦泄热，甘和血，辛散郁，香舒脾，微温行血。入足太阴厥阴脾、肝，通九窍，利关节，破宿血，通月经，消癥瘕，散水肿_{甘温能和血行血，独入血海，攻击稽留，其消水肿者乃血化为水之水，非脾虚停湿之水也，治产后血沥，腰痛瘀行未尽，身面浮肿，吐血，鼻洪，目痛，头风痛毒，扑损。性虽和缓，终是破血之品，无瘀者勿轻用古方泽兰丸甚多，近今禀赋渐薄不可常用。}

时珍曰：兰草、泽兰一类二种，俱生下湿，紫茎素枝，赤节绿叶，叶对节生，有细齿，但以茎圆节长，叶光有歧[①]为兰草，茎微方，节短，叶有毛为泽兰，嫩时并可挼_{音那}而佩之。《楚词》所谓纫秋兰以为佩也_{《离骚》辨证云：必花叶俱香，燥湿不变，方可刈佩，今之兰蕙花虽香而叶无气，质弱易萎，不可刈佩。}泽兰走血分，消水肿，涂痈毒，破瘀除癥，为妇人要药。兰草走气分，利水道，除痰癖，杀蛊辟恶，为消渴良药_{《经》曰：数食肥甘，传为消渴，治之以兰，除陈气也，亦名大泽兰与泽兰俱生下湿之地故也，俗呼省头草夏月}

---

① 歧：原作"岐"，据戊申本改。

采置发中，则发不腻。兰泽草、香草浸油涂发，去垢香泽，故名兰泽，又名香草，以为山兰，误矣寇宗奭、朱丹溪并以兰草为山兰之叶，李时珍考众说以讥之曰：遁斋《闲览》云：《楚》《骚》之兰，或以为都梁香，或以为泽兰，或以为猗兰，当以泽兰为正，今之所种如麦门冬者名幽兰，非真兰也。故陈止斋著《盗兰说》以讥之，方虚谷《订兰说》言：古之兰草即今之千金草，俗名孩儿菊。今所谓兰，其叶如茅者，根名土续断，因花馥郁故得兰名。杨升庵云：世以如蒲萱者为兰，九畹之受诬也久矣。又吴《草庐·有兰说》云：兰为医经上品，有枝有茎，草之植者也，今所谓兰无枝无茎，因黄山谷称之，世遂谬指为《离骚》之兰，寇氏《本草》溺于流俗，反疑旧说为非，夫医为实用岂可诬哉？今之兰果可以利水杀蛊而除痰癖乎，其种盛于闽，朱子，闽人，岂不识其土产，而辨析若此世俗至今，犹以非兰为兰，何其惑之甚也。洺按：时珍之辨，兰草指实详明证据凿凿，则兰草为泽兰之一类二种也，夫复何疑？若山兰，叶全无气味，于以上之称名不符，何能有以上之功效乎？汪氏力辨兰草为山兰叶，但并无实据，不过为臆度之见尔。士材所著本草，滥收兰叶，致无识之医，遂有知建兰叶为引者。

马兰

辛凉，入阳明血分，与泽兰同功，治鼻衄痔疮。

郁金

辛苦微甘，气寒，其性轻扬上行，入心及包络，兼入肺经。凉心热，散肝郁，破血下气，治吐衄尿血，妇人经脉逆行经不下行，上为吐衄，诸证用郁金末加韭汁、姜汁、童便服，其血自清，痰中带血者加竹沥，血气诸痛，产后败血攻心，颠狂失心颠多喜笑，尚知畏惧，证属不足；狂多忿怒，人莫能制，证属有余；因惊忧痰血塞于心窍所致，用郁金七两，白矾三两，薄荷糊丸名白金丸。郁金散恶血，白矾化顽痰，痘毒入心因瘀血凝滞，而痘疹陷伏者可用，阳毒生肌定痛。能开肺金之郁，故名。如真阴虚火亢吐血，不关肺肝气逆，不宜用也近日郁证多属血亏，用破血之药开郁，郁不能开而阴已先败，致不救者多矣。

出川、广，体锐圆如蝉肚，外黄内赤，色鲜微香，折之光明脆彻，苦中带甘者乃真今市中所用者，多是姜黄，并有以蓬莪茂伪之者，俱峻削性烈，挟虚者大忌。

姜黄

味苦辛温，色黄入脾，兼入肝经，理血中之气，破血下气辛散苦泄，专于破血，下气，其旁及者耳，除风消肿，性更烈于郁金。治血积气胀，产后败血攻心，通月经，疗扑损。片子者能入手臂，治风寒湿痹痛时珍曰：入臂治痛，其兼理血中之气可知矣。

血虚者服之病反增剧 ①。出川、广藏器曰：郁金苦寒色赤，姜黄辛温色黄，茂味苦色青，三物不同，所用各别。《经疏》云：姜黄主治，介乎三棱、郁金之间。时珍曰：姜黄、郁金、莪茂形状功用大略相近，但郁金入心，专治血；姜黄入脾，兼治血中之气；莪入肝，治气中之血。稍为不同，今时以扁如干姜者为片子姜黄，圆如蝉腹者为蝉肚郁金，莪形虽似郁金而色青不赤为异耳。

蓬莪茂

辛苦而温，主一切气，又能通肝经，聚血行气，消瘀通经，化食止痛，治心腹诸痛，冷气吐酸，奔豚疝癖酒醋磨服，疝音贤，小腹积疝癖多见于男子，癥瘕多见于妇人。莪茂香烈，行气通窍，同三棱用，治积聚

① 剧：原不清楚，据恒德本改。

諸病。按五积，心积曰伏梁，起脐上至心下，肝积曰肥气，在左胁；肺积曰息贲，在右胁；脾积曰痞气，在胃脘；右侧肾积曰奔豚，在小腹上冲至心下。治之，不宜专用攻伐，恐损真气，宜于破血行气药中加补脾胃药，气旺方能磨积也。《经》曰：大积大聚，其可犯也，衰其半而止，过者死。东垣五积方用三棱、莪茂皆兼人参，赞助成功，中恶鬼疰脏腑壅滞，阴阳乖隔，鬼疠凭之，利气达窍邪无所容矣。

虚人服之，积未去而真已竭，兼以参、术，或庶几耳。

根如生姜，莪生根下似卵不齐，坚硬难捣，灰火煨透，乘热捣之<small>入气分</small>，或醋磨、酒磨，或煮熟用<small>入血分</small>。

荆三棱

苦平，入肝经血分，破血中之气<small>亦能通肝经聚血</small>，散一切血瘀气结，疮硬食停，老块坚积。消肿止痛，通乳，堕胎，功近香附而力峻。

按：化积必借气运，专用伐克，气愈不运，积安得去，须辅以健脾补气为要。

色黄体重，若鲫鱼而小者良，醋浸炒，或面裹煨。

香附<small>一名莎草根</small>

气香味辛能散，微苦能降，微甘能和，乃血中气药，通行十二经八脉气分，主一切气<small>人身以气为主，气盛则强，虚则衰，顺则平，逆则病</small>。《经》曰：怒则气上，恐则气下，喜则气缓，悲则气消，惊则气乱，思则气结，劳则气耗。又曰：寒则气收，热则气泄，名九气。以香附为君，随证而加升降消补之药，利三焦，解六郁<small>痰郁，火郁，气郁，血郁，湿郁，食郁</small>，治多怒多忧，痰饮积聚，痞满腹胀，霍乱吐泻，痈疽

疮疡血凝气滞所致，香附末服，名独胜丸，治痈疽由郁怒而得者，如疮初作，以此代茶，大凡疮疽喜服香药，行气通血，最忌臭秽不洁触之。康祖左乳病痈，又臆间生核，痛楚半载，祷张王梦授以方，姜汁制香附为末，每服二钱，米饮下，遂愈，**吐血便血，崩中带下，月候不调**气为血配，血因气行，成块者气之凝，将行而痛，气之滞，行后作痛，气血俱虚也，色淡亦虚也，色紫气之热，色黑则热之甚[①]也，错经者气之乱，肥人痰多而经阻，气不运也。香附阴中快气之药，气顺则血和畅，然须辅以凉血补气之药。丹溪曰：能引血药至气分而生血，此正阳生阴长之义，**诸种气痛，胎产百病**时珍曰：得参、术则补气，得归、地则补血，得木香则散滞和中，得檀香则理气醒脾，得沉香则升降诸气，得芎䓖、苍术则总解诸郁，得栀子、黄连则清降火热，得茯神则交济心肾，得茴香、破故纸则引气归元，得厚朴、半夏则决壅消胀，得紫苏、葱白则发汗散邪，得三棱、莪荗则消积磨块，得艾叶则治血气暖子宫，乃气病之总司，女科之仙药也。大抵妇人多郁，气行则郁解，故服之尤效，非宜于妇人不宜于男子也。又曰：凡人病则气滞而馁，香附为气分君药，臣以参、芪，佐以甘草，治虚怯甚速也。

苦燥而能耗血散气士材曰：乃治标之品，唯气实血未入虚者宜之，不然恐损气而耗血，愈致其疾矣。世俗泥于女科仙药之一语，惜未有发明及此者。

产金华者良。生则上行胸膈，外达皮肤，熟则下走肝肾，旁彻腰膝，童便浸炒，盐水浸炒，则入血分。青盐炒则入肾，酒浸炒则行经络，醋浸炒则消积聚且敛其散，蜜水炒制其燥性，姜汁炒则化痰饮，炒黑又能止血。忌铁。

木香

辛苦而温，三焦气分之药，能升降诸气，泄肺气，疏肝气，

---

① 甚：原作"其"，据戊申本改。

和脾气怒则肝气上，肺气调则金能制木而肝平，木不克土而脾和。治一切气痛时珍曰：诸气膹郁皆属于肺，上焦气滞用之者，金郁泄之也。中气不运皆属于脾，中焦气滞用之者，脾胃喜芳香也。大肠气滞则后重，膀胱气不化则癃闭，肝郁则为痛，下焦气滞用之者，塞者通之也。九种心疼痛属胃脘曰寒痛、热痛、气痛、血痛、湿痛、痰痛、食痛、蛔痛、悸痛，盖心君不易受邪。真心痛者，手足冷过腕节，朝发夕死，呕逆反胃，霍乱，泻痢后重同槟榔用。刘河间曰：行血则便脓自愈，调气则后重自除，癃闭，痰壅气结，疝癖，癥块肿毒，冲脉为病，气逆里急。杀鬼物，御瘴雾，去腋臭，健胃宽中，醒脾消食，开郁安胎气逆则胎不安。

　　香燥而偏于阳，肺虚而热，血枯而燥者，慎勿与之丹溪曰：味辛气升，若阴火冲上者，反助火邪，当用黄柏、知母，少以木香佐之。

　　番舶上来形如枯骨，味苦黏舌者良，名青木香今人皆称为广木香、南木香，磨汁用。东垣用黄连制，亦有蒸用，面裹煨用者煨用实肠止泻。畏火木香内有番白芷，状同，但色微黑，体松。今人称马兜铃根为土青木香。

砂仁即缩砂蔤

　　辛温香窜，和胃醒脾，快气调中，通行结滞，治腹痛痞胀痞满，有伤寒下早，里虚邪入而痞者，有食壅痰塞而痞者，有脾虚气弱而痞者，须分虚实治之，不宜专用利气药，恐变为鼓胀。鼓胀，内胀而外有形，痞胀唯觉痞闷而已。皆太阴为病也，霍乱转筋，噎膈呕吐，上气咳嗽，奔豚崩带，赤白泻痢湿热积滞客于大肠，砂仁亦入大小肠经，祛痰逐冷，消食醒酒，止痛安胎，散咽喉口齿浮热，化铜铁骨鲠好古曰：得檀香、豆蔻入肺，得人参、益智入脾，得黄柏、茯苓入肾，得赤石脂入大小肠。《医通》曰：辛能润肾燥，引诸药归宿丹田。地黄用之拌蒸亦取其下达也。《经疏》曰：肾虚气不归元，用为向导，殆胜桂、附热药为害。

辛窜性燥，血虚火炎者勿用。胎妇多服耗气，必致难产。
出岭南，炒去衣，研。

白豆蔻

辛热，流行三焦，温暖脾胃三焦利，脾胃运，诸证自平，而为肺
家木药肺主气。散滞气，消酒积，除寒燥湿，化食宽膨，治脾虚
疟疾，感寒腹痛，吐逆反胃，白睛翳膜白睛属肺，能散肺滞，太阳
经目眦红筋太阳脉起目眦，

火升作呕，因热腹痛，气虚诸证，咸宜禁之。

番舶者良，去衣微焙，研细。

草豆蔻闽产名草蔻

辛温香散，暖胃健脾，燥湿祛寒，治寒客胃痛，霍乱泻痢，
噎膈反胃，痞满吐酸，解口臭，酒毒，鱼肉毒故食料用之。

辛燥犯血忌，阴不足者远之。

形如龙眼而微长，皮黄白薄而棱峭，仁如砂仁，辛香气和，
去膜微炒。

草果滇广所产名草果

辛热，破气除痰，消食化积症积，治瘴疠寒疟佐常山能截疟，
或与知母同用，取其一阴一阳，治寒热瘴疟，盖草果治太阴独胜之寒，知母治阳明
独胜之火。

若疟不由于岚瘴，气不实邪不盛者，并忌。

形如诃子，皮黑厚而棱密，子粗而辛臭，面裹煨熟，取仁用，忌铁。

肉豆蔻 一名肉果

辛温气香，理脾暖胃，下气调中《日华》称其下气，以脾得补而善运，气自下也。非若陈皮、香附之泄耳。逐冷除痰，消食解酒，辟鬼杀虫，治积冷，心腹胀痛，中恶吐沫，小儿吐逆，乳食不下，又能涩大肠，止虚泻冷痢。

病人有火，泻痢初起皆不宜服。

出岭南似草蔻，外有绉纹，内有斑纹，糯米粉裹或面裹，煨熟，须去油净，忌铁。

破故纸 一名补骨脂

辛苦大温，入心包命门，补相火以通君火，暖丹田壮元阳。缩小便亦治遗尿，治虚寒喘嗽能纳气归肾，腰膝酸痛，肾冷精流，火虚泄泻命门火衰不能熏蒸脾胃，脾胃虚寒，迟于运化，致饮食减少，腹胀肠鸣，呕涎泄泻，如鼎釜之下无火，物终不熟，故补命门相火以生土，破故纸四两，五味三两，肉蔻二两，吴萸一两，姜煮枣丸名四神丸。治五更泄泻，妇人血气妇人之血脱气陷，亦犹男子之肾冷精流，堕胎。

阴虚有热，大便闭结者戒之。

出南番者色赤，岭南者色绿，酒浸蒸用，亦有童便乳浸，盐水炒者，得胡桃、胡麻良，恶甘草唐郑相国方，破故纸十两酒浸蒸为末，胡桃肉二十两，去皮烂研，蜜调如饴，每晨酒服一大匙，治虚寒喘嗽，腰脚酸痛，忌羊血芸薹，加杜仲名青娥丸。白飞霞曰：故纸属火，坚固元阳，胡桃属木，润燥养血，有木火相生之妙也。

益智子

辛热，本脾药，兼入心肾，主君相二火，补心气命门之不足，能涩精固气，又能开发郁结，使气宣通，温中进食，摄唾涎胃冷则涎涌，缩小便肾与膀胱相表里，益智辛温固肾，盐水炒，同乌药等份酒煮，山药糊丸，盐汤下，名缩泉丸。治客寒犯胃，冷气腹痛，呕吐泄泻，泄精崩带。

血燥有热，因热而崩带遗浊者，不可误入也。

出岭南，形如枣核，取仁，盐水炒。

蛇床子

辛苦而温，强阳补肾，散寒祛风，燥湿杀虫，治阴痿囊湿，女子阴痛阴痒湿生虫，同矾煎汤洗，子脏虚寒，产门不闭炒热熨之，肾命之病，腰酸体痹，带下脱肛，及顽癣恶疮擦之多效，风湿诸病，煎汤浴，止风痒时珍曰：肾命三焦气分之药，不独补助男子，而且有益妇人，世人舍此而求补药于远域，岂非贵耳贱目乎。

肾火易动者勿食。

似小茴而细，微炒杀毒则不辣以地黄汁拌蒸三遍佳。恶丹皮、贝母、巴豆。

荜茇一作拨

辛热，除胃冷，祛痰，消食下气，治水泻气痢，虚冷肠鸣亦入大肠经，呕吐酸水，冷痰恶心，痃癖阴疝，辛散阳明之浮热，治头痛偏头风者，口含温水，随左右以末吹一字入鼻效，牙痛寒痛宜干姜、荜茇、细辛，热痛宜石膏、牙硝，风痛宜皂角、僵蚕、蜂房、二乌，虫痛宜石灰、雄黄，鼻渊。

古方用此甚少，以其耗散真气，动脾肺之火且损目耳。

出南番，岭南亦有，类椹子而长，青色，去挺，醋浸一宿，焙干，刮去皮，粟子净，免伤人肺。

良姜

辛热，暖胃散寒，消食醒酒，治胃脘冷痛凡心口一点痛，俗言心痛，非也，乃胃脘有滞，或有虫，及[①]因怒、因寒而起，以良姜酒洗七次，香附醋洗七次，焙研。因寒者姜二钱，附一钱，因怒者，附二钱，姜一钱，寒怒兼者，每一钱五分，米饮加姜汁一匙，盐少许，服。○古方治心脾疼，多用良姜，寒者用之至二钱，热者亦用四五分于清火剂中，取其辛温下气，止痛有神耳，岚瘴疟疾，霍乱泻痢，吐恶噎膈，冷癖。

虚人须与参、术同行，若单用、多用犯冲和之气已。

出岭南，高州，东壁土拌炒用。

红豆蔻（即良姜子）

温肺散寒，醒脾燥湿，消食解酒。禁忌制用同上。

藿香

辛甘微温，入手足太阴肺、脾，快气和中，开胃止呕，去恶

---

① 及：原不清楚，据恒德本改。

气，进饮食，治霍乱吐泻，心腹绞痛，上中二焦邪滞_{禀清和芳烈}之气，为脾肺达气要药，《局方》有藿香正气散，正气通畅则邪逆自除。

阴虚火旺及胃热、胃虚作呕者，戒用。

出交广，方茎有节，叶微似茄叶。古唯用叶，今枝梗亦用，因叶多伪也。

白芷

色白味辛，行手阳明庚金_{大肠}，性温气厚，行足阳明戊土_胃，芳香上达，入手太阴辛金_肺，故主治不离三经。通窍发汗，除湿散风，治头目昏痛_{阳明之脉萦于面，故治头面诸疾。杨吉老方：白芷汤泡四五遍，蜜丸弹子大，名都梁丸，每服一丸，荆芥点腊茶嚼下}，眉棱骨痛_{风热与痰同酒浸，黄芩为末，茶下}，牙痛_{上龈属足阳明，下龈属手阳明，二经风热}，鼻渊_{肺主鼻，风热乘肺，上烁于脑，故鼻多浊涕而渊。《经》曰：脑渗为涕。宜同细辛、辛夷治之}，目痒泪出面䵟_{干去声}，面黑气，瘢疵_{可作面脂}，皮肤燥痒，三经风热之病，及血崩血闭，肠风痔瘘，痈疽疮疡，三经湿热之病。活血排脓_{肠有败脓，淋露腥秽，致脐腹冷痛，须以此排之}，生肌止痛，解砒毒，蛇伤_{先以绳扎伤处，酒调下白芷末五钱，种白芷，能辟蛇}，又治产后伤风，诸种头痛_{自鱼尾上攻，血虚头痛多在日晚，宜四物加辛、芷；气虚头痛多在清晨，宜芎、藁倍参、芪。《保寿堂》治偏正头风，白芷、川芎各三钱，搽牛脑上，加酒顿熟，热食尽醉，其病如失}。

燥能耗血，散能损气，有虚火者勿用，痈疽已溃宜渐减去。色白气香者佳_{名官白芷}，不香者名水白芷，不堪用，微焙。当归为使，恶旋覆花。

藁本

辛温雄壮，为太阳经风药_{膀胱}，寒郁，本经头痛连脑者必用之凡巅顶痛宜藁本、防风、酒炒升柴，治督脉为病，脊强而厥_{督脉并太阳经贯脊}，又能下行去湿，治妇人疝瘕，阴寒肿痛，腹中急痛_{皆太阳经寒湿}，胃风泄泻_{夏英公病泄，医以虚治，不效。霍翁曰：此风客于胃也。饮以藁本汤而愈。盖藁本能除风湿耳}，粉刺酒齇_{和白芷作面脂良}。

按：头痛挟内热，及伤寒发于春夏，阳证头痛不宜进也。

根紫色似芎䓖，而轻虚气香，味麻。恶蔄茹。

香薷

辛散皮肤之蒸热，温解心腹之凝结，属金水而主肺，为清暑之主药。肺气清则小便行而热降_{暑必兼湿，治暑必兼利湿，若无湿但为干热，非暑也}。治呕逆水肿_{熬膏服，小便利则消}，脚气口气_{煎汤含漱}。单服治霍乱转筋。

香薷乃夏月解表之品，无表邪者戒之_{其性温热，阴暑宜用以温散，若阳暑则宜清凉，误服之，反成大害}。时珍曰：有处高堂大厦，纳凉太过，饮冷太多，阳气为阴邪所遏，反中入内。遂病头痛，恶寒，烦躁，口渴，吐泻，霍乱，宜用之以发越阳气，散邪和脾则愈。若饮食不节，劳役作苦之人伤暑，汗出如雨，烦躁喘促，或泻或吐者，乃内伤之证，宜用清暑益气汤，人参白虎汤之类，以泻火益元。若用香薷是重虚其表，而益之热矣。今人谓能解暑，概用代茶，是开门揖盗也。

陈者良，宜冷服《经》所谓治温以清凉而行之也，热服作泻。

荆芥一名假苏

辛苦而温，芳香而散，入肝经气分，兼行血分，其性升浮，能发汗，散风湿，利咽喉，清头目，治伤寒头痛，中风口噤，身强项直，口面㖞斜，目中黑花。其气温散能助脾消食气香入脾，通利血脉，治吐衄，肠风，崩中，血痢，产风血晕产后去血过多，腹内空虚则自生风，故常有崩晕之患，不待外风袭之也。荆芥最能散血中之风，华陀愈风散，荆芥三钱，微焙为末，豆淋酒调服或童便服，诸家云甚效，瘰疬疮肿。清热散瘀，破结解毒结散热清，则血凉而毒解，为风病血病疮家圣药功本治风，又兼治血者，以其入风木之脏，即是藏血之地也。

今人但遇风证概用荆防，此流气散之相沿耳，不知唯风在皮里膜外者宜之，若风入骨肉者须防风，不得混用。

连穗用穗在于巅，故善升发，治血炒黑用凡血药用山栀、干姜、地榆、棕榈、五灵脂等，皆应炒黑者以黑胜红也。反鱼蟹、河豚、驴肉。

紫苏

味辛入气分，利肺下气，定喘安胎治子气，色紫兼入血分，和血止痛。性温，发汗解肌，祛风散寒，气香开胃益脾，宽中利大小肠，又解鱼蟹毒时珍曰：同陈皮、砂仁行气安胎，同藿香、乌药温中止痛，同香附、麻黄发汗解肌，同芎藭、当归和血散血，同桔梗、枳壳利膈宽肠，同卜子、杏仁消痰定喘，同木瓜、厚朴散湿解暑，治霍乱脚气。

气虚、表虚者禁之俗喜其芳香，且暮资食，不知泄真元之气，古称芳草致豪贵之疾，此类是也。

气香者良，宜橘皮，忌鲤鱼。

苏子

开郁降气力倍苏叶，消痰利膈，温中宽肠，润心肺，止喘嗽。

肠滑气虚者禁之。炒研。

苏梗

顺气安胎，功力稍缓，挟虚者宜之。

鸡苏 一名水苏，一名龙脑薄荷

辛而微温，清肺下气，理血辟恶，消谷。治头风目眩，肺痿，血痢，吐衄，崩淋，喉腥口臭，邪热诸病。

辛烈之物走散，真气虚者宜慎。

方茎中虚，似苏叶而微长，密齿面皱。

薄荷

辛能散，凉能清《本经》温，盖体温而用凉也，升浮能发汗，搜肝气而抑肺盛，疏逆和中，宣滞解郁，消散风热，清利头目。治头痛头风，中风失音，痰嗽，口气，语涩舌胎含漱，或和蜜擦之，眼、耳、咽喉、口齿诸病辛香通窍而散风热，皮肤瘾疹，疮疥惊热小儿治惊药有用薄荷汤调，骨蒸。消宿食，止血痢血痢病在凝滞，辛能散，凉能清，通关节，定霍乱，猫咬蛇伤薄荷，猫之酒也，犬虎之酒也，蜈蚣，鸡之酒也，桑椹鸠之酒也，莽草鱼之酒也，食之皆醉。被猫伤者薄荷汁涂之。

辛香伐气，多服损肺伤心，虚者远之每见多食薄荷糕者汗多体弱。

产苏州，气芳者佳。

甘松香

甘温芳香，理诸气，开脾郁_{时珍曰：少加入脾胃药中，甚醒脾气，}治风疳齿䘌，脚气膝浮_{煎汤淋洗}，卒然心腹痛满恶气。

忌同诸香。

出凉州及黔蜀，叶细如茅草，用根_{根极繁密}。

三柰

辛温，暖中，辟瘴疠恶气，治心腹冷痛，寒湿霍乱，风虫牙疼。

忌同上。

出广中，根叶皆如生姜，与甘松、良姜俱入香料。

奶酣草

芳香辟恶，去臭气，辛温和中，止霍乱吐泻。

尖叶大如指甲，有枝梗，夏月开细紫花成簇，结子亦细，今人俱盆内种之，妇女摘其头以插发。

卷一下

草部 隰草类

生地黄

味苦微甘，大寒，入心肾，泻丙火小肠为丙火，心与小肠相为表里，清燥金胃、大肠火，平诸血逆，消瘀通经，治吐衄崩中唾血者血随唾出，咯血者随痰咯出或带血丝出，肾经及肺经自两胁逆上吐出者，属肝经，吐出呕出成盆成碗者，属胃经，咳血者咳出痰内有血。衄血者，血溢于脑，从鼻而出，并属肺经，经漏不止曰崩，血热则妄行，宜以此清之，热毒痢疾，肠胃如焚，伤寒瘟疫痘证血热红紫，诸大热大渴引饮，折跌绝筋生地一斤，瓜姜糟一斤，生姜四两炒热，罨伤折处，冷则易之，又生地汁三升，酒升半，煮服下，扑损瘀血，利大小便，又能杀虫，治心腹急痛《海上方》：捣汁和面，作馎饦食，能利出虫。忌用盐。

必燥结有实火者，方可用。

生掘鲜者，捣汁饮之。

干地黄

苦甘而寒，沉阴而降，入手足少阴心、肾厥阴心包、肝及手太阳经小肠，养阴退阳，凉血生血，治血虚发热，常觉饥馁，五心烦热《经》曰：阴虚生内热。**痿痹惊悸**有触而心动曰惊，无惊而自动曰悸，即怔忡也，有因心虚火动者，有因肝虚胆怯者，有因水停心下者，火畏水，故悸也，地黄能交心肾而益肝胆，亦能行水，故治之也，**倦怠嗜卧**肝火郁于胃中，同归身用，**胸膈痞闷**肝胆燥火，闭伏胃中，亦须同归身用，吐衄尿血痛为血淋，不痛为尿血，**血运崩中**《经》曰：阴虚阳搏谓之崩，**调经安胎，利大小便。**

性寒而润，脾虚泄泻，胃虚食少均在禁例。

以怀庆肥大而短，糯体细皮，菊花心者佳，用沉水者，浮者不用。恶贝母，畏芜荑，忌莱菔、葱、蒜、铜铁器。得门冬、丹皮、当归良。

熟地黄

甘而微温，入足三阴经，滋肾水，封填骨髓，利血脉，补益真阴，**聪耳明目**耳为肾窍，目为肝窍，目得血而能视，耳得血而能听，**黑发乌须，又能补脾阴，止久泻**《经》云：肾司二便。久泻多属肾虚，且下多亡阴，自宜补肾，不可专责脾也，**治劳伤风痹，阴亏发热，干咳痰嗽**咳嗽阴亏者，地黄丸为要药，亦能除痰。丹溪曰：久病阴火上升，津液生痰不生血，宜补血，以制相火，其痰自除。喻嘉言曰：凡咳嗽渐至气高汗溃，不补其下，但清其上，必至气脱卒亡，医之罪也，**气短喘促**熟地一两，归身三钱，炙甘草一钱，名贞元饮，治气短似喘，呼吸急促，提不能升，咽不能降，气道噎塞，势极[1]垂危者，常人但知气急，其病在上，而不知元海无根，肝肾亏损，此子午不交，气脱症也。尤惟妇人血海常亏者最多，此证宜以此饮济之缓之，倘

---

① 极：原不清楚，据戊申本改。

庸众不知，妄云痰逆气滞用牛黄、苏合及青陈枳壳破气等剂，则速其危，**胃中空虚觉馁，痘证，血虚，无脓，病后胫股酸痛，产后脐腹急疼**<small>丹溪曰：产前当清热养血为主，产后宜大补气血，虽有杂证从末治之，</small>**感证热燥，不汗不便**<small>阴气外溢则得汗，阴血下润则便通，</small>**诸种动血，一切肝肾阴亏，虚损百病，为壮水之主药。**

按：熟地黄性滞，痰多气郁之人能窒碍胸膈，用宜斟酌（《本草汇》曰：丹溪云：气病补血，虽不中病，亦无害也。不知血药属阴，其性凝滞，胃虚气弱之人，过服归、地等剂，必致痞闷食减，病安能愈耶？张景岳曰：地黄产于中州沃土之乡，得土气之最厚者也。其色黄，土之色也，其味甘，土之味也，而谓非脾胃中州之药，吾不信也，但脾胃喜温而恶寒，生干地黄性寒，自非脾胃所喜，蒸晒极熟则甘温，正与脾胃相宜，且脾胃亦极喜滋润，故曰太阴湿土，唯胸膈窒碍者，虑其性滞耳）。

作熟地黄法：拣取肥地黄沉水者数十斤，洗去沙土，略晒干，别以拣下瘦小者数十斤，捣绞取汁，投石器中，浸漉令浃，入柳木甑，放瓦锅上蒸一日，晒几日，令极干，又蒸又晒如是九次，锅内倘有淋下地黄余汁，亦必拌晒使汁尽而干，其地黄光黑如漆，味甘如饴，须瓷器收之，以其脂柔喜润也（按：地黄取其纯阴静重，近时多拌以好酒及砂仁末而蒸晒之，是反以散动香燥乱其性矣，其法甚为不善，有用姜汁拌炒者尤不合法。今市中惟以一煮而售，害有不可胜言者，盖禀北方纯阴至寒之性，非太阳与烈火频频交炼，则不温，所以固本膏虽经日煎熬，必生熟各半而用之，设以生地一煮便作熟地，投用归肾右归七味八味等剂中，则寒凉之性未除，心肾之经各别，以心经寒凉之药为君主，以肾经温暖之药为臣佐，岂徒无益，反引寒性，下损真阳，微虚者暂堪抵受，大虚挟寒者气立孤危，制治乖方而为害甚烈，斯其最也）。

鳢肠 即旱莲草，又名金陵草

甘酸而寒，汁黑补肾，黑发乌须，赤痢变粪，止血针灸疮血不止者，敷之亦妙，固齿擦牙，功善益血凉血当及时多收，其效甚速。

纯阴之质不益脾胃，若不同姜汁、椒红相兼修服者，恐腹痛作泻。

苗如旋覆，实似莲房，断之有汁，须臾而黑，熬膏良。

麦门冬

味甘微苦，微寒润肺，清心泻热，除烦微寒能泻肺火，化痰行水肺清则水道下行，故治浮肿，生津止嗽午前嗽，多属胃火，午后嗽及日轻夜重者，多属阴虚，宜麦冬、五味同滋阴药用，治呕吐胃火上冲则呕，宜麦冬，又有因寒，因食，因痰，因虚之不同，痿躄手足缓纵曰痿躄，阳明湿热，上蒸于肺，肺热叶焦发为痿躄。《经疏》曰：麦冬实足阳明之正药，客热虚劳，暑伤元气，脉绝短气同人参、五味名生脉散，盖心主脉，肺朝百脉，补肺清心，则气充而脉复，故脉绝将死者，服此能复生之，夏月火旺克金，服之尤宜。东垣曰：人参甘温，益元气而泻虚热。麦冬苦寒，滋燥金而清水源，五味酸温，泻丙火而补庚金，益五脏之气也，肺痿，吐脓，血热妄行，经枯乳闭，明目悦颜。

性寒而润，虚寒泄泻者勿用。

肥白而大者佳，去心，入滋补药，酒润制其寒，或拌米炒黄，地黄、车前为使，恶款冬、苦参、青葙、木耳，忌鲫鱼，熬膏良。

甘菊花

甘苦微寒，备受四气冬苗，春叶，夏蕊，秋花，饱经霜露，得金水之精，能益肺肾二脏，以制心火而平肝木，木平则风息，火降则热除，故能养目血，去翳膜与枸杞相对，蜜丸久服，永无目疾，治目泪头眩，散湿痹游风。

家园所种，杭产者良花小味苦者，名苦薏，非真菊也。《牧竖闲谈》云：真菊延龄，野菊泻人。白术、枸杞、地骨为使，黄者入阴分，白者入阳分，可药可饵，可酿可枕，仙经重之。

菊青叶救垂危疗毒以叶捣烂，入酒绞汁饮之，其渣敷于毒上，神效。

谷精草

辛温轻浮，功善明目退翳，兼治头风喉痹，牙疼疥痒。
田中收谷后多有之，田低而谷为水腐，得谷之余气结成此草。

草决明一名青葙子

味苦微寒，除风热，治一切目疾，虫疥恶疮。
能动阳火，瞳子散大者勿服。
类鸡冠而穗尖长。

决明子

甘苦咸平，祛风热作枕能治头风，治青盲内障，翳膜遮睛，赤肿眶烂，泪出羞明。

状如马蹄，以能明目故名。捣碎煎，恶大麻仁。

木贼草

甘苦而平，治目疾迎风流泪，翳膜遮睛翳乃肝邪郁遏，不能上通于目，去节者能发汗，中空而轻，有升散火郁风湿之功。

多服损肝。

麻黄

辛苦而温僧继洪云：中牟产麻黄，地冬不积雪，性热可知，入足太阳膀胱，兼走手少阴阳明心、大肠，而为肺家专药，能发汗解肌，去营中寒邪，卫中风热，通九窍，开毛孔，治伤寒头痛，恶寒无汗东垣曰：《十剂》云：轻可去实，葛根、麻黄之类是也。邪客皮毛，腠理闭拒，营卫不行，故谓之实，二药轻清可去之。时珍曰：麻黄太阳经药兼入肺经，肺主皮毛，葛根阳明经药兼入脾经，脾主肌肉，二药皆轻扬升发，而所入不同。好古曰：麻黄汤治卫实，桂枝汤治卫虚，虽皆太阳经药，其实营卫药也，心主营为血，肺主卫为气，故麻黄为手太阴肺之剂，桂枝为手少阴心之剂。时珍曰：仲景治伤寒，无汗用麻黄，有汗用桂枝，未有究其精微者。津液为汗，汗即血也，在营则为血，在卫则为汗，寒伤营，营血内涩不能外通于卫，卫气固闭，津液不行，故无汗。发热而恶寒，风伤卫，卫气外泄，不能内护于营，营气虚弱，津液不固，故有汗。发热而恶风，然风寒皆由皮毛而入，皮毛肺之合也，盖皮毛外闭则邪热内攻，故用麻黄、甘草同桂枝，引出营分之邪达之肌表，佐以杏仁泄肺而和气，汗后无大热而喘者加石膏。《活人书》：夏至后加石膏、知母，皆泄肺火之药。是麻黄汤虽太阳发汗重剂，实散肺金火郁之药，腠理不密，则津液外泄而肺气虚，虚则补其母，故用桂枝同甘草，外散风邪以救表，内伐肝木以防脾，佐以芍药泄木而固脾，使以姜、枣行脾之津液而和营卫，下后微喘者加厚朴、杏仁以利肺气也，汗后脉沉迟者加人参以益肺气也，《活人书》：加黄芩为阳旦汤以泻肺实也。是桂枝汤虽太阳解肌轻剂，实为理脾救肺之药也。**温疟咳逆上气**风寒郁于肺经。《经》曰：诸气膹郁，皆属于肺，**痰哮气喘**哮证宜泻肺，然惟气实者可暂用，**皮肉不仁，水肿风肿。**

　　唯冬月在表，真有寒邪者宜之，若非冬月，或无寒邪，或寒邪在里，或伤风等证，虽发热恶寒，不头疼身疼而拘急，六脉不浮紧者，皆不可用。虽可汗之证亦不宜过剂汗为心液，过汗则心血为之动，或亡阳，或血溢，而成大患。丹溪以人参、麻黄同用，亦攻补法也。

　　发汗用茎去节，煮十余沸，掠去浮沫，或用醋汤略泡，晒干，亦有用蜜水炒者庶免太发；止汗用根节随时出汗为自汗，属阳虚，梦中出汗为盗汗，属阴虚，用麻黄根、蛤粉、粟米等份为末，袋盛扑之佳。时珍曰：麻黄发汗，驶不能御，根节止汗，效如影响，物理不可测如此。自汗有风湿，伤风，风温，气虚，血虚，胃热，痰饮，中暑，亡阳，柔痉等证，皆可加用，盖性能行周身肌表，引药至卫分而固腠理也。○汗虽为心液，然五脏亦各有汗。《经》曰：饮食饱甚，汗出于胃；惊而夺精，汗出于心；持重远行，汗出于肾；疾走恐惧，汗出于肝；摇体劳苦，汗出于脾。厚朴、白薇为使，恶辛夷、石膏。

刺蒺藜

　　辛苦而温，散肝风而泻肺气，胜湿破血，催生堕胎，通乳闭，消癥瘕。

　　细审其质性，不过泻气破血之品，古方俱用以补肾，何也？

产同州府，去刺，酒拌蒸。

沙苑蒺藜

苦温补肾，强阴益精，明目，治虚劳腰痛，遗精带下，痔漏阴癞[1]。

性能固精，若阳道数举、媾精难出者勿服。

出潼关，状如肾子，带绿色今肆中所卖，俱是花草子，真者绝无，炒用亦可代茶。

茺蔚即益母草

味辛，微苦微寒，入手足厥阴心包、肝，消水行血，去瘀生新，调经解毒瘀血去，则经调，治血风，血晕，血痛，血淋，胎漏，产难，崩中，带下带脉横于腰间，病生于此，故名为带，赤属血，白属气，气虚者补中益气而兼升提，血虚者养血滋阴而兼调气，消疔肿乳痈亦取其散瘀解毒，通二便。

其性辛散滑利，全无补益，勿以其有益母之名而滥用之。瞳神散大者尤忌。

茺蔚子

调经明目血滞病目者，则宜之，活血顺气逐风血和则气行，血活则风散，治心烦头痛血热所致，胎产崩带，令人有子凡妇人血滞、血热者，服之有子。时珍曰：益母根、茎、花、叶、实皆可同用，若治疮肿胎产，消水行血则宜并用，若治血分风热，明目调经用子为良，盖根、茎、花、叶专于行，子则行

① 癞：原不识，据戊申本改。

中有补也。

虽曰行中有补，终是滑利之品，非血滞血热者勿与，瞳神散大均在忌例。

微炒，忌铁。

夏枯草

辛苦微寒，缓肝火，解内热，散结气，治瘰疬，鼠瘘，瘿瘤，瘰坚乳痈，乳岩，目珠夜痛夜痛及点苦寒药反甚者，火为阴寒所郁，故尔夏枯能散厥阴之郁火。

久用亦伤胃家。

青蒿

苦寒得春木少阳之令最早二月生苗，故入少阳厥阴血分肝、胆，治劳瘦骨蒸能除骨髓之热，用童便捣取汁熬膏，蓐劳虚热，久疟久痢，虚烦盗汗能除阴分伏热，风毒热黄，痛疥恶疮，鬼气尸疰身中鬼气，接引外邪，有游走皮肤，洞穿脏腑，每发刺痛，变动不常者为飞尸；附骨入肉攻凿血脉，见尸闻哭便作者为遁尸；淫跃四末不知痛之所在，每发恍惚，得风雪便作者为风尸；缠结脏腑，冲引心胁，每发绞切，遇寒冷便作者为沉尸；举身沉重，精神错杂，尝觉昏废，每节气大发者为尸疰。时珍曰：《月令通纂》言：伏内庚日，采青蒿悬门庭，可辟邪。冬至元旦各服二钱亦良。则青蒿之治鬼疰，盖亦有所伏也，明目，清暑，辟秽。

凡苦寒药多与胃家不利，惟青蒿芬芳袭脾，宜于血虚有热之人，以其不犯冲和之气尔。寒而泄泻者，仍当避之。

使子勿使叶，使根勿使茎，熬膏良。

连翘

味苦微寒，而性升浮，其形似心实似莲，房有瓣，故入手少阴厥阴心、心包，而泻火，兼除手足少阳三焦、胆，手阳明经大肠，湿热，散诸经血凝气聚，利水通经，杀虫止痛，消肿排脓皆结者散之，凡肿而痛者为实邪，肿而不痛为虚邪，肿而赤者为结热，肿而不赤为留气停痰，为十二经疮家圣药《经》曰：诸疮痛痒，皆属心火。

苦寒之物，多饵即减食，痈疽溃后勿服。

紫花地丁

辛苦而寒，治痈疽发背，疗疮瘰疬，无名肿毒。

叶似柳而细，夏开紫花，结角，生平地者起茎，生沟壑者起蔓。

漏芦

苦下泄，咸软坚，寒胜热，入胃、大肠，通肺、小肠，散热解毒，通经下乳，排脓止血，生肌杀虫，治遗精尿血，痈疽发背古方以漏芦汤为首称。

出闽中，茎如油麻，枯黑如漆者真。甘草拌蒸，连翘为使。

恶实一名牛蒡子，一名鼠粘子

辛苦而寒，泻热散结，除风宣肺气，清咽喉，理痰嗽，治痘证，消斑疹，利二便，行十二经，散诸肿疮疡之毒，利腰膝凝滞之气。性冷而滑，惟血热便闭者宜之，否则禁用。痘证虚寒泄泻者，切勿妄投。

实如葡萄而褐色，酒拌蒸，待有霜拭去用。

根苦寒，竹刀刮净绞汁，蜜和服，治中风，汗出乃愈，捣和猪脂，贴疮肿及反花疮肉反出如花状。

大小蓟

甘苦凉，皆能破血退热，治吐衄，肠痈，小蓟力微能破瘀生新，不能如大蓟之消痈毒丹溪曰：小蓟治下焦之结热，血淋。《本事方》：一人冷气入阴囊，肿满疼痛，煎大蓟汁服，立瘥。

两蓟相似，花如髻，大蓟茎高而叶皱，小蓟茎低而叶不皱，皆用根。

马鞭

味苦微寒，破血通经，杀虫消胀，治气血癥瘕，下部蜃疮，阴肿捣涂，发背，痈疽，杨梅毒气。

专以驱逐为长，疮证久而虚者，斟酌用之。

下地甚多，春月生苗，方茎叶似益母，对生，夏秋开细紫花，作穗如车前穗，其子如蓬蒿子而细，根白而小，用苗叶。

刘寄奴

苦温，破血通经，除癥下胀，止金疮血。

多服令人吐利。

茎直上，叶尖长糙涩，花白，蕊黄如小菊花，有白絮如苦荬絮，子细长亦似苦荬子，茎、叶、花、子皆可用。

红花古名红蓝花

辛苦甘温，入肝经而破瘀血，活血瘀行则血活，有热结于中，暴吐紫黑血者，吐出为好，吐未尽加桃仁、红花行之，大抵鲜血宜止，瘀血宜行，润燥消肿止痛凡血热、血瘀则作肿、作痛，治经闭，便难，胎死腹中非活血行血不能下，产后血晕口噤有产妇血闷而死，名医陆氏以红花数十斤煮汤，寝妇于上而熏之，汤冷再加，半日而苏。《金匮》有红蓝花酒，治妇人六十二证风，喉痹不通，痘疮血滞。

过用能使血行不止而毙。

酒喷，微焙。胭脂活血，解痘毒，敷痘疔挑破以油胭脂敷之良。

王不留行

甘苦而平，其性行而不住虽有王命, 不能留行故名，能走血分，通血脉，乃阳明冲任之药阳明多气、多血，除风去痹，止血定痛，利便通经，催生下乳气盛血滞者, 可暂用以行之, 否则宜慎，治金疮止血，痈疮疔疮散血，出竹木刺。

失血后崩漏家，及孕妇并忌之。

花如铃铎，实如灯笼子，壳五棱，取苗子蒸浆水浸。

瞿麦

苦寒，降心火，利小肠，逐膀胱邪热，为治淋要药若产后淋,宜与蒲黄同用，五淋大抵皆属湿热，热淋宜八正及山栀、滑石之类，血淋宜小蓟牛膝膏，肾虚淋宜补肾不可独泻，老人气虚者宜参、术，兼木通、山栀，亦有痰滞中焦作淋者，宜行痰兼通利药，不可发汗，汗之必便血，破血利窍，决痈消肿，明目去翳，通经堕胎性利善下。

小肠虚者，忌服。恐心热未除而小肠复病矣。当求其属以衰之。

花大如钱，红白斑斓，色甚妩媚，俗呼洛阳花，用蕊壳，丹皮为使，恶螵蛸。

萹蓄一名扁竹

苦平，利小便，治黄疸热淋，杀诸虫，治蛔咬腹痛，女子阴蚀煮服，疥疮诸疾皆去湿热之功。

叶细如竹，弱茎蔓引，促节有粉，三月开红花。

车前子

甘寒，清肺肝风热，渗膀胱湿热，开水窍以固精窍，令人有子男女阴中，各有二窍，一窍通精，一窍通水，二窍不并开，水窍开则湿热外泄，相火常宁，精窍常闭，久久精足。《明医别录》云：服固精药久，服此行房即有子。五子衍宗丸用之。治湿痹五淋，暑湿泻痢，目赤障翳，催生下胎。

阳气下陷，肾气虚脱勿服。

入滋补药，酒蒸捣饼，入利水泄泻药，炒研。

车前草

甘寒，凉血去热，通淋明目凡利水之剂，多损目，唯此能解肝与小肠之湿热，热去而目清矣。

使叶，勿使茎、蕊。

灯心

甘淡微寒，降心火，清肺热，利小肠心与小肠相为表里，心火清则肺清，小肠亦清，而热从小便出矣，通气止血，治五淋水肿，烧灰吹喉痹，涂乳止夜啼，擦癣最良缚成把，擦摩极痒时，虫从草出，浮水可见，十余次可以断根。

中寒，小便不禁者勿服。

地肤子

甘苦而寒，入膀胱，除虚热，利小便而通淋时珍曰：无阴则阳无以化，亦犹东垣治小便不通用知、柏，滋肾之意。王节斋云：小便不禁或频数，古方多以为寒，而用温涩之药，殊不知属热者多，盖膀胱火邪妄动，水不得宁，故不能禁而频数也。老人多频数，由膀胱血少阳火偏旺也，治法当补膀胱阴血，泻火邪为主，而佐以收涩之剂，如牡蛎、山茱、北味之类，补血泻火，治其本也，收之涩之，治其标也，治癞疝，散恶疮煎汤，洗疮疥良。

叶作浴汤，去皮肤风热丹肿，洗眼除雀盲涩痛。

叶如蒿茎赤，子类蚕沙，恶螵蛸。

冬葵子

甘寒淡滑，润燥利窍，通营卫，行津液，利二便，消水肿用榆皮等份煎，通关格，下乳，滑胎。

秋葵复种经冬至春作子者，名冬葵子，根、叶同功，春葵子亦滑，不堪入药。

蜀葵花，赤者治赤带，白者治白带，赤者治血燥，白者治气燥，亦治血淋关格，皆取其寒润滑利之功。

海金沙

甘寒淡渗，除小肠膀胱血分湿热，治肿满，五淋茎痛，得栀子、牙硝、蓬砂，治伤寒热狂大热利小便，此釜底抽薪之义。

唯热在太阳经血分者宜之。

产黔中及河南，收曝日中，小干以纸衬之，以杖击之，有细砂落纸上，且曝且击，以尽为度，茎细如线，引竹木上，叶纹皱处有砂黄赤色。忌火。

茵陈

苦燥湿，寒胜热，入足太阳经膀胱，发汗利水，以泄太阴阳明之湿热脾、胃，为治黄疸之君药脾胃有湿热则发黄，黄者脾之色，身如橘色，汗如柏汁，而色明者热多，熏黄而色暗者湿多，须五苓之类佐助成功，又治伤寒时疾，狂热瘴疟，头痛头旋，女人瘕疝皆湿热为病。

按：黄疸须分阴黄、阳黄，阳黄宜茵陈，阴黄宜温补，若用茵陈多致不救。

葶苈子

辛苦大寒，性急，大能下气，行膀胱水，肺中水气，膹急者非此不能除，破积聚癥结，伏留热气，消肿除痰，止嗽定喘皆水湿泛溢，通经利便《十剂》曰：泄可去闭，葶苈、大黄之属是也，大黄泄阴分血闭，葶苈泄阳分气闭。

性峻不可混服，有甜苦二种，甜者力稍缓，更宜大枣辅之仲景有葶苈大枣泻肺汤，治肺气喘急不得卧。讱庵曰：辅以大枣，补土所以制水。

子如黍米，微长色黄，糯米微炒去米，或酒拌炒，榆皮为使。

大青

苦咸大寒，解心胃热毒，治伤寒时疾热狂，阳毒发斑热甚伤血，里实表虚则发斑，紫黑者热极而胃烂也，多死，《活人》：治赤斑烦痛，有犀角大青汤，黄疸热痢，丹毒，喉痹。

非心胃热毒勿用。

处处有之，高二三尺，茎圆叶长，叶对节生，八月开小红花，成簇，实大如椒，色赤，用茎叶。

青黛

咸寒，色青泻肝，散五脏郁火，解中下焦蓄蕴风热《衍义》曰：一妇患脐腹、二阴遍生湿疮，热痒而痛，出黄汁，二便涩，用鳗鲡、松脂、黄丹之类涂之，热痛愈甚。其妇嗜酒，喜食鱼虾发风之物，乃用马齿苋四两，研烂，青黛一两，和涂，热痛皆去，仍服八正散而愈。此中下焦蓄蕴风热，毒气若不出，当病肠风内痔，妇不能禁酒物，果发痔，治伤寒发斑，血痢咯血合杏仁研，置柿饼中煨食，名圣饼子，治咯血，小儿惊痫，疳热，丹热，敷痈疮，蛇犬毒。

性凉中寒者勿使，即阴虚而有热者，亦不宜用。

真者从波斯国来，不可得也，今用干靛花取娇碧者，每斤淘取一两亦佳内多石灰，故须淘净。

芦根

甘和胃，寒降火，治呕哕反胃胃热火升则呕逆，食不下，客热消渴，伤寒烦热，止小便数肺为水之上源，脾气散精，上归于肺，始能通调水道，下输膀胱，肾为水脏，而主二便，三经有热则小便数，甚至不能少忍，火性急速故也，芦中空，清上焦，湿热解，则肺之气化行，而小便复其常道矣。芦笋能解鱼蟹、河豚毒。

反胃呕吐由于寒者勿用。

取逆水肥厚者，去须节。

豨莶草

苦辛，生寒熟温，治缠绵风气，四肢麻痹，筋骨冷痛，腰膝无力，风湿疮疡。

长于理风湿，毕竟是燥血之品，恃之为补，非是《本草》相传功用甚奇，近世服之，经年罕效，意者制法未尽善欤？风气有分别欤？药产非地道欤？亦以见执方者之失也。

江东人呼猪为豨，其草似猪莶臭，故名，以五月五日、六月六日、七月七日采者尤佳，去粗茎留枝叶花实，酒拌蒸晒九次，蜜丸豨莶辛苦气寒，必蒸晒九次，加以酒蜜，则苦寒之阴浊尽去，而清香之美味见矣，数不至九，阴浊未尽，不能透骨搜风而却病也。捣汁熬膏，以生地、甘草煎膏炼蜜，三味收之，酒调尤妙。

旋覆花 一名金沸草

苦辛能下气行水，咸能软坚，微温能通血脉，入肺、大肠经，消痰结坚痞，唾如胶漆，噫气不除噫，于介切，俗作嗳，胸中气不畅，故嗳以通之，属不足，亦有挟痰挟火者，属有余，仲景治汗吐下后，痞硬噫气者，有代赭旋覆汤，大腹水肿，风气湿痹。

走散之药，冷利大肠，虚人禁之。

根治风湿，叶治疗疮肿毒，敷金疮止血。

类金钱菊，去皮、蒂、蕊、壳蒸用，入煎剂须用绢包好有细毛，恐射肺，令人嗽。

紫菀

辛温润肺，苦温下气，化痰止渴，治寒热结气，咳逆上气，咳吐脓血专治血痰，为血劳圣药，肺经虚热，小儿惊痫亦虚而有热，能开喉痹，取恶涎，又能通利小肠《本草汇》云：苦能达下，辛可益金。故吐血保肺，收为上剂，虽入至高，善于达下，使气化及于州都，小便自利。

辛散性滑，暂用之品，阴虚肺热者，不宜专用、多用，须地黄、麦冬共之。

根作节，紫色润软者良今人多以车前、旋覆根伪之，白者名女菀时珍曰：紫入血分，白入气分，去头须，蜜水浸焙，款冬为使，恶天雄、瞿麦、藁本、远志，畏茵陈。

款冬花

辛温润肺，消痰除烦，定惊明目，治咳逆上气，喘渴_{肺虚挟}火，喉痹，肺痿，肺痈，咳吐脓血，为治嗽要药_{烧烟以筒吸之亦良}。《本草汇》曰：隆冬独秀，先春开敷，得肾之体，先肝之用，故为温肺理嗽之最。大抵咳必因寒，寒为冬气，入肺为逆，款冬非肺家专药，乃使肺邪从肾顺流而出也。○款冬、百合等份蜜丸，名百花膏，治咳嗽痰血，凡阴虚劳嗽通用，款冬、紫菀、百合、沙参、生地、麦冬、五味、苡仁。如内热骨蒸加丹皮、地骨。若嗽而复泻者，为肺移热于大肠，脏腑俱病。嗽而发热不止者，为阴虚火炎，皆难治。

十一二月开花如黄菊_{雪积冰坚}，款花偏艳，想见其纯阳之禀，故其主用皆辛温开豁也，却不助火，可以久任，微见花，未舒者良_{生河北关中，世多以枇杷蕊伪之}，拣净花，甘草水浸一宿，曝用，得紫菀良。杏仁为使，恶皂荚、玄参、硝石，畏辛夷、青葙、麻黄、连翘、黄芪、贝母_{虽畏贝母，得之反良}。

牛膝

苦酸而平，足厥阴少阴经药_{肝、肾}，能引诸药下行，酒蒸甘酸而温，益肝肾，强筋骨_{肝主筋，肾主骨}，治腰膝骨痛，足痿筋挛，阴痿_{血行故痛止，下行故理足，补肝则筋舒，筋舒则阴强，久疟以上皆补肝肾之功}，生用散恶血，破癥结_{血行则结散}，治心腹诸痛，淋痛尿血_{热蓄膀胱，便涩而痛，曰淋。气淋，便涩余沥；劳淋，房劳即发；冷淋，寒战后溲；膏淋，便出如膏；石淋，精结成石；血淋，涩痛。尿血色鲜者，心与小肠实热，色瘀者，肾与膀胱虚冷。子和曰：石淋乃肝经移热于胞中，日久熬煎成石，非肾与小肠病也。大抵治淋宜通气清心，平火利湿，不宜用补，恐湿热得补增}

剧也。牛膝，淋证要药，血淋尤宜用之，杜牛膝亦可。又有中气不足，致小便不利者，宜补中益气。《经》所谓气化则能出也，忌用淋药通之，**经闭产难**下行之效，误用堕胎，**喉痹齿痛**引火下行，**痈肿恶疮，金疮伤折**以上皆散恶血之功，**出竹木刺**捣烂罨之即出，纵疮口合，刺犹自出。有升无降，用以为导甚妙。

主用皆在肾肝下部。上焦药中勿入，梦遗滑精，血崩不止，及气虚下陷，因而腿膝肿痛者大忌。

出怀庆府，长大肥润者良，下行生用，入滋补药，酒浸蒸，恶鳖甲，畏白前，忌牛肉。

续断

苦辛微温，补肝肾，通血脉，理筋骨。主劳伤，暖子宫，缩小便，止遗泄，破瘀血。治腰痛胎漏怀妊沥血，崩带，肠风，血痢平胃散一两，川续断二钱半，每服二钱，米饮下，治时痢甚效，痈痔肿毒，又主金疮折跌以功命名，止痛生肌，女科外科需为上剂补而不滞，行而不泄，取用宏多。

川产良，状如鸡脚，皮黄皱，节节断者真草茅根形似续断，误服令人筋软。去向里硬筋，酒浸。地黄为使，恶雷丸。

胡芦巴

苦温纯阳，入右肾命门，暖丹田，壮元阳。治肾脏虚冷，阳气不能归元同附子、硫黄，瘕疝冷气同茴香、巴戟、川乌、川楝、吴茱萸，寒湿脚气。

相火炽盛，阴血亏少者，禁之。

出岭南番舶者良，云是番莱菔子，淘净，酒浸，曝，或蒸，或炒。

艾叶

苦辛，生温，熟热，纯阳之性，能回垂绝之元阳，通十二经，走三阴太、少、厥，理气血，逐寒湿，暖子宫，止诸血。温中开郁，调经安胎胎动肿痛下血，胶艾汤良，胶艾煎服，亦治虚痢，治吐衄崩带治带要药，腹痛，冷痢，血痢，霍乱，转筋，杀蛔，治癣醋煎服，外科有用干艾作汤，投白矾二三钱，洗疮然后敷药，盖人气血冷，必假艾力以佐阳，而艾性又能杀虫也，以之灸火，能透诸经，而除百病丹田气弱，脐腹冷者，以熟艾装袋，兜脐腹甚妙，寒湿脚气亦宜，以此夹入袜内。

纯阳香燥，凡血燥生热者禁与。灸火亦大伤阴血，虚者宜慎。

陈久者良，揉捣如绵，谓之熟艾，灸火用。妇人丸散，醋煮捣饼再为末用入茯苓数片，同研则易细。煎服宜鲜者，醋香附为使艾附丸调妇人诸病。宋时重汤阴艾，自明成化来，则以蕲州艾为胜，云灸酒坛，一灸便透，《蒙筌》、《发明》并以野艾为真蕲艾。虽香，实非艾种，今人多以蓬蒿伪蕲艾。

木棉 《纲目》作木绵，俗呼棉花

甘温，治血崩金疮白绵或布烧灰。子油，辛热微毒，治恶疮疥癣，燃灯损目。

有草木二种草本出南番，宋末始入江南，今则遍及江北与中州矣。不蚕而绵，不麻而布，利被天下，其益大哉，木本出交州永昌等处。

鸡冠花

甘凉，治痔漏下血，赤白下痢，崩中，赤白带下分赤白用。

子治肠风泻血，赤白痢，崩中带下炒用。

苗治疮痔及血病。

以花状命名。

元宝草

辛寒，补阴。治吐血衄血。

生江浙田塍间，一茎直上，叶对节生，如元宝向上，或三四层，或五六层。

雪里青

苦，大寒。治咽喉急闭捣汁灌之，立效。

一名过冬青，生田塍间，如天名精而小，叶布地生，无枝梗，四时不凋，雪天开小白花。

万年青

甘、苦，寒。治咽喉急闭捣汁入米醋少许，灌之吐痰立苏。

一名千年蒀，子可催生。

卷二 上

草部 毒草类

附子

辛甘，大热。纯阳，其性浮多沉少，其用走而不守，通行十二经无所不至，能引补气药以复散失之元阳丹溪曰：气虚甚者，稍加附子以行参芪之功，肥人多湿亦用，引补血药以滋不足之真阴，引发散药开腠理以逐在表之风寒同干姜、桂枝，温经散寒，发汗，引温暖药达下焦以祛在里之寒湿善引火下行，津调涂足心亦妙。治三阴伤寒，戴阳吴绶曰：附子，阴证要药。凡伤寒传变三阴，中寒夹阴，身虽大热而脉沉细，或厥冷腹痛，甚则唇青囊缩，急须用之。若待阴极阳竭而用之，已迟矣。东垣治伤寒阴盛格阳，面目俱赤，烦渴引饮，脉七八至，但按之则散，用姜附汤加人参投半斤，得汗而愈，此神圣之妙也，中寒中风卒中曰中，渐伤曰伤，轻为感冒，重则为伤，又重则为中，气厥，痰厥咳逆元阳下亏，生气不布，宜同归、地、人参用，自汗《三因》有芪附、术附、参附三汤。嘉言曰：卫外之阳不固而自汗，则用芪附；脾中之阳遏郁而自汗，则用术附；肾中之阳浮游而自汗，则用参附。凡属阳虚自汗，不能舍三方为治，呕哕膈噎膈噎多由气血虚、胃冷、胃槁而成。饮可下而食不下，槁在吸门，喉间之会厌也；食下胃脘痛，须臾吐出，槁在贲门，胃之上口也，此上焦，名噎；食下良久吐出，槁在幽门，胃之下口也，此中焦，名膈；朝食暮吐，槁在阑门，大小肠下口也，此下焦，名反胃。又有痰饮、食积、瘀血壅塞胃口者，如寒痰胃冷，则宜姜、附、参、术；胃槁者当滋润，宜四物、牛羊乳；瘀血者加韭汁，**心腹冷痛，暴泻脱阳，脾泄久痢，霍乱转筋**寒客中焦脾胃，为霍乱；寒客下焦肝肾，为转筋，**拘挛风痹，癥瘕积聚，督脉为病，脊强而厥，小儿慢惊，痘疮灰白，痈疽不敛，一切沉寒痼冷之证**《经》曰：阴盛生内寒，阳虚生外寒，**开关门，消肿满**《经》曰：肾者，胃之关也。关门不利，故聚水而从其类也。嘉言曰：肾之关门不开，必以附子回阳，蒸动肾气，其关始开，胃中积水始下，以阳主开故也。《集验》曰：肿因积生，积去而肿再作。若再用利药，小便愈闭，医多束手，盖中焦气不升降，为寒所隔，唯服附子，小便自通，**缩小便**洁古曰：益火之源以消阴翳，则便溺有节，**壮阳退阴，杀邪辟鬼，通经堕胎。通宜冷服**热因寒用也，盖阴寒在下，虚阳上浮，治之以寒则阴益甚，治之以热则格拒不纳，用热药冷饮下咽之后，冷体既消，热性便发，情且不违，而致大益，此反治之妙也。又有寒药热饮，以治热证，此寒因热用，义亦相同也。《经》曰：正者正治，反者反治。如用寒治热，用热治寒，此正治也。或以寒治寒，以热治热，此反治也。《经》所谓必伏其所主，而先其所因，盖借寒药热药为反佐，以作向导也，故亦曰从治，**发散生用，峻补熟用**赵嗣真曰：仲景麻黄附子细辛汤，熟附配麻黄，发中有补。四逆汤生附配干姜，补中有发，其旨微矣。《明医杂著》曰：气虚用四君，血虚用四物。虚甚者俱宜加熟附。盖四君、四物皆和平宽缓之剂，须得附子健悍之性行之方能成功。附子热毒，本不可轻用，但有病病当，虽暑热时月，亦可用也。景岳曰：今之用附子者，必待势不可为，不得已然后用之。不知回阳之功，当于阳气将去之际渐用，以望挽回，若既去之后，死灰不可复燃矣。但附子性悍，独任为难，必得大甘之品如人参、熟地、炙甘草之类，皆足以制其刚而济其勇，斯无往不利矣。丹溪曰：乌、附行经，仲景八味丸用为少阴向导，后世因以为补药，误矣！附子走而不守，取其健悍走下，以行地黄之滞尔，相习用为风药及补药，杀人多矣！㑇庵曰：附子味甘，气热，峻补元阳。阳微欲绝者，起死回生非此不为功，故仲景四逆、真武、白通诸汤多用之，其有功于生民甚大。况古人日用常方用之最多，本非禁剂。丹溪乃仅以为行经之药，而云用作补剂，多致杀人，言亦过矣。盖丹溪法重滋阴，故每訾阳药，亦其偏也。

若内真热而外假寒，热厥似寒宜承气、白虎等汤，因热霍乱等证，服之祸不旋踵。阴虚者亦不可加入滋阴药中常服好古曰：用附子以补火，必防涸水。若阴虚之人久服补阳之药，则虚阳益炽，真阴愈耗，精血日枯，而气无所附丽，遂成不救者多矣。

从前附子皆野生，所产甚罕，价值甚高而力甚大。近今俱是种者，出产多而价值贱，力甚薄，土人以盐腌之，愈减其力。陕西出者名西附，四川出者名川附，川产为胜。川附体松而外皮多细块，西附体坚而外皮光洁，以皮黑、体圆、底平八角、顶大者良。修治法：煎极浓甘草水，将附子泡浸，剥去皮脐，切作四块，再浓煎甘草汤，泡浸令透，然后切片，慢火炒黄而干，放泥地上出火毒有用水浸面裹煨令发拆，则虽熟而毒仍未去，非法之善者。有用黑豆煮者，有用甘草、盐水、姜汁、童便煮者，恐煮之气味煎出，其力尤薄，且制之，不过欲去其毒性尔。若用童便，是反抑其阳刚之性矣，尤非法之善者。唯用甘草汤泡浸，则毒解而力不减，允为尽善矣。畏人参、黄芪、甘草、防风、犀角、绿豆、童便，反贝母、半夏、栝楼、白及、白蔹。中其毒者，黄连、犀角、甘草煎汤解之，或用黄土水澄清亦可解。

附生者为附子。

乌头

功同附子而稍缓。附子性重峻，回阳逐寒；乌头性轻疏，温脾逐风。寒疾宜附子，风疾宜乌头。

即附子之母有谓春采为乌头，冬采为附子者，非也。

乌附尖

吐风痰，治癫痫，取其锐气直达病所丹溪治许白云，屡用瓜蒂、栀子、苦参、藜芦等剂，吐之不透，后用附子尖和浆水与之，始得大吐胶痰数碗而安。

天雄

补下焦肾命阳虚乌附、天雄之尖皆向卜，其脐乃向上生苗之处，寇氏谓其不肯就下，洁古谓其补上焦阳虚，俱误认尖为向上尔。丹溪以为下部之佐者，庶几得之，若果上焦阳虚则属心肺之分，当用参、芪，不当用乌、附矣，治风寒湿痹，为风家主药，发汗又能止阴汗。

细长者为天雄。

侧子

散侧旁生，宜于发散四肢，充达皮毛，治手足风湿诸痹。

连生者为侧子。

草乌头

辛苦，大热。搜风胜湿，开顽痰，治顽疮，以毒攻毒，颇胜川乌，然至毒无所酿制，不可轻投。

野生状类川乌，故亦名乌喙。姜汁炒或豆腐煮。

白附子

辛甘，大热，纯阳。阳明经药，能引药势上行，治面上百病阳明之脉萦于面，白附能去头面游风，可作面脂，消瘢疵，祛风痰，治心痛，血痹，诸风冷气，中风，失音，阴下湿痒。

燥毒之品，似中风证虽有痰亦禁用。小儿慢惊勿服。

根如草乌之小者，皱纹有节，炮用弘景曰：此药久绝，无复真者，今唯凉州生。

天南星

味辛而苦，能治风散血南星、防风等份为末，名玉真散，治破伤风、刀伤、扑伤如神。破伤风者，药敷疮口，温酒调下二钱；打伤至死，童便调灌二[①]钱，连进三服必活。气温而燥，能胜湿除痰，性紧而毒，能攻积拔肿，为肝脾肺三经之药。治惊痫风眩丹溪曰：无痰不作眩，身强口噤，喉痹舌疮，结核疝瘕，痈毒，疥癣，蛇虫咬毒调末箍之，破结下气，利水。堕胎性更烈于半夏与半夏皆燥而毒，故皆堕胎。南星辛而不守，半夏辛而能守，所以古安胎方中亦有用半夏者。

按：南星治风痰，半夏治湿痰，功用虽类而实殊也，非西北人真中风者勿服。阴虚燥痰大忌。

根似半夏而大，看如虎掌，故一名虎掌，以矾汤或皂角汁浸三昼夜，曝用。或酒浸一宿，蒸熟竹刀切开，以不麻为度。或姜渣黄泥和包，煨熟用。造曲法：以姜汁、矾汤和南星末作饼，楮叶包，待生黄衣，日干。造胆星法：腊月取黄牛胆汁和南星末纳入胆中，风干，年久者弥佳得牛胆则燥性减，且胆有益肝胆之功。畏附子、干姜、防风得防风则不麻，火炮则毒性缓，所谓火能革物之性。

---

① 二：原不清楚，据恒德本改。

半夏

辛温，体滑性燥，能走能散。和胃健脾，除湿化痰，发表开郁，下逆气，止烦呕，发声音，救暴卒<small>凡遇五绝之病，用半夏末吹入鼻中即活，盖取其能作嚏也。五绝谓缢死、溺死、压死、魇死、产死也</small>，又能行水气，以润肾燥，利二便，止咽痛<small>辛通使气能化液，故润燥</small>。丹溪谓二陈汤，能使大便润而小便长。成无己曰：半夏辛散，行水气而润肾燥。又《局方》半硫丸治老人虚秘，皆取其润滑也，俗以半夏、南星为燥，误矣！湿去则土燥，痰涎不生，非二物性燥也。古方治咽痛、喉痹、吐血、下血，非禁剂也。二物亦能散血，故破伤扑打皆主之。唯阴虚、劳损则非湿热之邪，而用利窍行湿之药，是重竭其津液，医之罪也，岂药之咎哉！《甲乙经》：用治不眠，是果性燥者乎？<small>半硫丸：与硫黄等份，生姜糊丸</small>，治咳逆头眩<small>火炎痰升则眩</small>，痰厥头痛，眉棱骨痛<small>风热与痰</small>，胁痛胸胀，伤寒，寒热痰疟，不眠<small>《素问》曰：胃不和则卧不安。半夏能和胃气而通阴阳。《灵枢》曰：阳气满，不得入于阴。阴气虚故目不得暝^①。饮以半夏汤，阴阳既通，其卧立至。又有喘嗽不得眠者，左不得眠属肝胀，宜清肝；右不得眠属肺胀，宜清肺。服药无效者不治</small>，反胃吐食<small>痰膈</small>，散痞除瘿<small>瘿多属痰</small>，消肿止汗<small>胜湿</small>，为治湿痰之主药<small>汪机曰：脾胃湿滞，涎化为痰，此非半夏，曷可治乎？若以贝母代之，翘首待毙。好古曰：肾主五液，化为五湿，本经为唾，入肝为泪，入心为汗，入肺为涕，入脾为痰，痰者因咳而动，脾之湿也，半夏泄痰之标，不能治痰之本，治本者治肾也，咳无形，痰有形，无形则润，有形则燥，所以为流脾湿而润肾燥之剂。俗以半夏为肺药，非也。止呕为足阳明，除痰为足太阴，小柴胡汤用之，虽云止呕，亦助柴、芩，主寒热往来，是又为足少阳也。时珍曰：脾无湿不生痰，故脾为生痰之源，肺为贮痰之器。按：有声无痰曰咳，盖伤于肺气；有痰无声曰嗽，盖动于脾湿也；有声有痰</small>

---

① 暝：原不清楚，据恒德本改。

曰咳嗽，或因火、因风、因寒、因湿、因虚劳、因食积，宜分证论治。大法治嗽，当以治痰为先，而治痰又以顺气为主，气顺则火降而痰消，宜以半夏、南星燥其痰，枳壳、橘红利其气，肺虚加温敛之味，肺实加凉泻之剂。

主治最多，莫非脾湿之证俗以半夏专为除痰，而半夏之功用不复见知于世矣，小柴胡汤、半夏泻心汤皆用半夏，岂为除痰乎？**苟无湿者均在禁例。古人半夏有三禁，谓血家、渴家、汗家也。若非脾湿且有肺燥，误服半夏悔不可追**赵继宗曰：二陈治痰，世医执之。内有半夏，其性燥烈，若风寒、湿食、诸痰则相宜。至于劳痰失血，诸痰反能燥血液而加病。**孕妇服之能损胎**若与参术并行，但有开胃之功，亦不损胎。

圆白而大，陈久者良合陈皮、茯苓、甘草，名二陈汤，为治痰之总剂，寒痰佐以干姜、芥子，热痰佐以黄芩、栝楼，湿痰佐以苍术、茯苓，风痰佐以南星、前胡，痞痰佐以枳实、白术，更看痰之所在加引导药。

韩飞霞造曲十法：

——姜汁浸造，名生姜曲，治浅近诸痰；

——矾水煮透，兼姜和造，名矾曲，矾最能却水，治清水痰；

——煮皂角汁炼膏，和半夏末为曲，或加南星，或稍加麝香，名皂角曲，治风痰，开经络；

——用白芥子等份或三分之一，竹沥和成，略加曲和，名竹沥曲，治皮里膜外结核隐显之痰；

——麻油浸半夏三五日，炒干为末，面糊造成，油以润燥，名麻油曲，治虚热劳咳之痰；

——用腊月黄牛胆汁，略加熟蜜和造，名牛胆曲，治癫痫风痰；

——用香附、苍术、抚芎等份熬膏，和半夏末作曲，名开郁曲，治郁痰；

——用芒硝居半夏十分之三煮透，为末，煎大黄膏和成，名硝黄曲，治中风卒厥，伤寒宜下，由于痰者；

——用海粉、雄黄居半夏之半为末，炼蜜和造，名海粉曲，治积痰沉痼；

——用黄牛肉煎汁炼膏，即霞天膏，和半夏末为曲，名霞天曲，治沉疴痼痰。

以上并照造曲法草盦匕口，待生黄衣，悬挂风处，愈久愈佳。

浸七日，逐日换水，沥去涎，切片，姜汁拌炒性畏生姜，用之以制其毒而功益彰。柴胡、射干为使，畏生姜、秦皮、龟甲、雄黄，忌羊血、海藻、饴糖，恶皂荚，反乌头。

常山

辛苦而寒，能引吐行水，祛老痰积饮痰有六，风痰，寒痰，湿痰，热痰，食痰，气痰也。饮有五，流于肺为支饮，于肝为悬饮，于心为伏饮，于经络为溢饮，于肠胃为痰饮也。常山力能吐之，下之，截诸疟必效疟疾必有黄涎聚于胸中，故曰无痰不成疟，弦脉主痰饮，故曰疟脉自弦。常山去老痰积饮，故为诸疟要药。时珍曰：常山、蜀漆劫痰截疟，须在发散表邪及提出阳分之后用之。疟有经疟、脏疟、风、寒、暑、湿、痰、食、瘴、鬼之别，须分阴阳虚实，不可混治。常山、蜀漆得甘草则吐，得大黄则利，得乌梅、穿山甲则入肝，得小麦、竹叶则入心，得秫米、麻黄则入肺，得龙骨、附子则入肾，得草果、槟榔则入脾，盖无痰不作疟，一物之功亦在驱逐痰水而已。士材曰：常山发吐，唯生用多用为然，与甘草同用亦必吐。若酒浸、炒透，但用钱许，每见奇功，未见其吐也。世人泥于雷敩老人久病忌服之说，使良药见疑，沉疴难起，抑何愚耶！○常山吐疟痰，瓜蒂吐热痰，乌附尖吐湿痰，莱菔子吐气痰，藜芦吐风痰。

性猛烈，施之藿食者多效，若肉食之人稍稍挟虚，不可轻人。

鸡骨者良，烧酒浸一宿，炒透，用栝楼为使，忌葱茗。

蜀漆（常山茎叶）

功用略同古方有蜀漆散，取其苗性轻扬，发散上焦之邪结，甘草水拌蒸。

藜芦

辛寒至苦，司蛊毒与喉痹，能杀虫理疥癣，入口即吐，善通顶，令人嚏，风痫证多用之张子和曰：一妇病风痫，初一二年一发，后渐日发，甚至一日数发，求死而已。值岁大饥，采百草食，见野草若葱，采蒸饱食，觉不安，吐胶涎数升约一二斗，汗出如洗，甚昏困，后遂轻健如常人，以所食葱访人，乃憨葱苗即藜芦是矣。时珍曰：和王妃年七十，中风不省，牙关紧闭，先考太医吏目月池翁诊视，浓煎藜芦汤灌之，少顷嚏气，遂一吐痰而苏。"药不瞑眩，厥疾不瘳"，诚然！服之令人烦闷吐逆，大损津液，虚者慎之。

取根去头，用黄连为使，反细辛、芍药、诸参，恶大黄，畏葱白吐者服葱汤即止，与酒同用杀人。

大戟

苦能直泄，专泻脏腑水湿，兼善逐血，辛能横散，故发汗消痈，寒能通二便闭。治十二种水，腹满急痛，积聚癥瘕，颈腋痈肿，风毒脚肿。通经堕胎，泻火逐痰时珍曰：痰涎为物，随气升降，无处不到，入心则迷，成癫痫；入肺则塞窍，为咳喘背冷；入肝则胁痛，干呕,寒热往来;入经络则麻痹疼痛;入筋骨则牵引隐痛;入皮肉则瘰疬痈肿。陈无择并以控涎丹主之,殊有奇功,此乃治痰之本。痰之本,水也、湿也,得气与火则结为痰。大戟能泄脏腑水湿,甘遂能行经隧水湿,白芥子能散皮里膜外痰气,唯善用者能收奇功也。又曰:钱仲阳谓肾为真水,有补无泻,复云痘证变黑归肾者,用百祥膏下之,非泻肾也,泻其腑则脏自不实,腑者膀胱也,百祥惟大戟一味,能行膀胱之水故也。窃谓非独泻腑,乃肾邪实而泻肝也,实则泻其子,大戟浸水青绿,肝胆之色也。痘证毒盛,火炽则水益涸,风挟火势则土受亏,故津液内竭,不能化脓而成黑陷之证,泻其风火之毒,所以救肾扶脾也。《机要》:用大戟一两,枣三枚,同煮焙干,去戟用枣,丸服,名枣变百祥丸。

阴寒善走,大损真气,非元气壮实、水湿伏留,不可浪施。

杭产紫者为上,北产白者伤人。浆水煮软,去骨。得大枣良,赤小豆为使,恶山药,畏菖蒲,反甘草。

甘遂

苦寒能泻肾经及隧道水湿,直达水气所结之处,以攻决为用,为下水之圣药。主十二种水,大腹肿满名水蛊。嘉言曰:胃为水谷之海,五脏六腑之源。脾不能散胃之水精于肺而病于中,肺不能通胃之水道于膀胱而病于上,肾不能司胃之关时其输泄而病于下,以致积水浸淫,无所底止。好古曰:水者,脾、肺、肾三经所主,有五脏六腑十二经之部分。上头面,中四肢,下腰脚,外皮肤,中肌肉,内筋骨,脉[①]有尺寸之殊,浮沉之别,不可轻泻,当知病在何经何脏,方可用之。按:水肿有痰裹、食积、瘀血致清不升浊不降而成者,有湿热相生,隧道阻塞而成者,有燥热冲击,秘结不通而成者,证属有余;有服寒凉、伤饮食、中气虚衰而成者,有大病后正气衰惫而成者,有小便不通、水液妄行、脾不能制而成者,证属不足。宜分别治之。然其源多由中气不足而起。丹溪

---

① 脉:原不清楚,据恒德本改。

曰：水病当以健脾为主，使脾实而气运，则水自行，宜参、苓为君，视所挟证加减，苟徒用利水药，多致不起，疝瘕积聚，痞热，宿食，痰迷癫痫。

去水极神，损真极速，大实大水可暂用之，否则宜禁。

皮赤肉黑，根作连珠，重实者良。面裹煨熟用或用甘草荠苊汁浸三日，其水如墨，以清为度，再面裹煨。瓜蒂为使，恶远志，反甘草仲景治心下留饮与甘草同用，取其相反以立功也，有治水肿及肿毒者，以甘遂末敷肿处，浓煎甘草汤服之，其肿立消，二物相反，感应如此其神。

商陆

苦寒，沉阴下行，与大戟、甘遂同功，疗水肿胀满肿属脾，胀属肝，肿则阳气犹行，如单胀而不肿者名蛊胀，为木横克土，难治。肿胀朝宽暮急为血虚，暮宽朝急为气虚，朝暮俱急为气血两虚。肿胀由心腹而散四肢者吉，由四肢而入心腹者危。男自下而上，女自上而下，皆难治，瘕疝痈肿，喉痹不通薄切醋炒，涂喉中良，利二便，泻蛊毒，敷恶疮，堕胎孕。

肿胀因脾虚者多，若误用之，一时虽效，未几再作，决不能救。

取白花之根赤者伤人，只堪贴脐，入麝三分捣贴，小便利则肿消，铜刀刮去皮，水浸一宿，黑豆拌蒸，得蒜良。

芫花

苦温，去水饮痰癖，疗五水在五脏，皮肤胀满喘急，痛引胸胁，咳嗽瘴疟五水者，风水、皮水、正水、石水、黄汗也。水积胞中，坚满如石，名石水；汗如柏汁名黄汗，久不愈必致痈脓。时珍曰：仲景治伤寒太阳证，表未解，心下有水而咳，干呕发热，或喘或利者，小青龙汤主之；表已解，有时头痛，出汗，恶寒，心下有水，干呕，痛引两胁，或喘或咳者，十枣汤主之。盖青龙散表邪，使水从汗出，《内经》所谓开鬼门也。十枣逐里邪，使水从二便出，《内经》所谓洁净府、去陈莝法也。十枣汤，芫花、甘遂、大戟等份，枣十枚。

毒性至紧，取效最捷，稍涉虚者服之多致夭折。

叶似柳，二月开花，紫碧色，叶生花落，陈久者良。好醋煮过，晒干。反甘草。

根疗疥。

续随子一名千金子

辛温，行水破血。治冷气胀满，癥瘕痰饮，血结月闭，蛊毒鬼疰，利大小肠，下恶滞物，涂疥癣疮时珍曰：续随与大戟、泽漆、甘遂茎叶相似，主疗亦相似，长于利水，用之得当，亦要药也。

攻击猛挚。肿胀月闭等证，各有成病之由，当求其本，不可概施。脾虚便①滑者服之必死《斗门方》：治水气肿胀，用千金子一两，去壳研压，去油重研，分作七服，每治一人用一服，五更酒服，当下利，至晓肿胀顿消。忌盐醋一百日。今走方者俱此，加百草霜等在内，使人不能认识，诳言秘传，将草头炼就单方，庸俗信而服之，一泻而肿胀立消，索谢而去，未几再作，无药可救。间有气体壮实者，愈后竟不复发，然暗损真气，不过于数年之内患他病而不起。数十年来，洛之目击心伤者，不可枚举，其奈习俗蒙蒙，率犹长夜之不醒何！予欲呼之，用斯代柝，愿卫生者勿蹈覆辙，以促生也。至于医者明知故犯，则伤人必多，孽镜当前，悔之何及！今玉枢丹用之治百病，元气强者间有小效，稍稍挟虚无不受其害。总之，执一方治百病，多见其失也。

去壳，取色白者研细，纸包，压去油。

---

① 便：原作"使"，据戊申本改。

牵牛

辛热，属火，善走入肺经，泻气分湿热肺主气，辛能泄气，达右肾命门，走精隧，通下焦郁遏及大肠风秘、气秘，利大小便，逐水消痰，杀虫坠胎。治水肿喘满，痃癖气块东垣曰：有谓牵牛苦寒，误矣。其味辛辣，久嚼猛烈雄壮，所谓苦寒安在哉？乃泻气之药，比诸辛药泄气尤甚，若湿从下受，下焦主血，血中之湿，宜苦寒之味而反用辛热之药，泄上焦之气，是血病泻气，使气血俱损也。好古曰：以气药引则入气，以大黄引则入血。时珍曰：一妇肠结，年几六十，服养血润燥药则泥结，服硝黄药则若罔知，如此三十余年，其人体肥膏粱而多郁，日吐酸痰乃宽，此乃三焦气滞，有升无降，津液皆化为痰，不能下润肠腑，非血燥也，润剂留滞，硝黄入血不能入气，故无效。用牵牛为末，皂角膏丸，才服便通。外甥素多酒色，病二便不通，胀痛呻吟七昼夜，用通利药不效，予思此乃湿热之邪在精道，壅隧路，病在二阴之间，故前阻小便，后阻大便，病不在大肠膀胱也，用楝实、茴香、穿山甲诸药，倍牵牛，三服而平。

凡气虚及湿热在血分者大忌主治多在肺脾，肺脾之病多因虚起，何赖泻药，况诸证应用药物神良者不少，何至舍其万全而就不可必之毒物哉？东垣谆复其词，以戒后人勿用，盖目击子和旦暮用之，故辟之甚力，世俗不知，取快一时，后悔奚及。

有黑白二种此药汉前未入《本草》，故仲景方中无此，《别录》始载之，宋后始多用者，黑者力速亦名黑丑，取子，淘去浮者，舂去皮，酒蒸研细，得木香、干姜良。

蓖麻子

辛甘而热，性善收，亦善走。能开通诸窍经络，治偏风不遂，喎斜捣饼左贴右，右贴左即正口噤，鼻窒耳聋捣烂绵裹塞鼻、塞耳，喉痹舌胀油作纸捻，烟熏。能利水气，治水癥浮肿，能出有形滞物，治针刺入肉捣敷伤处，频看，刺出即去药，恐努出好肉，竹木骨鲠凝水石倍之，研匀，以一捻[①]置舌根，嚼咽，自然不见，胞胎不下蓖麻二粒，巴豆一粒，麝香一分，贴脐中并足心，胎下即去之，若子肠挺出者，捣膏涂顶心即收。能追脓拔毒，敷瘰疬恶疮，外用屡奏奇功鹎鹕油能引药气入内，蓖麻油能拔病气出外，故诸膏多用之。

热毒，气味颇近巴豆，内服不可轻率。

形如牛蜱，黄褐有斑，盐水煮，去皮研，或用油，忌铁食蓖麻，一生不得食炒豆，犯之胀死。

烟

辛温，治风寒湿痹，滞气停痰，山岚瘴雾。其气入口，不循常度，顷刻而周一身，令人通体俱快，人以代酒代茗，终身不厌故一名相思草。然火气熏灼，耗血损年，人自不觉尔。

闽产者佳烟筒中水，能解蛇毒。

贯众

味苦微寒，能解邪热之毒。治崩淋带下，产后血气胀痛，金疮，鼻血。破癥瘕，发斑痘，化骨鲠能软坚，杀诸虫。

有毒而能解毒，去瘀而能止新，别名管仲，岂音相类耶？抑为其有杂霸之气耶？

---

① 捻：原作"稔"，据戊申本改。

根似狗脊而大，汁能制三黄，化五金，伏钟乳，结砂制汞，解毒软坚浸水缸中，日饮其水，能辟时疫。

射干

苦寒，能泻实火，火降则血散肿消而痰结自解，故能消心脾老血，行太阴厥阴之积痰肺脾肝，治喉痹、咽痛为要药擂汁，醋和，噙之引涎。消结核，瘰疬，便毒，疟母鳖甲煎用之治疟母，取其降厥阴相火也，通经闭，利大肠，镇肝明目。

唯实火者宜之，虚则大戒。

扁竹花根也叶横铺如乌羽及扇，故又名乌扇、乌翣。泔水浸一日，篁竹叶煮半日。

蚤休一名重楼金线

味苦、微寒，专理痈疽，除虫蛇毒谚云：七叶一枝花，深山是我家。痈疽如遇者，一似手拈拿。苏恭曰：磨醋敷痈肿、蛇毒甚有效。时珍曰：虫蛇之毒得此治之即休，故有蚤休、螫休诸名，兼疗惊痫。

苦寒之品，中病即止，不宜多用。

玉簪一名白鹤仙

辛甘而寒，捣汁服，解一切毒，下骨鲠，涂痈肿。

凡服者，不可着牙，损齿极速余居土取牙方：玉簪根，干者一钱，白砒三分，白碙七分，蓬砂二分，威灵仙三分，草乌头一分半为末，以少许点牙疼处，即自落。

大黄

大苦大寒，入足太阴脾、手足阳明、厥阴大肠、胃、心包、肝血分，其性沉而不浮，其用走而不守，若酒浸亦能引至至高之分仲景太阳门调胃承气汤，大黄注曰：酒浸；阳明门大承气汤，大黄注曰：酒洗；少阳阳明小承气汤，大黄不用酒制，皆有分别。东垣曰：邪气在上，非酒不至，若用生者，则遗至高之邪热，病愈后或目赤、喉痹、头肿，膈上热疾生也。用以荡涤肠胃，下燥结而除瘀热，治伤寒时疾，发热谵语大肠有燥粪故谵语，宜下之，温热瘴疟，下痢赤白，腹痛里急，黄疸水肿，癥瘕积聚积久成形谓之积，属阴；聚散无常谓之聚，属阳。积多是血或食或痰，聚多是气，留饮宿食，心腹痞满，二便不通皆土郁夺之，吐血衄血，血闭，损伤，积血，一切实热，血中伏火。行水除痰，蚀脓消肿，能推陈致新东垣曰：如定祸乱以致太平，所以有将军之名。时珍曰：仲景泻心汤治心气不足，吐衄血者，用大黄、黄连、黄芩，乃泻心包、肝、脾、胃四经血中之伏火也。又治心下痞满，按之软者，用大黄黄连泻心汤，亦泻脾胃之湿热，非泻心也。病发于阴而反下之则痞满，乃寒伤营血，邪结上焦胃之上脘当心，故曰泻心。《经》曰：太阴所至为痞满。又曰：浊气在上则生䐜胀。是已。病发于阳而反下之则结胸，乃热邪陷入血分，亦在上脘，故大陷胸汤丸皆用大黄，亦泻脾胃、血分之邪，而降其浊气也。若结胸在气分，则用小陷胸汤，痞满在气分，则用半夏泻心汤。或问：心气不足而吐衄，何以不补心而反泻心？丹溪曰：少阴不足，亢阳无辅致阴血妄行，故用大黄泻其亢盛之火。又心本不足，肺肝各受火邪而病作，故用黄芩清肺，黄连清肝，肺者阴之主，肝者心之母，血之合也。肺肝火退则血归经而自安矣。宗奭曰：以苦泄其热，就以苦补其心，盖一举而两得之。士材曰：古人用大黄治虚劳吐衄，意甚深微，盖浊阴不降则清阳不升，瘀血不去则新血不生也。峻利猛烈，长驱直捣，苟非血分热结，六脉沉实者，切勿轻与推荡病在气分而用之，是为诛伐无过。

川产锦纹者良，有酒浸、酒蒸、生熟之不同，生用更峻欲取通利者，不得骤进谷食，大黄得谷食便不能通利。《夷坚志》云：汤火伤者，捣生大黄调敷，止痛无瘢。黄芩为使。

蔄茹

辛寒，蚀恶肉，排脓血，杀疥虫，除热痹，破癥瘕《素问》：同乌鲗骨，治妇人血枯。

根如莱菔，皮黄肉白，叶长微阔，折之有汁，结实如豆，一颗三粒，甘草为使。

天名精一名地松，一名活鹿草，一名蛤蟆蓝

辛甘而寒，能破血一妇产后口渴，气喘面赤，有斑，大便泄，小便闭，用行血利水药不效，用天名精根叶浓煎膏饮，下血一桶，小便通而愈，能止血，吐痰，除热解毒，杀虫。治乳蛾，喉痹，砂淋，血淋《良方》云：浓煎加乳麝[①]少许，神效，小儿牙关紧闭，急慢惊风不省人事者，绞汁，入好酒灌之即苏，以醋拌渣敷项下，服汁吐疟痰喉蛾及惊风服之，亦取其吐痰，漱汁止牙痛，捣敷蛇虫螫毒。

根名杜牛膝，功用相同，色白如短牛膝煎汤洗痔，渣塞患处良。
地黄为使。

鹤虱

苦辛，杀五脏虫，治蛔咬腹痛面白唇红，时发时止，为虫痛。肥肉

---

① 麝：原不清楚，据恒德本改。

汁调末服。

即天名精子，最黏人衣，有狐气，炒熟则香。

山慈菇

甘微辛而寒，功专清热散结，治痈疮疔肿，瘰疬结核_{醋磨}涂，解诸毒蛊毒，蛇虫狂犬伤。

根类慈菇，小蒜去毛壳^{有毛壳包裹者真}，故今人俱称为毛菇。

茵芋

辛苦微温，治风湿拘挛痹痛^{时珍曰：古方治风痛，有茵芋丸；治风痹，有茵芋酒；治产后风，有茵芋膏。风湿诸证多用之，茵芋、石楠、莽草皆治风妙品，世所罕知。}

茎赤，叶似石榴而短厚，炙用。

莽草

辛苦而温，治头风，痈肿，乳痈，疝瘕^{苏颂曰：古方风湿诸酒多用之，今人取叶煎汤热含治牙虫喉痹甚效。甄权曰：不入汤。}

取叶细剉，以生甘草、水蓼二味同盛入生稀绢袋中，甑中蒸一日，去二味，曝干。

仙茅

辛热，助命火，益阳道，明耳目，补虚劳，治失溺，无子，心腹冷气不能食温胃，腰脚冷痹不能行暖筋骨。

专于补火，唯精寒者宜之唐婆罗门始进此方，当时盛传，服之多效，如法制阴干蜜丸酒服，禁食牛乳、牛肉。许真君书云：甘能养肉，辛能养节，苦能养气，咸能养骨，酸能养筋，滑能养肤，和苦酒服之必效也。

火炽者有偏绝之虞。

叶如茅而略阔，根如小指，黄白多涎，竹刀去皮切，糯米泔浸一宿，去赤汁则毒出，忌铁。

菉耳一名苍耳，即《诗》卷耳

甘苦而温，善发汗，散风湿，上通脑顶，下行足膝，外达皮肤。治头痛，目暗，齿痛，鼻渊，肢挛痹痛，瘰疬疮疥《集简方》：采根煎熬，名万应膏，遍身瘙痒作浴汤佳。

散气耗血，虚人勿服。

去刺，酒蒸，忌猪肉。

木鳖子

味苦微甘，利大肠，治泻痢，疳积，瘰疬疮痔，乳痈蚌毒。消肿追毒，生肌除𪑛音旱，黑斑，专入外科。

核扁如鳖，绿色去油者。〇番木鳖形较小，有毛，治咽喉痹痛，消痞块。

凤仙子一名急性子

微苦而温，治产难，积块，噎膈，骨鲠凡咽中骨鲠欲死者，白凤仙子研水一大盅，以竹筒灌入咽，其物即软，不可着牙、或为末吹之，**透骨通窍**时珍曰：凤仙子，其性急速，故能透骨软坚，庖人烹鱼肉鲠者，投数粒即易软烂，是其验也。

缘其透骨最能损齿，与玉簪根同，凡服者不可着齿，多用亦戟人咽《摘玄方》：金凤花子研末，入砒少许，点疼牙根，取之。

花又名金凤花甘温而滑，活血消积，治腰胁引痛不可忍研饼晒干为末，空心酒服三钱，又治蛇伤擂酒服效。

根叶，苦甘辛，散血通经，软坚透骨，治杖扑肿痛叶廷器方：捣叶如泥，涂肿破处，干则又上，一夜血散即愈，冬月收取干者，研末水和涂之，鸡鱼骨鲠危氏方：用根捣烂噙咽，骨自下，鸡骨尤效，即以温水漱口，免损齿为要，误吞铜铁方同上。

土连翘

苦温，治风寒湿痹，历节肿胀，扑损疼痛为末，同没药血竭酒服。

闹羊花子也。

卷二中

草部 蔓草类

何首乌

苦坚肾，温补肝，甘益阴，涩收敛精气，强筋益髓，养血祛风治风先治血，血行风自灭，乌须发故名首乌，强阳事，令人有子，为滋补良药补阴而不滞，不寒；强阳而不燥，不热。禀中和之性而得天地之纯气，所以为调补、久病之圣药。气血太和，则劳瘦、风虚、疮痔、瘰疬、痈肿营血调则痈肿消，赤者外科称为疮帚、腹中宿疾能化虚痰、恶血、痿黄诸病自已。疗久痢，恶疟益阴补肝，疟家要药，调胎产崩带，止破伤出血《杂兴方》：末敷神效。

年深大者收采精制，久服延年，令人不老。

有赤白二种，夜则藤交故一名交藤，有阴阳交合之象，以大如拳，五瓣而嫩润者良，老硬多筋者不用。三百年者大如栲栳，服之成地仙。凡使赤白各半，泔浸，竹刀刮皮，切片，用马料豆拌匀，入柳甑砂锅上九蒸九晒，茯苓为使，忌诸血、无鳞鱼、葱、蒜、莱菔、铁器与萝卜同食令须发早白，犯铁器损人。

菟丝子

甘辛而温，凝正阳之气，入足三阴_{肝脾肾}，强阴益精，温而不燥，治五劳七伤，溺有余沥，寒精自出，口苦燥渴_{景岳曰：治消渴，煎汤任意饮之}，寒血为积。祛风明目，止泻进食_{酒制为末，常服能使饮啖如汤沃雪}，补卫气，助筋脉，益气力，肥健人，为调元上品_{同熟地名双补丸}，同元参名玄菟丹。

肾家多火，强阳不痿，大便燥结者忌之。无根，蔓延草上，子如黍粒，得酒良，拣去杂子，酒淘净，去土晒干，放瓷^①器内，勿使出气，入煎剂再微炒研破，若入丸，须另磨细末。古人因难于磨细，酒浸一宿，煮令吐丝，捣成饼，烘干再研，则末易细，然酒浸稍久，往往味变酸臭，全失冲和馨香之味，每多无效。今市中菟丝饼俱将麦面打入，气味全乖，断不可用。山药为使。

覆盆子

甘酸而温，益肾脏而固精，补肝虚而明目，起阳痿，缩小便_{宗奭曰：服之可覆其溺器故名。李当之曰：子似覆盆之形因名之}，续绝伤，美颜色，乌须发_{榨汁涂发不白}，女子多孕。同蜜为膏，治肺气虚寒_{士材曰：强肾，无燥热之偏，固精，无凝滞之害，金玉之品也}。

性固涩，小便不利者勿服。

去蒂，淘净，捣饼，用时酒拌蒸。

---

① 瓷：原作"磁"，据戊申本改。

叶绞汁滴目中，出目弦虫，除肤赤，收湿止泪。

五味子

性温，五味俱备皮甘，肉酸，核中苦辛，都有咸味，酸咸为多，能敛肺气而滋肾水气为水母，《经》曰：肺欲收，急食酸以收之。好古曰：入手太阳血分，足少阴气分，益气生津肺主气，敛故能益，益气故能生津，夏月宜常服，以泻火而益金，补虚明目，涩精强阴内核如肾，象形之义，退热敛汗，止呕住泻，宁嗽定喘感风寒而喘嗽者，当表散，宜羌防苏桔；痰壅气逆而喘嗽者，当清降，宜二陈及苏子降气汤；水气逆而喘嗽者，宜小青龙半夏茯苓汤；气虚病久而喘嗽者，宜人参五味，除烦渴，消水肿，解酒毒，收耗散之气，瞳子散大洁古云：夏服五味，使人精神顿加，两足筋力涌出。东垣云：收瞳神散大，火热必用之药。丹溪曰：收肺补肾，乃火嗽必用之药。五味功用虽多，收肺保肾四字足以尽之。

按五味乃要药，人多不敢用者，寇氏虚热之说误之尔。唯风邪在表，痧疹初发，一切停饮，肺家有实热者，皆当禁之。

北产紫黑者良，入滋补药，每粒铜刀切作两片，蜜酒拌蒸，晒干，焙，临用再研碎，入劳嗽药，搥碎核生用。南产色红而枯，若风寒在肺，宜南者，苁蓉为使，恶葳蕤，熬膏良。

天门冬

甘苦大寒，入手太阴气分肺，清金降火，益水之上源肺为肾母，下通足少阴肾苦能坚肾，寒能去肾家湿热，故亦治骨痿，滋阴润燥，杀虫消痰《蒙筌》曰：肾主津液，燥则凝而为痰，得润剂则痰化，所谓治痰之本也，泽肌肤，利二便，治肺痿肺痈肺痿者，感于风寒咳嗽，短气鼻塞，胸胀，久而成痿，有寒痿热痿二证。肺痈者，热毒蕴结，咳吐脓血，胸中隐痛，痿重而痈稍轻，治痿宜养血补气，保肺清火，治痈宜泻热豁痰，开提升散，痈为邪实，痿为正虚，不得混治，吐脓吐血苦泄血滞，甘益元气，寒止血妄行，痰嗽喘促，嗌干消渴口燥多饮为消渴，由火盛津枯，宜润燥滋阴，足下热痛，虚劳骨蒸，一切阴虚有火诸证。

性寒而滑，脾胃虚而泄泻，恶食者，大非所宜。

取肥大明亮者，去心皮，酒蒸，熬膏良滋阴助元消肾痰。地黄、贝母为使，恶鲤鱼。

百部

甘苦微温，能润肺温肺，治寒嗽，暴嗽，久嗽苦温能利肺气，《千金方》用百部熬膏入蜜，不时取服，可疗三十年嗽，杀蛔蛲蝇虱同秦艽为末，入竹笼烧烟熏衣被，去虱，亦可煎汤洗衣被，作汤洗牛犬，去虱，一切树木蛀虫触烟即死，疗骨蒸传尸，疳积疥癣皆有虫与天门冬形相类而用相仿，故名野天门冬，但天门冬治肺热，此治肺寒，为异耳。

能伤胃滑肠，脾胃虚人须与补气药并行。

根多队成百故名，取肥实者，竹刀劈去心皮，酒浸，焙。

马兜铃

体轻而虚，熟则四开象肺，故入肺，寒能清肺热，苦辛能降肺气时珍曰：钱乙补肺，阿胶散用之，非取其补肺，取其清热降气则肺自安也，其中阿胶、糯米乃补肺之正药，治痰嗽喘促，血痔瘘疮，肺大肠经热痔属大肠，大肠与肺为表里，肺移热于大肠，故肠风痔瘘，清脏热则腑热亦清，《千金方》单服治水肿，以能泻肺行水也，亦可吐蛊汤剂中用之多作吐。

根名土青木香，涂诸毒热肿。

肺虚挟寒者畏之如螫，实如铃去筋膜用子。

栝楼仁 俗作瓜蒌

甘补肺，苦寒润下，能清上焦之火，使痰气下降，为治嗽要药 肺受火迫，失下降之令，故生痰作嗽，又能荡涤胸中郁热垢腻，生津止渴 丹溪曰：消渴神药，清咽利肠 通大便。《是斋方》：焙研酒调，或米饮下，治小便不通，通乳消肿，治结胸，胸痹，酒黄热痢，二便不通，炒香酒服，止一切血。

寒胃滑肠，胃虚食少，脾虚泄泻勿投。

实圆长如熟柿子，扁，多脂，去油。枸杞为使，畏牛膝、干漆，恶干姜，反乌头。

天花粉

酸能生津，甘不伤胃，微苦微寒，降火润燥，滑痰解渴，生肌排脓，消肿行水，通经，止小便利 膀胱热解，则水行，而小便不数，治热狂时疾，胃热疸黄，口燥唇干，肿毒发背，乳痈疮痔。

脾胃虚寒者均之戒用。

即栝楼根澄粉食，大宜虚热人，畏恶同。

王瓜 即土瓜根

苦寒，泻热利水，治天行热疾，黄疸消渴 捣汁饮，便数带下，月闭瘀血，利大小肠，排脓^①消肿，下乳通乳药多用之，单服亦可，堕胎。

唯实热壅滞者宜之，稍稍挟虚切勿妄投。

根如栝楼之小者，味如山药，根子通用《经疏》曰：主治略似栝楼，伤寒发斑，用王瓜捣汁，和伏龙肝末服，甚效。

白蔹

苦能泄，辛能散，甘能缓，寒能除热，杀火毒，散结气，生肌止痛，治痈疽疮肿，面上疱疮，金疮扑损箭镞不出者，同丹皮或半夏为末，酒服，敛疮方多用之故名，每与白及相须，搽冻耳同黄柏末油调。

赤蔹功用皆同蔂一曰：能治温疟，血痢，肠风，痔漏，赤白带下。

蔓赤，枝有五叶，根如卵而长，三五枚同窠，皮乌肉白，反乌头。

山豆根

苦寒，泻心火以保肺金，去肺、大肠之风热心火降则不灼肺而金清，肺与大肠相表里，肺金清则大肠亦清。消肿止痛，治喉痛，喉风，龈肿齿痛含之咽汁，喘满热咳，腹痛下痢，五痔诸疮。解诸药毒，敷秃疮，蛇、狗、蜘蛛伤，疗人马急黄血热极所致。

大苦大寒，脾胃所恶，食少而泻者，切勿沾唇。

苗蔓如豆，经冬不凋。

---

① 脓：原不清楚，据恒德本改。

金银花

甘平，除热解毒补虚凡物甘者皆补，疗风养血，止渴丹溪曰：痈疽安后发渴，黄芪六一汤吞忍冬丸，切当。忍冬养血，黄芪补气，渴何由作，除痢宽膨士材曰：今人但入疮科，忘其治痢与胀，何金银花之塞于遇乎。治痈疽疥癣，杨梅恶疮，肠澼血痢，五种尸疰。

禀春气以生，性极中和，故无禁忌。其藤叶名忍冬经冬不凋，干者不及生者力速，酿酒代茶熬膏并妙忍冬酒治痈疽发背，一切恶毒，初起便服，奇效。忍冬五两，甘草一两，水二碗，再入酒一碗，略煎，分三服，一日一夜吃尽，重者日二剂，服至大小肠通利则药力到。忍冬丸照前分两，酒煮晒干同甘草为末，以所煮余酒打糊为丸。藏器云：热毒血痢，浓煎服之，为末糖调常服，能稀痘，须多用乃效近今有以漆花伪银花，为祸最烈，漆花短小梗多，色黑不香为异，亦易辨尔。

蔷薇根

苦涩而冷，入胃大肠经。除风热，湿热，生肌杀虫，治泄痢，消渴，牙痛口糜煎汁含咽，遗尿，好眠，痈疽疮癣《千金》曰：蔷薇根、角蒿，口疮之圣药。角蒿所在，多有开淡红紫花，角微弯，长三寸许，辛苦，有小毒，治恶疮有虫及口齿疮。

子名营实，酸温，主治略同，花有黄、白、红紫数色，以黄心白色粉红者入药。

土茯苓

甘淡而平，祛湿热以利筋骨，利小便以止泄泻，治筋骨拘挛，杨梅疮毒_{杨梅疮古方不载}，明正德间起于岭表，其证多属阳明厥阴而兼及他经，盖相火寄于厥阴，肌肉属于阳明故也。医用轻粉劫剂，其性燥烈，入阳明劫去痰涎从口齿出，疮即干愈，然毒气窜入经络筋骨，血液枯槁，筋失所养，变为拘挛痈漏，竟至废痼。土茯苓能制轻粉之毒，去阳明湿热，用一两为君，薏苡、银花、防风、木通、木瓜、白鲜皮各五分，皂角子四分，气虚加人参七分，血虚加当归七分，名搜风解毒汤，瘰疬疮肿_{湿郁而为热，营卫不和则生疮肿}。《经》云：湿气害人皮肉筋脉是也。土茯苓淡能渗，甘能和，患脓疥而血气旺者，煎汤代茶甚妙。

淡渗伤阴，肝肾阴亏者勿服。

大如鸭子，连缀而生，俗名冷饭团，有赤白二种，白者良，可煮食，亦可生啖，忌茶。

萆薢

甘苦，性平，入足阳明厥阴_{胃肝}，祛风去湿_{阳明主肉，属湿，厥阴主筋，属风}，以固下焦，以坚筋骨，治风寒湿痹，腰痛久冷，关节老血，膀胱宿水，阴痿失溺，茎痛遗浊，痔瘘恶疮_{诸病皆阳明湿热流入下焦，萆薢能去浊分清。史国信云：若欲兴阳，先滋筋力，若欲便清，先分肝火。《万全护命方》云：凡人小便频数，便时痛不可忍者，此疾必因大腑秘热不通，水液只就小肠，大腑愈加干竭，甚则身热心躁思水，如此重证也。此疾本因贪酒色，或过食辛热荤腻之物，积有热毒，腐物瘀血乘虚流入小肠，故便时作痛也，此便数而痛，与淋证涩而痛不同，宜用萆薢一两，盐水炒为末，每服二三钱，}

使水道转入大肠，仍以葱汤频洗谷道，令气得通则便数及痛自减也。○肾有二窍，淋证出于溺窍，浊证出于精窍。

阴虚火炽，溺有余沥及无湿而肾虚腰痛者皆禁。

有黄白二种，黄长硬，白虚软名粉萆薢，白者良时珍曰：土茯苓、萆薢、菝葜形不同而主治不甚相远，岂一类数种乎。萆薢根细长浅白，菝葜根作块而黄。薏苡仁为使，畏大黄、柴胡、前胡，忌茗、醋。

防己

大辛，苦寒，太阳经药膀胱，能行十二经，通腠理，利九窍，泻下焦血分湿热，为疗风水之要药《十剂》曰：通可去滞，通草、防己之属是也，古之通草即今之木通，是徐之才亦以行水者为通，与燥剂无以别矣，木通甘淡泻气分湿热，防己苦寒泻血分湿热。主治膀胱火邪热气，诸痫降气下痰，湿疟脚气足伤寒湿为脚气，寒湿郁而为热，湿则肿，热则痛。防己为主药，湿加苡仁、苍术、木瓜、木通，热加知柏，风加羌活、萆薢，痰加竹沥、南星，痛加香附、木香，活血加四物，大便闭加桃仁、红花，小便闭加牛膝、泽泻，痛连臂加桂枝、威灵仙，痛连胁加胆草，又有足跟痛者属肾虚，不与脚气同论，水肿，风肿，痈肿恶疮。

性险而健，阴虚及湿热在上焦气分者禁用东垣云：防己大苦大寒，泻血中湿热，亦瞑眩之药也，服之使人身心烦乱，饮食减少。唯湿热壅遏，及脚气病，凡下焦湿热致二阴不通者，非此不效。若虚人用防己，其害有三，谷食已亏，复泄大便，重亡其血，一也；渴在上焦气分，而防己乃下焦血分，二也；伤寒邪传肺经，气分湿热而小便黄赤，禁用血药，三也。

出汉中，根大而虚，通心有花纹，色黄，名汉防己，黑点黄腥木强者名木防己，不佳藏器曰：治风用木防己，治水用汉防己，酒洗，恶细辛，畏萆薢、女菀、咸卤。

木通古名通草

辛甘淡平，轻虚，上通心包，降心火，清肺热心火降则肺热清，化津液肺为水源，肺热清则津液化，水道通，下通大小肠膀胱，导诸湿热由小便出凡利小便者，多不利大便，以小水愈通，大便愈燥也。木通能入大肠兼通大便。○东垣曰：肺受热邪，津液气化之源绝，则寒水断流，膀胱受湿热癃闭约束则小便不通，宜此治之。朱二允曰：火在上，则口燥、眼赤、鼻干，在中则心烦呕哕、浮肿，在下则淋秘足肿，必藉此甘平之性，泻诸经之火，火退则小便自利，便利则诸经火邪皆从小便而下降矣。○君火宜木通，相火宜泽泻，利水虽同，所用各别。通利九窍血脉关节，治胸中烦热，遍身拘痛杨仁斋云：遍身隐热疼痛，拘急足冷，由伏热伤血，宜木通以通心窍，则经络自流行也，大渴引饮中焦火，淋沥不通下焦火，心与小肠相为表里，心移热于小肠则淋秘，耳聋泄肾火通窍，目眩，口燥舌干舌为心苗，喉痹咽痛火炎上焦，鼻齆热壅清道则气窒不通，失音清金，脾热好眠脾主四肢，倦则好眠，心为脾母，心热清则脾热亦除，除烦退热，止痛排脓，破血催生，行经下乳火不亢于内，气顺血行，则经调有准，乳汁循常。

精滑气弱，内无湿热及妊娠者均忌。

色白而梗细者佳，藤有细孔，两头皆通故通窍。

通草古名通脱木

色白气寒，体轻味淡，气寒则降，故入肺经引热下行而利小便，味淡则升，故入胃经通气上达而下乳汁，治五淋水肿，目昏耳聋，鼻塞失音淡通窍，寒降火，利肺气，退热催生。

中寒者勿服。

天仙藤

苦温，疏气活血，治风劳腹痛，妊娠水肿。

叶似葛圆而小，有白毛，根有须，四时不凋一云：即青木香藤。

葛根

辛甘，性平，轻扬升发，入阳明经，能鼓胃气上行，生津止渴风药多燥，葛根独能止渴者，以其升胃气入肺而生津尔，兼入脾经，开腠发汗，解肌退热脾主肌肉，为治清气下陷泄泻之圣药《经》曰：清气在下，则生飧泄。葛根能升阳明清气，疗伤寒中风，阳明头痛元素曰：头痛如破，乃阳明中风，可用葛根葱白汤，若太阳初病未入阳明而头痛者，不可便服升葛汤发之，反①引邪气入阳明也。仲景治太阳阳明合病，桂枝汤加葛根、麻黄，又有葛根黄芩黄连解肌汤，是用以断太阳入阳明之路，非太阳药也，血痢温疟丹溪曰：凡治疟，无汗要有汗，散邪为主带补；有汗要无汗，扶正为主带散。若阳疟有汗，加参芪白术以敛之，无汗加柴葛苍术以发之，肠风痘疹能发痘疹。丹溪曰：凡斑疹已见红点不可更服升葛汤，恐表虚反增斑烂也，又能起阴气，散郁火，解酒毒葛花尤良，利二便，杀百药毒。

上盛下虚之人虽有脾胃病亦不宜服，即当用者亦宜少用，多则反伤胃气，以其升散太过也夏月表虚汗多尤忌。

生葛汁大寒，解温病大热，吐衄诸血。

---

① 反：原不清楚，据恒德本改。

茜草

色赤入营，气温行滞，味酸走肝，而咸走血《本经》苦寒，入厥阴血分心包、肝，能行血止血能行故能止，消瘀通经又能止吐崩尿血，消瘀通经酒煎，一两，通经甚效，治风痹黄疸疸有五：黄疸，谷疸，酒疸，黄汗疸，女劳疸。此盖蓄血发黄不专于湿热者也，女劳疸必属肾虚，亦不可以湿热例治，当以地黄、萸肉、山药壮其水，人参培其气，兼阳虚者姜、附、肉桂亦所必用，再随证而加利湿药。崩运扑损，痔瘘疮疖。

无瘀滞者忌投。

根可染绛，忌铁。

紫葳花一名凌霄花

甘酸而寒，入厥阴血分心包、肝，能去血中伏火，破血去瘀，主产乳余疾，崩带癥瘕，肠结血闭，淋闭，风痒，血热生风之证，女科多用之肺痈有用之为君药者〇末和密陀僧唾调敷酒齇鼻，验。

破血之药，走而不守，虚人避之，孕妇尤忌。花开五瓣，黄赤有点，不可近鼻闻，伤脑，畏咸卤。

威灵仙

辛泄气，咸泄水，气温属木，其性善走，能宣疏五脏，通行十二经络此风药之善走者也，威者言其猛烈，灵者言其效验。治中风，痛风，头风，顽痹湿热流于肢节，肿属湿，痛属热，汗多属风，麻属气虚，木属血虚，亦有因湿痰死血。十指麻木，亦是胃中有湿痰死血，脾主四肢故也。痛风，当分新久，新痛属寒，宜用辛温，久痛属热，宜用清凉。河间所谓暴病非热，久病非寒是也。大法宜顺气清痰，搜风散湿，养血去瘀为要。《威灵仙传》曰：一人手足不遂数十年，遇新罗僧，曰得一药可治，入山求之，乃威灵仙也，服之而愈，癥瘕积聚，痰水宿脓，黄疸浮肿，大小肠秘，风湿痰气，一切冷痛。性极快利，积疴不痊者，服之有捷效，治诸骨鲠颇验歌云：铁脚威灵仙，砂糖和酒煎，一口吞下去，铁剑软如绵。

大走真气，耗人血，不得已而后用之可也。

根<u>丛</u>须数百条，长者二尺余，色深黑，俗名铁脚威灵仙，忌茶茗、面。

钩藤钩

甘，微苦寒，除心热，平肝风，舒筋除眩，下气宽中，治大人头旋、目眩，小儿惊啼瘛疭筋急而缩为瘛，筋缓而舒为疭，伸缩不已为瘛疭，俗谓之搐搦，客忤胎风，发斑疹，主肝风相火之病，风静火息则诸证自平相火散行于胆、三焦、心包。

祛肝风而不燥，庶几中和，故小儿科珍之，但性稍寒，无火者勿服。

有刺类钓钩故名，藤细多钩者良去梗纯用嫩钩，其功十倍，久煎则无力俟他药煎就，方入钩藤，一二沸即起，颇得力也。

使君子

甘温，杀虫消积，治五疳，便浊，泻痢，疮癣，为小儿诸病要药《经疏》曰：五疳便浊，泻痢腹虫，皆由脾胃虚弱，因而乳停食滞，湿热瘀塞而成。脾胃健则积滞消，湿热散，水道利，而前证尽除矣。时珍曰：凡杀虫之药多是苦辛，独使君子、榧子，甘而杀虫。每月上旬虫头向上，中旬虫头横，下旬虫头向下。《道藏》云：初一至初五虫头向上，凡有虫病者每月上旬空心食数枚，虫皆死而出矣。○按：地黄胡麻皆甘而能杀虫。

无虫积者勿食。

出闽蜀，五瓣有棱，内仁如榧，亦可煨食，久则油黑不可用，忌饮热茶，犯之作泻。

旋花一名旋葍

甘辛，温补劳损，益精气，续筋骨用根捣汁沥伤处，渣敷其上，日三易，半月即断筋便续。

即鼓子花。

雀梅叶

酸寒，治乳痈便毒有奇功。

一名爵梅叶，如蔷薇叶，生细梅如小豆大。

卷二下

草部水草、石草、苔类

泽泻

甘咸微寒，入膀胱，利小便热在气分而口渴者，泻肾经之火邪，功专利湿行水，治消渴痰饮，呕吐泻痢，肿胀水痞，脚气，疝痛，淋沥，阴汗阴间有汗，尿血，泄精既利水而又止泄精，何也？此乃湿热为病，不为虚滑者言也。虚滑则当用补涩矣，一切湿热之病，湿热既除，则清气上行，又能止头旋，有聪耳明目之功脾胃有湿热则头重，耳鸣，目昏，渗去其湿热则清气上行，头目诸证自除。仲景八味丸用泽泻，宗奭谓其接引桂附入肾经。时珍曰：非接引也，乃取其泻膀胱之邪气也，古人用补有宜泻邪，邪去则补药得力，一阖一辟此乃玄妙。后人不知此理，专一于补，必致偏胜之患矣。王履曰：地黄、山萸、茯苓、丹皮皆肾经药，桂附右肾命门药，何待接引乎？钱仲阳谓肾为真水，有补无泻。或云脾虚肾旺故泻肾扶脾，不知肾之真水不可泻，泻其伏留之邪耳。易老云：去脬中留垢，以其微咸能泻伏水故也。

泽泻善泻，古称补虚者，误矣。扁鹊谓其害眼者，确也。病人无湿，肾虚精滑，目虚不明，切勿轻与。

新鲜不蠹，色白者佳，去皮盐水拌，或酒浸，畏文蛤，忌铁。

石菖蒲

辛苦而温，芳香而散，开心孔，利九窍，明耳目，发声音，去湿除风，逐痰消积，开胃宽中，疗噤口毒痢_{杨士瀛曰：噤口虽属}脾虚，亦热闭胸膈所致，用木香失之温，山药失之闭，唯参苓白术散加菖蒲米饮下，胸次开，自然思食，风痹_{同黍米酿酒，治诸风}，惊痫，崩带胎漏，消肿止痛，解毒杀虫_{土材曰：《仙经》称为水草之精英，神仙之灵药，用泔浸饭上蒸之，借谷气而臻于中和，真有殊常之效，又曰芳香利窍，心脾良药，能佐地黄、天冬之属，资其宣导，若多用独用，亦耗气血而为殃。}

香燥而散，阴血不足者禁之，精滑汗多者尤忌。

生水石间，不沾土，根瘦节密，一寸九节者良，去毛微炒，秦艽为使，恶麻黄，忌饴糖、羊肉、铁器_{犯铁器令人吐逆}。

蒲黄

甘平，厥阴血分药_{心包、肝}，生用性滑，行血消瘀，通经脉，利小便，去心腹膀胱之热_{同五灵脂名失笑散，治心腹血气痛}，疗扑打损伤，疮疖诸肿_{一妇舌胀满口，以蒲黄频掺，比晓乃愈。宋度宗舌胀满口，御医用蒲黄、干姜末等份，搽之愈。时珍曰：观此则蒲黄之凉血、活血可知矣。盖舌为心苗，心包相火乃其臣使，得干姜是阴阳相济也。}炒黑性涩，止一切血，崩带泄精。

无瘀者勿服。

香蒲花中蕊屑，汤成入药。

水萍

辛寒轻浮，入肺经，发汗祛风歌云：天生灵草无根干，不在山间不在岸。始因飞絮逐东风，泛梗青青飘水面。神仙一味去沉疴，采时须在七月半。选甚瘫风与大风，些小微风都不算。豆淋酒化服三丸，铁镤头上也出汗。，利水消肿，非大实大热不可轻试丹溪曰：浮萍发汗胜于麻黄。

七月采紫背浮萍，拣净以竹筛摊晒，下置水一盆映之则易干。

海藻

苦能泄结，咸能软坚，寒能涤热，消瘰疬结核，瘿瘤，阴癀之坚聚及痰饮，脚气水肿，痈肿之湿热，去宿食，消五膈。

脾寒有湿者勿服。

产胶州，有大叶、马尾二种，亦作海菜食，洗去咸水其用在咸，不宜过洗，反甘草东垣治瘰疬马刀，海藻、甘草并用，盖激之以溃坚也。

海带

下水消瘿，功同海藻，似海藻而粗，柔韧而长。

昆布

功同海藻而少滑性雄，治瘿瘤水肿，阴癀膈噎含之咽汁，取其祛老痰也，顽痰积聚。

性更雄于海藻，多服令人瘦削。

出登莱者搓如绳索，出闽越者大叶如菜，略洗去咸味。

石斛以下石草

甘淡微咸，微寒，平胃气宗奭曰：治胃中虚热有功。雷敩曰：石斛镇涎。除虚热《别录》曰：逐皮肤邪热，安神定惊，疗风痹脚弱，自汗发热，囊涩余沥。

长于清胃除热，惟胃肾有虚热者宜之，虚而无火者不得混用。

光泽如金钗，股短中实味甘者良温州最上，广西略次，广东最下，长虚味苦者名木斛，服之损人，去头根，酒浸，恶巴豆，畏僵蚕，细剉，水浸，熬膏更良宜于汤液，不宜入丸。

骨碎补一名猴姜

苦坚肾，故治耳鸣及肾虚久泻，牙疼以上三证俱研末，入猪肾中煨熟，空心食之，炒黑为末，擦牙，咽下亦良，温行血又能止血，补伤折以功命名，粥和末敷伤处，疗骨痿戴原礼常用之，有效。

《经疏》云：勿与风燥药同用。

根似姜而扁长，铜刀刮去黄赤毛，细切蜜拌，蒸晒。

石韦

苦甘微寒，清肺金以滋化源凡行水之药必皆能先清肺火，通膀胱而利水道，治崩淋发背炒末，冷酒调服。

《别录》谓其补五脏，益精气，亦止清热利湿之功，非真有补性也。无湿热者勿与。

生石阴处，柔韧如皮，用须拭去背上黄毛，微炙，杏仁、滑石、射干为使，得菖蒲良，生古瓦上者名瓦韦，治淋亦佳。

金星草 一名凤尾草，一名七星草

苦冷，解毒消肿，专理外科，恶疮初起，阳毒未溃，沿颈瘰疬，发背痈疽。或剉煮酒煎，或研末酒吞，或煎汁洗，或捣烂敷，并建神效，并解丹石毒。

若非阳毒及金石发毒不可服 苏颂曰：性至冷，服后下利须补治乃平复，老年不可服。宗奭曰：丹石毒发于背，及一切痈肿。以其根叶二钱半，酒一盏，煎服，取下黑汁，不唯下所服石药毒，兼毒去疮愈也。如不饮酒则为末，以新汲水服，以知为度。时珍曰：此药大抵治金石发毒者，若忧郁气血凝滞而发毒者，非所宜也。

根捣真麻油涂头，大生毛发。

景天 一名慎火草

苦酸而寒，纯阴之品，独入离宫，专清热毒，疗诸种火丹，一切游风，捣敷蛇咬。

中寒者服之有大害。

地锦 一名血见愁

辛平，通流血脉，能散血止血，治金刃扑损，出血血痢，下血崩中，女子阴疝，血结及痈肿恶疮_{时珍曰：专治血病，故俗称为}血竭，又名酱瓣草，象花叶形也，断茎有汁，方士秋月采，煮[①]雌雄丹砂、硫黄。

非血滞血瘀勿用。

海苔_{以下苔类}

咸寒，消瘿瘤结气《夷坚志》云：河南一寺僧尽患瘿疾，有洛阳僧共寮，每食取苔脯同餐，经数月，僧顶赘皆消，乃知海物皆能除是疾也。

卷柏

生用辛平，破血通经，治癥瘕淋结。炙用辛温，止血，治肠风脱肛。

生石上，卷挛如鸡足，俗名万年松，盐水煮半日，井水煮半日，焙。

马勃

辛平轻虚，清肺解热，散血止嗽，治喉痹咽痛_{吹喉中良，或}加白矾或硝，扫喉取吐痰愈，鼻衄失音，外用敷诸疮良_{每见用寒凉药敷疮}者，虽愈而热毒内攻，变生他病，为害不小，此药辛平而散，甚为稳妥。

生湿地朽木上，状如肺肝，紫色虚软，弹之粉出，取粉。

---

① 煮：原不清楚，据恒德本改。

卷三上

木部 香木类

柏子仁

辛甘而平，气香能透心脾 凡补脾药多燥，唯此香能舒脾而偏润，助脾药中兼用最妙，性润能滋肝肾 好古曰：肝经气分药，益智宁神，聪耳明目 香通窍，养血止汗 心生血，汗为心液，除风湿，愈惊痫，泽皮肤，辟鬼魅。

多油而滑，作泻者禁与，多痰亦忌。

蒸晒，炒研，去油，油透者勿入药，畏菊花。

侧柏叶

味苦微寒，性涩而燥 西向得燥金之气，最清血分湿热，止吐衄崩淋肠风，尿血，血痢，一切血证，去风湿诸痹，历节风痛 肢节大痛，昼静夜剧，名白虎历节风，亦风寒湿所致，涂汤火伤 捣烂水调涂，生肌杀虫，炙罨冻疮，汁乌须发。

丹溪以为补阴要药，然终属苦寒燥涩之品，唯血分有湿热者以此清之为宜，若真阴虚者非所宜也。

柏有数种，唯根上发枝数茎，蒙茸茂密名千头柏，又名佛手柏者为真。或炒，或生用，桂、牡蛎为使，恶菊花，宜酒。

松脂一名松香，一名沥青

苦甘温燥，祛风去湿，化毒生肌止痛，熬膏而贴，崩中，恶疮，牙疼研末而尝龋齿有孔，松脂纤塞，虫即从齿出。

感太阳之气而生燥，可去湿，甘能除热，故外科取用极多。性温而燥，血虚者勿服。

水煮百沸，白滑方可用。

松节

苦温而燥，治骨节间之风湿丹溪曰：能燥血中之湿。

燥性过于松脂，血虚尤忌。

杵碎，浸酒良。

松毛

苦温，可生毛发，宜敷冻疮及风湿诸疮。

忌同松脂，切细用。

松花

甘温，润心肺，益气止血，除风，亦可酿酒须及时取用，不堪久停，今人和白沙糖印为糕饼颇佳，善糁诸痘疮伤损并湿烂不痂。

多食发上焦热病。

杉材即杉木

辛温，开发除心腹胀满，脚气肿痛柳子厚纂《救死方》云：得脚气，半夜痞绝，胁块如石，昏困且死。郑洵美传杉木汤，服半食顷，大下，块散气通，方用杉木节一升，橘叶一升，无叶以皮代，大腹槟榔七枚连子搥碎，童便三升，煮，分二服。若一服得快利，即停后服，**散风毒**，**去恶气**，**洗毒疮、漆疮**。

稍挟虚者勿用。

有赤白二种，赤油斑如野鸡者作棺尤贵，性直，烧灰最发火药。

肉桂

辛甘大热，有小毒，气厚纯阳，入肝肾血分，补命门相火之不足两肾中间，先天祖气乃真火也，人非此火不能有生，无此真阳之火则无以蒸糟粕而化精微，脾胃衰败，气尽而亡矣，**益阳消阴**，**治痼冷沉寒**，**疏通血脉**，**宣导百药**热则通行，能发汗，去营卫风寒辛则善散，下焦腹痛，奔豚，疝瘕，木得桂而枯削桂钉木根，其木即死，又能抑肝风而扶脾土肝木盛则克土，辛散肝风，甘益脾土，**疗胁痛惊痫**，寒热久疟用净肉桂钱余，将发时，口中噙之，**虚寒恶食**，**湿盛泄泻**土为木克，不能防水，古行水方中多用之，如五苓之类，引无根之火降而归元，从治咳逆结气，目赤肿痛，格阳喉痹等证以热攻热，名曰从治，通经催生，堕胎辛热能动血故也。

出交趾者最佳，今甚难得，浔州者庶几必肉厚气香，色紫有油，味辛甘，尝之舌上极清楚者方可用。若尝之舌上不清，及切开有白点者是洋桂，大害人。

去粗皮其毒在皮不见火须临用切碎，群药煎好方入，煎一二沸即服，得人参、甘草、麦冬良，忌生葱、石脂。

桂心

入心脾血分，能引血，化汗，化脓，内托痈疽痘疮同丁香，治痘疮灰塌，消瘀生肌，补虚寒，宣气血，利关节，治风痹癥瘕，噎膈腹满，心腹诸痛。

桂枝

辛甘而温，气薄升浮入太阴肺，太阳膀胱经，温经通脉，发汗解肌能利肺气。《经》曰：辛甘发散为阳，治伤风头痛无汗能发，伤寒自汗有汗能止，桂枝为君，芍药、甘草为佐，加姜枣名桂枝汤，能和营实表，调和营卫使邪从汗出，而汗自止王好古曰：或问桂枝止烦出汗，仲景治伤寒发汗，数处皆用桂枝汤。又曰无汗不得用桂枝，汗多者桂枝甘草汤，此又能闭汗也，二义相通否乎？曰：仲景云太阳病发热汗出者，此为营弱卫强，阴虚阳必凑之，故以桂枝发其汗，此乃调其营气，则卫气自和，风邪无所容，遂自汗而解。非若麻黄能开腠理，发出其汗也，汗多用桂枝者，以之调和营卫，则邪从汗解而汗自止，非桂枝能闭汗孔也。○亦惟有汗者宜之，若伤寒无汗，则当以发汗为主，而不独调其营卫矣，故曰无汗不得服桂枝，有汗不得服麻黄，以桂枝汤中有芍药故也。亦治手足痛风，胁风痛风有风痰，风湿，湿痰，瘀血，气虚，血虚之异。桂枝用作引经，胁风属肝，桂枝能平肝。东垣曰：桂枝横行手臂，以其为枝也。又曰：气薄则发泄，桂枝上行而解表，气厚则发热，肉桂下行而补肾。李士材曰：肉桂乃近根之最厚者，桂心即在中之次厚者，桂枝即顶上细枝，肉桂在下，主治下焦，桂心在中，主治中焦，桂枝在上，主治上焦，此本乎天者亲上，本乎地者亲下之道也。桂性偏阳，阴虚之人，一切血证最能动血不可误投。

木犀花辛温，同百药煎，孩儿茶作膏饼噙，生津辟臭，化痰，治风虫牙痛，同麻油蒸熟，润发及作面脂。

桂叶捣碎浸水洗发，去垢除风。

辛夷<small>一名木笔花，一名迎春花</small>

辛温轻浮，入肺胃气分，能助胃中清阳上行，通于头脑，温中解肌，通九窍，利关节，主治鼻渊，鼻塞<small>肺主鼻，胆移热于脑则鼻多浊涕而渊，风寒客于脑则鼻塞。《经》曰：脑渗为涕。王冰曰：胆液不澄则为浊涕，如泉不已，故曰鼻渊</small>，及头痛面黔黑斑，<small>可作面脂</small>，目眩齿痛，九窍风热之病。

辛香走窜，虚人偶感风寒而鼻塞者禁之，头痛属血虚火炽者，服之转甚<small>李时珍曰：肺开窍于鼻，阳明胃脉环鼻上行，脑为元神之府，鼻为命门之窍，人之中气不足，清阳不升，则头为之倾，九窍为之不利。○人之记性皆在脑中，小儿善忘者，脑未满也，老人健忘者，脑渐空也。凡人外见一形，必有一形留于脑中。今人每记忆往事必闭目上瞪而思索之，此即凝神于脑之意也</small>。

去外皮毛<small>毛射肺，令人咳</small>，微焙，芎䓖为使，恶石脂，畏菖蒲、石膏、蒲黄、黄连。

沉香

辛苦，性温，诸木皆浮而沉香独沉，故能下气而坠痰涎<small>怒则气上，能平肝下气</small>，能降亦能升，故能理诸气而调中<small>东垣曰：上至天，下至泉，用与使相宜</small>，其色黑，体阳故入右肾命门，暖精助阳，行气温中，治心腹疼痛，噤口毒痢，癥癖邪恶，冷风麻痹，气痢，气淋，肌肤水肿，大肠虚闭。

气虚下陷，阴亏火旺者切勿沾唇。色黑，沉水，油熟者良。香甜者性平，辛辣者性热鹧鸪斑者名黄沉，如牛角黑者名角沉，咀之软，削之卷者，名黄蜡沉，甚难得。半沉者为煎香栈香，勿用，鸡骨香虽沉而心空，并不堪用，不沉者为黄熟香。

入汤剂，磨汁冲服，入丸散，纸裹置怀中待燥碾之，忌火。

丁香

辛温纯阳，泄肺温胃，大能疗肾，壮阳事，暖阴户。治胃冷壅胀，呕哕呃逆呃逆有痰阻，气滞，食塞不得升降者；有火郁下焦者；有伤寒汗吐下后，中气大虚者；有阳明内热失下者；有痢疾大下，胃虚而阴火上冲者。丹溪曰：人之阴气依胃为养，土伤则木挟相火直冲清道而上，古人以为胃寒，用丁香、柿蒂，不能清痰利气，唯助火而已。时珍曰：当视虚实阴阳，或泄热，或降气，或温，或补，或吐，或下，可也。古方单用柿蒂，取其苦温降气，《济生》加丁香、生姜以取其开郁散痰，亦尝收效。朱氏但执以寒治热，矫枉之过矣，痃癖，奔豚，腹痛，口臭丹溪曰：脾有郁火，溢入肺中，浊气上行发为口气，治以丁香，是扬汤止沸耳，唯香薷最捷，脑疳，齿䘌，痘疮灰白不发。

辛热而燥，非属虚寒概勿施用。

雄者颗小为丁香，雌者颗大为母丁香，即鸡舌香，畏郁金，忌火。

白檀香

辛温，调脾肺，利胸膈，疗噎膈之吐，止心腹之疼，辟鬼杀虫，开胃进食能引胃气上升。

紫檀香

咸平，血分之药，和营气，消肿毒，敷金疮，止血定痛。

诸香动火耗气，夏月囊香辟臭，尚谓其散真气而开毛孔，况服之乎。痈疽溃后，诸疮脓多及阴虚火盛，俱不宜用。

降真香

辛温，辟恶气怪异，疗伤折金疮，止血定痛，消肿生肌周崇被海寇刃伤，血出不止，敷花蕊石散不效，军士李高用紫金藤散敷之，血止痛定，明日结痂，无瘢，曾救万人。紫金藤即降真香之最佳者也。

忌同檀香，烧之能降诸真故名。

乌药

辛温香窜，上入脾肺，下通膀胱与肾，能疏胸腹邪逆之气，一切病之属气者皆可治四磨汤治七情郁结，上气喘急者，降中兼收，泻中兼补也，方用人参、乌药、沉香、槟榔各浓磨汁七分，合煎服，气顺则风散，故用以治中气，中风厥逆痰壅，口噤脉伏，身温为中风，身冷为中气，又有痰为中风，无痰为中气，《局方》治此亦用乌药顺气散。许学士云：暴怒伤阴，暴喜伤阳，忧愁不已气多厥逆，往往得中气之证，不可作中风治。○老人卒倒，大抵气血颓败，阴阳脱离而然，景岳所谓非风是也，若无痰气阻滞者，当大补以固其脱，膀胱冷气，小便频数白浊，反胃吐食，宿食不消，泻痢霍乱，女人血凝气滞，小儿蛔蛔，外如疮疖疥疠，皆成于血逆，理气亦可治之，疗猫犬百病。

气血虚而内热者勿服。

根有车毂纹，形如连珠者良，酒浸一宿，炒，亦有煅研用者。

乳香_{一名熏陆香}

苦温辛香，善窜入心，通行十二经，能去风伸筋_{筋不伸者敷药加用}，调气活血，托里护心_{香彻疮孔能使毒气外出，不致内攻}，生肌止痛，治心腹诸痛，口噤耳聋，痈疽疮肿，产难折伤_{皆取其活血止痛}，亦治癫狂_{能去风散瘀}。《灵苑》：辰砂散，辰砂一两，乳香、枣仁各五钱。酒下，恣饮沉醉，听睡一二日勿动，惊醒则不可治。《本事方》：加人参一两，名宁志膏，止泄痢。疮疽已溃勿服，脓多勿敷。

出诸番，圆大如乳头，明透者良_{今松脂、枫脂中，亦有此状者，市人或以伪之}，性黏难研，水飞过，用钵坐热水中，以灯心同研则易细。

没药_{一名末药}

苦平，入十二经，散结气，通滞血，消肿定痛_{血滞则气壅，气壅则经络满急，故肿且痛}，生肌推陈致新，能生好血，治金疮，杖疮，恶疮，痔漏，翳晕目赤_{肝经瘀热}，产后血气痛，破癥堕胎_{乳香活血，没药散瘀，皆能消肿止痛生肌，故每兼用}。

诸痛不由血瘀而由血虚，产后恶露去多，腹中虚痛，痈疽已溃，法当咸禁。

出诸南番，色赤类琥珀者良，制法同上。

血竭 一名麒麟竭

甘咸平，有小毒，色赤入血分心肝，散瘀生新，专除血痛，治金疮折跌，疮口不合，止痛生肌乳香、没药兼主气血，此则专入血分，皆木脂。

善收疮口，却能引脓。性急不可多用，无瘀积者忌之。

出南番，磨之透甲，烧之有赤汁涌出，久而灰不变本色者真，嚼之不烂如蜡为上假者是海母血，味大咸有腥气，须另研作粉，筛过若同众药捣则化作尘飞。

枫香脂 即白胶香

辛平，活血解毒，止痛生肌，治吐衄咯血，齿痛，风疹，痈疽，金疮，外科取用甚多。

色白微黄，能乱乳香，功亦相近。

安息香

辛香苦平，入心经，研服，行血下气，安神去祟手少阴主藏神，神昏则鬼邪侵之，心主血，血滞则气不宣快，安神行血故治之，鬼胎能下，蛊毒可消，烧烟辟邪逐恶。

病非关恶气侵犯者勿用。

辟邪，安息诸邪故名，或云安息，国名也。

苏合香

甘温走窜，通窍开郁，辟一切不正之气，杀精鬼。

今人滥用苏合丸，不知诸香走散真气，每见服之轻病致重，重病即死，唯气体壮实者庶可暂服一二丸，否则当深戒也《别录》谓其可以久服，《笔谈》甚言饮苏合酒之效，呜呼！立言失当，贻害无穷，此类是也。

出诸番，合众香之汁煎成，故又名苏合油，形如黐胶，以箸挑起，悬丝不断者真。

龙脑香一名冰片

辛温《纲目》云：微寒，盖体温而用凉也香窜，善走能散，先入肺传于心脾而透骨，通诸窍，散郁火，逐鬼邪，聪耳明目，消风化湿，治惊痫痰迷，目赤肤翳乳调点之，耳聋鼻瘜鼻中瘜肉点之自出，皆通窍之功，喉痹舌出散火，骨痛齿痛治骨，痘陷猪心血作引，酒服或紫草汤服，引入心经能发之，产难新汲水调，三虫五痔。

风病在骨髓者宜之，若在血脉肌肉辄用脑麝反引风入骨，如油入面莫之能出，目不明属虚者不宜入点节斋曰：冰片大辛热，用之点眼，取其拔出火邪。盖火郁发之，从治法也。世人误以为寒而常用之，遂致积热害目，故云眼不点不瞎者此也。○芳香为百药之冠，香甚者性必温热。

出南番，云是老杉脂，以白如冰作梅花片者良今人有以樟脑升提乱之，以杉木炭养之则不耗。

樟脑

辛热香窜，能于水中发火置水中焰益炽，通关利滞，除湿杀虫，置鞋中去脚气《集要》云：和乌头为末，醋丸弹子大，置足心微火烘之，汗出为效，熏衣箧，辟蛀虫。

以樟木切片井水煎成。

阿魏

辛平，入脾胃，消肉积，杀细虫，去臭气谚云：黄芩无假，阿魏无真。刘纯云：阿魏无真却有真，臭而止臭是为珍，解蕈菜、自死牛马肉毒，治心腹冷痛，疟痢疟痢多由积滞而起，传尸疳劳疰蛊。

人之血气闻香则顺，闻臭则逆，虚人虽有痞积，当先养胃气，胃强则坚，积渐磨而消矣，勿宜用此臭烈更伤胃气。

出西番，木脂熬成，极臭，试取少许安铜器一宿，沾处白如银汞者真人多以胡蒜白赝之，用钵研细，热酒器上爊过入药。

芦荟

大苦大寒，功专清热杀虫，凉肝明目，镇心除烦，治小儿惊痫，敷䘌齿以盐汤漱净，敷之，湿癣甘草末减半和敷，吹鼻杀脑疳，除鼻痒。

脾胃虚者忌投。

出波斯国，木脂也，味苦色绿者真。

胡桐泪

苦能杀虫，咸能入骨软坚，大寒能除热，治咽喉热痛磨扫取涎，齿䘌风疳，骨槽今口齿家多用为要药，结核瘰疬。

切勿多服，令吐无休。

出凉肃，乃胡桐脂，入土得斥卤之气，结成如小石片，名石泪，入药最胜。木泪乃树脂流出者，其状如膏油，不堪用。

卷三_中

木部_{乔木类}

黄柏

苦寒微辛，沉阴下降，泻膀胱相火_{足太阳引经药}，除湿清热，疗下焦虚_{非真能补也}，肾苦燥，急食辛以润之，肾欲坚，急食苦以坚之，相火退而肾固则无狂荡之患。按肾本属水，虚则热矣，心本属火，虚则寒矣，骨蒸劳热，诸痿瘫痪_{热甚则伤血，血不荣筋则软短而为拘，湿胜则伤筋，筋不束骨则弛长而为痿，合苍术名二妙散，清热利湿为治痿要药。或兼气虚，血虚，脾虚，肾虚，湿痰，死血之不一，宜随证施治}，目赤耳鸣_{肾火}，消渴黄疸，水肿便闭_{王善夫病便闭，腹坚如石，腿裂出水，治满利小便药遍服不效，东垣曰：此奉养太过，膏粱积热损伤肾水，致膀胱干涸，小便不化，火又逆上而为呕哕，《难经》所谓关则不得小便，格则吐逆，《内经》所谓无阴则阳无以化也。遂处以北方大苦寒之剂，黄柏、知母各一两，酒洗，焙研，桂一钱为引，名滋肾丸。服二百丸，未几前阴如刀刺火烧，溺出如泉，肿胀遂消}，水泻，热痢，痔血，肠风，漏下，赤白_{皆湿热为病}，诸疮痛痒，冻疮_{乳调敷}，头疮_{末敷}，口疮_{蜜炒研含，凡口疮用凉药不效者，乃中气不足，虚火上炎，宜用反治之法，参、术、甘草补土之虚，干姜散火之标，甚者加附子，或噙官桂引火归元}，杀虫安蛔。

必尺脉洪大，按之有力方可用，若虚火误服，有寒中之变。

川产肉厚色深者良，生用降实火，蜜炙则庶不甚伤胃，炒黑能止崩带，酒制治上，蜜制治中，盐制治下，恶干漆，得知母良时珍曰：知母佐黄柏，滋阴降火，有金水相生之义，古云黄柏无知母犹水母之无虾也，盖黄柏能制命门、膀胱、肾中之火，知母能清肺金，滋肾水之化源。

槐实即槐角

苦寒，清肝胆，凉大肠，疏风热，治烦闷，风眩，痔血，肠风粪前有血名外痔，粪后有血名内痔，谷道有肉名举痔，头上有孔名痔瘘，疮内有虫名虫痔。大法用槐角、地榆、生地、人参凉血生血，防风、秦艽祛风湿，归芎和血，黄芩、枳壳宽肠，升麻升提，治肠风略同，不宜专用寒凉，须兼补剂收功，阴疮湿痒，明目去泪清肝，泪为肝热，固齿乌髭槐乃虚星之精，十月上巳采，渍牛胆中，阴干百日，食后吞一枚，发白还黑，肠风痔血尤宜服之，杀虫堕胎。

槐性纯阴，虚寒者宜戒，即虚热而非实火，亦勿妄投。

去单子及五子者，铜槌搥碎，牛乳拌蒸。

槐花

苦凉，功同槐实，凉血，治风热目赤，赤白泄痢，五痔肠风，吐崩便衄，诸血舌上出血如线者，名舌衄，炒研掺之。

忌同槐实。

含蕊而陈久者佳，微炒。

苦楝子一名金铃子

苦寒，有小毒，能导小肠膀胱之热，因引心包相火下行，通利小便为疝气要药，亦治伤寒热狂，热厥腹痛，疗疮疥，杀三虫《夷坚志》云：消渴证，有虫耗其津液者，取根皮浓煎少加麝服，下其虫而渴自止。

苦寒，止宜于杀虫，脾胃虚寒者大忌。

川产良，酒蒸待皮软寒因热用，刮去皮，取肉去核，凡使肉不使核，使核不使肉，如使核搥碎，茴香为使。

秦皮

苦寒，色青性涩，以其除肝热而平木，故治目疾洗服皆效，惊痫，风湿诸痹，以其收涩，故治崩带下痢。

苦寒清热是其所长。《纲目》谓其久服轻身，益精有子，未必然也。

出西土，皮有白点，渍水碧色，书纸不脱者真。今药客俱以此皮缚北细辛，大戟为使，恶吴茱萸。

樗根白皮 即臭椿根皮

苦燥湿，寒胜热，涩收敛，入血分而涩血，去肺胃之陈痰，治湿热为病泄泻久痢，崩带肠风，梦遗滑精，有断下之功一妇年四十余，耽饮无度，多食鱼蟹，积毒在脏，日夜二三十泻，便与脓血杂下，大肠连肛门甚痛，用止血痢药不效，用肠风药益甚，盖肠风有血无脓也，服热药腹愈痛，血愈下，服冷药注泻食减，服温平药则若不知，年余垂毙，或教服人参散，樗皮、人参各一两为末，空心温酒或米饮下二钱，遂愈，去痔蟨。

苦寒之性，虚寒者禁之，肾家真阴虚者亦忌，以其徒燥耳，痢疾积滞未尽者勿遽用，勉强固涩必变他证。

椿根白皮（即香椿根皮）

主用相仿，力稍逊之。根东引者良，去粗皮，醋炙或蜜炙，忌猪肉热面，止入丸散不入汤煎。

棕榈

苦能泄热，涩可收脱，烧黑能止血红见黑则止，同侧柏、卷柏烧存性，饭丸止远年下血，亦可煎服。治吐衄崩带，肠风下痢。

惟去血过多滑而不止者宜之，若早服恐停瘀为害。

年久败棕良，与发灰同用尤佳，烧黑须存性，不可烧过，窨地上出火毒。

没石子一名无食子

苦温，入肾，涩精固气，强阴助阳，止遗淋，除泄痢，收阴汗，乌须发。

性偏止涩，不宜多用，独用。出大食诸番，颗小纹细者佳，拣去虫食成孔者，忌铜铁器，用浆水于砂盆中研，焙干，再研，如乌犀色。

诃黎勒一名诃子

苦温，以泄气消痰海鱼放涎凝滑，船不能行，投诃子汤寻化为水，化痰可知，酸涩以敛肺收脱，除胀满，下食积，利咽喉，通津液，开音止渴，治冷气腹胀，膈气呕逆，痰嗽喘急，泻痢脱肛，肠风崩带同乌梅、倍子则收敛，同陈皮、厚朴则下气，得人参治肺虚寒嗽，得陈皮、砂仁治冷气腹胀，佐白术、莲子治虚寒火泻，佐樗皮治肠澼便血，同蛇床、五味、山茱、续断、杜仲治虚寒带下。

嗽痢初起者勿服，虽酸涩却又泄气，气虚者亦忌，性温，若肺有实热，泻痢因湿热，气喘因火冲者，法咸禁之丹溪以为降火，殊为不然。东垣以为嗽药中不可用，亦属偏见。

从番舶来，岭南亦有，六棱，黑色肉厚者良，酒蒸一伏时，去核，焙，生用清金行气，熟用温胃固肠。

厚朴

苦降，能泻实满，辛温，能散湿满胀满证不同，消补贵得其宜，气虚宜补气，血虚宜补血，食积宜消导，痰滞宜行痰，挟热宜清热，湿盛宜利湿，寒郁者散寒，怒郁者行气，蓄血者消瘀，不宜专用行散药，入足太阴阳明脾胃，平胃调中佐苍术为平胃散，平湿土之太过，以致于中和，消痰化食，行结水，破宿血，散风寒，杀脏虫，治反胃呕逆，喘咳泻痢，冷痛霍乱，一切客寒犯胃，湿气侵脾之证。

但可施于元气未虚，邪气方盛，若脾胃虚者切勿沾唇，虽一时未见其害，而清纯冲和之气潜伤默[①]耗矣，孕妇服之大损胎元。

榛树皮也，肉厚紫润味辛者良，刮去粗皮，切片，姜汁炒，干姜为使，恶泽泻、硝石，忌豆犯之动气。

---

① 默：原作勔，据戊申本改。

皂荚一名皂角

辛咸而温，有小毒，入肺、大肠兼入肝经，性极尖利，搜风泄热，吹之导之则通上下关窍而涌吐痰涎，搐鼻立作喷嚏，治中风口噤，胸痹喉痹凡中风不醒人事，口噤不能进药，急提头发，手掐人中，用皂角末或半夏末吹入鼻中，有嚏者生，无嚏者为肺气已绝，死，或用稀涎散吐之，皂角末一两，白矾五钱，每用一钱，温水调灌，或加藜芦、少麝，鹅翎探喉，令微吐稀涎，再用药治，年老气虚者忌用。服之则除湿去垢最去油腻，刮人肠胃，宣壅导滞取中段汤泡服，治老人风秘，消痰破坚，杀虫下胎，治风湿风癞，痰喘肿满，坚癥囊结厥阴肝脉络阴器，寒客肝经则为囊结，涂之则散肿消毒，煎膏贴一切痹痛，合苍术焚之，辟瘟疫湿气。

济急颇有神效，稍涉虚者，切勿轻与，孕妇忌之。

一种小如猪牙，一种长而枯燥，一种肥厚多脂者良，去皮子弦，或蜜炙，酥炙，绞汁烧灰，柏实为使，恶麦冬，畏人参、苦参性能消铁，不结荚者凿树一孔，入铁封之则结荚矣，锤碾见之，久则成孔，故此木不能烧爨。

子去皮，水浸软，煮糖渍食之，治大肠燥结汪机曰：其性得湿则滑。时珍曰：亦辛以润之之义，非得湿则滑也，瘰疬恶疮。

皂角刺

辛温，搜风杀虫，功同皂荚，其锋锐，直达病所，溃散痈疽，治肿毒妒乳乳痈汁不出，内结成肿，名妒乳，风疠疠风乃营气热，风寒客于脉而不去也。《经》曰：脉风成为疠。脉与营皆血也，蒸晒为末，大黄汤调下，癣疮米醋熬嫩刺涂之，胎衣不下。

为痈疽未溃之神药，已溃勿服，孕妇亦忌。

肥皂荚

辛温微毒，除风湿去垢腻澡身盥面多用之，疗无名肿毒有奇功不拘奇疡恶毒，用生肥皂去子弦及筋，捣烂酽醋和敷，立愈，不愈再敷，奇验，此方方书未载，若贫人僻地，仓卒无药者用之甚便。

水杨枝叶

苦平，痘疮顶陷浆滞不起，煎汤浴之此因气凝血滞或风寒外束而然，宜用水杨枝叶，无叶用嫩枝五斤，流水一釜，煎汤温浴，如冷添汤，良久照见累起有晕丝者，浆行也，如不满再浴之，虚人只洗头面、手足，屡浴不起者死，初出及痒塌者皆不可浴，若内服助气血药，其效更速，此方有燮理之妙，盖黄钟一动而蛰虫启户，东风一吹而坚冰解冻之义也。

西河柳叶一名赤柽柳

甘咸而平，消痞解酒，利小便，疗诸风，解诸毒，近又以治瘀疹热毒不能出外，用为发散末服四钱治瘀疹不出，喘嗽闷乱，砂糖调服，治疹后痢。

榆白皮

甘平滑利，入大小肠、膀胱经，通二便，利诸窍，行经脉，渗湿热，滑胎产或胎死腹中，服汁亦可下，下有形留着之物，治五淋肿满屑作粥食，小便利癃，嗽喘不眠《养生论》云：榆令人瞑，疗疥癣秃疮，消赤肿妒乳和陈醋淬封，日六七易效。《十剂》曰：滑可去着，冬葵子、榆白皮之属是也。

有赤白二种，采皮为面，荒年当粮可食。香料用之，黏滑胜于胶漆，去粗皮取白。

海桐皮

苦平，入血分，祛风，去湿杀虫，能行经络达病所，治风躄顽痹，腰膝疼痛《传信方》：海桐、薏苡各二两，牛膝、芎䓖、羌活、地骨皮、五加皮各一两，生地十两，酒二斗浸饮，疳䘌牙虫煎服或含漱，疥癣目赤煎洗。

腰膝痛，非风湿者不宜。

出广南，皮白坚韧作索不烂。

杜仲

甘温能补，微辛能润，色紫入肝经气分，润肝燥，补肝虚，子能令母实，故兼补肾，肝充则筋健，肾充则骨强，能使筋骨相着皮中有丝，有筋骨相着之象。治腰膝酸痛《经》曰：腰者肾之府，转移不能，肾将惫矣，膝者筋之府，屈伸不能，筋将惫矣。一少年新娶，得脚软病，且痛甚，作脚气治不效。孙琳曰：此肾虚也，用杜仲一两，半酒半水煎服，六日痊愈。按腰痛不已者属肾虚，痛有定处属死血，往来走痛属痰积，腰冷身重，遇寒即发属寒湿，或痛或止属湿热，而其原无不有关于肾，以腰者肾之府也，阴下湿痒，小便余沥，胎漏怀孕沥血，胎堕惯堕胎者受孕一两月，以杜仲八两，糯米煎汤浸透，炒断丝，续断二两，酒浸，山药六两，糊丸，或枣肉丸，米饮下，二药大补肾气，托住胎元，则胎不堕。

肾虽虚而火炽者勿用。

产湖广、湖南者佳_{色黄皮薄肉厚}，去粗皮，剉，或酥炙，酒炙，蜜炙，盐酒炒，姜汁炒断丝用，恶黑参_{川杜仲色黑皮厚肉薄不}堪用。

合欢皮_{一名夜合}

甘平，安五脏，和心志，令人欢乐无忧_{心为君主之官，土为万物}之母，二脏调和则五脏自安，神明自畅。《养生论》云：合欢蠲忿，正谓此也，和血止痛，明目消肿，续筋骨，长肌肉_{丹溪曰：补阴之功甚捷，与白蜡同}入膏用，神效，而外科未用，何也？涂蜘蛛咬_{生油调}，杀虫。

不拘入煎为末，熬膏外治并妙，得酒良。

芜荑

辛散满，苦杀虫，温燥湿化食_{诸虫皆因湿而生，气食皆因寒而滞}，祛五脏、皮肤、肢节风湿，心腹积冷，癥痛鳖瘕_{《直指方》云：嗜}酒人，血入于酒为酒鳖；多气人，血入于气为气鳖；虚劳人，败血杂痰为血鳖。如虫之行，上侵人咽，下蚀人肛，或附胁背或隐胸腹，唯用芜荑炒，兼暖胃理气益血之药，乃可杀之，痔瘘疮癣，小儿惊疳，冷痢_{得诃子、豆蔻良}，胃中虫痛_{和面炒黄为末，米饮下}。

脾胃虚者虽有积，勿概投。

形类榆荚，陈久气膻者良。

乌桕木根皮

苦凉，性沉而降，利水通肠，功胜大戟。疗疔肿，解砒毒凡患肿毒，中砒毒者，不拘根皮花叶，捣汁多饮，得大利即愈，盐齁痰喘柏树皮去粗，捣汁和飞面作饼，烙熟，早晨与儿吃三四个，待吐下盐涎乃佳，如不行，热茶催之。

极能泻下，稍虚者忌。

柏油涂一切肿毒疮疥。

苏木

甘咸辛平，入三阴血分，行血去瘀，宣表里之风元素曰：宜与防风同用，但此之治风，即治风先治血，血行风自灭之义，不宜与防风同用也，治产后血运，胀满欲死《肘后方》：煮汁服。《海药方》：加乳香酒服。此皆产后败血上冲实证也，若挟虚气喘，面黑欲死乃败血乘虚入肺也，用苏木二两，水二碗，煮一碗入人参末一两服，随时加减，神效不可言，若产后去血多，气随血去，脉微神倦，口鼻气冷，胸腹无滞而运者，宜单用大剂独参汤以固其脱，血痛血瘀，经闭气壅，痈肿扑伤，排脓止痛。

无瘀滞者忌之。

出苏方国故又名苏方木，交趾亦有，忌铁。

干漆

辛温，毒烈，功专行血杀虫，破年深凝结之积滞瘀血，续筋骨绝伤损伤必有瘀血停滞，血见干漆即化为水，其能损新血可知，虚人及惯生漆疮者戒之，勿为丹溪飞补之说所误中其毒者，杉木汤、紫苏汤、蟹汤俱可解之，生漆疮者浴之。

炒令烟尽为度，或烧存性，半夏为使，畏川椒、紫苏、鸡子蟹漆得蟹而成水。

大风子

辛热有毒，取油治疮癣疥疠，有杀虫劫毒之功丹溪曰：粗工治大风病，佐以大风油，殊不知此物性热，有燥痰之功而伤血，致有病将愈而先失明者。

出南番，子中有仁，白色，久则油黄不用，入丸药，压去油。

巴豆

辛而大热，大毒，开窍宣滞，去脏腑沉寒，最为斩关夺门之将大黄、巴豆同为峻下之剂，但大黄性寒，腑病多热者宜之。巴豆性热，脏病多寒者宜之。故仲景治伤寒传里多热者，多用大黄。东垣治五积属脏者，多用巴豆，破痰癖血瘕，气痞食积，生冷硬物所伤，大腹水肿泻痢时珍曰：一妇年六十，溏泻五载，投生冷油腻肉食即作痛，服升涩药，泻反甚，脉沉而滑，此乃脾胃久伤，积冷凝滞，法当以热下之，用蜡匮巴豆丸五十粒，服二日，不利而愈。自是每用治泻痢，愈者近百人，惊痫口㖞，耳聋牙疼，喉痹缠喉急痹，缓治则死，用解毒丸，雄黄一两，郁金一钱，巴豆十四粒，去皮油为丸，每服五分，津咽下。雄黄破结气，郁金散恶血，巴豆下稠涎，然系厉剂，不可轻用。或用纸捻蘸巴豆油，燃火刺喉或捣巴豆绵裹，随左右纳鼻，吐出恶涎紫血即宽，鼻虽少生疮无碍，杀虫通经，烂胎，油作纸捻，燃火吹息或熏鼻或刺喉，能出恶涎，恶血，治中风，中恶，痰厥，气厥，喉痹不通，一切急病。

元素曰：不可轻用，郁滞虽开，真阴随损，以少许着肌肤即起泡，况肠胃柔薄之质，无论下后耗损真阴，即脏腑被其熏灼，能无溃烂之患耶。万不得已，亦须炒熟去油，入少许即止。

或用壳，用仁，用油，生用，炒用，醋煮烧存性用好古曰：去心皮膜油，生用，为急治水谷道路之剂，炒去烟令紫黑用，为缓治消坚磨积之剂，可以通肠，可以止渴也。去油名巴豆霜，芫花为使，畏大黄、黄连，凉水中^①其毒者，以此解之，或黑豆绿豆汁亦佳，得火良。

---

① 中：原不清楚，据恒德本改。

卷三下

木部灌木类、苞木类、寓木类

桑根白皮

甘辛而寒，泻肺火钱乙泻白散，桑皮、地骨各一两，甘草五钱，每服二
钱，粳米百粒，煎。时珍曰：桑皮、地骨皆能泻火，从小便出，甘草泻火缓中，粳
米清肺养血，乃泻肺诸方之准绳也，利二便，散瘀血，下气行水，止嗽
清痰肺中有水则生痰而作嗽。《十剂》曰：燥可去湿，桑白皮、赤小豆之类是也，
治肺热喘满，唾血热渴，水肿胪胀。

肺虚无火及因风寒而嗽者勿服。

刮去薄皮取白，或生用，或蜜炙制其凉泻之性，为线可缝金
疮，续断、桂心为使，忌铁。

桑枝

苦平，通关节，行津液，祛风利水，治风寒湿痹诸痛在手足
者尤效，以其入四肢也，水气脚气桑枝一升，细到，炒香，水三升熬至二升，
一日服尽，名桑枝煎，治风气脚气。

桑叶

苦甘而凉得金气而柔润不凋，故喻嘉言清燥救肺汤以之为君，滋燥，

凉血止血刀斧伤者，末干糁妙，去风长发，明目采经霜者煎汤洗眼去风泪，洗手足去风痹，桑叶、黑芝麻等份，蜜丸名扶桑丸，除湿祛风，乌须明目，代茶止消渴，末服止盗汗严州有僧，每就枕汗出遍身，比旦衣被皆透，二十年不能疗，监寺教采带露桑叶，焙干为末，空心米饮下二钱，数日遂愈。

桑椹（一名文武实）

甘酸而温，色黑入肾而补水桑乃箕[1]星之精，其精英[2]尽[3]在于椹，利五脏关节，安魂镇神，聪耳明目，生津止渴炼膏又能治服金石药热渴，利水消肿，解酒，乌须。

不可多食，多食致衄。

日干为末，蜜丸良，取极熟者滤汁熬膏，入蜜炼稠，点汤，和酒并妙，入烧酒经年愈佳每日汤点服，亦治瘰疬，名文武膏。

楮实一名谷实

甘寒而利，消水肿，疗骨鲠，明目软坚时珍曰：《别录》《大明》皆云大补益，而《修真秘书》又云：久服令人骨痿。《济生秘览》：治骨鲠，用楮实煎汤，岂非软骨之征乎？○《南唐书》云：烈祖食饴哽喉中噎，国医莫能愈，吴廷绍独请进楮实汤，一服疾失去。群医他日取用皆不验，扣廷绍，答云：噎因甘起，故以此治之，此即治骨鲠，软坚之义尔。群医用治他噎，故不验也。洛按：陶弘景、苏颂、《抱朴子》皆甚言其功，而方书用之为补者，除杨氏还少丹而外不多见。其他如《外台》用以敷治身面石疽，《机要》用以治水气蛊胀，《集简》用以治喉风喉痹，《直指》用以治肝热生翳，无非凉泻软坚之义，则古本诸说未可信也。

---

① 箕：原不清楚，据恒德本改。
② 英：原不清楚，据恒德本改。
③ 尽：原不清楚，据恒德本改。

水浸取沉者，酒蒸。

皮甘平，善行水，治水肿气满皮可为纸，楮汁和白及飞面调和，接纸永不解脱。叶甘凉，祛湿热，治老少下痢瘴痢为末，白痢姜汤下，赤痢沙糖汤下，赤白痢姜糖汤下。

枳实、枳壳

苦酸微寒，皆能破气，气顺则痰行喘止，痞胀消脾无积血，心下不痞，浊气在上则生膜胀。东垣曰：枳实治下而主血，枳壳治上而主气，刺痛息，后重除，治胸痹结胸，食积五膈，痰癖癥结，呕逆咳嗽，水肿胁胀，泻痢淋闭，痔肿肠风，所主略同，但枳实利胸膈，枳壳宽肠胃，枳实力猛丹溪曰：枳实泻痰能冲墙倒壁，枳壳力缓，为少异时珍曰：壳实上世未分，魏晋始分用。洁古、东垣始分壳治上，实治下，海藏始分壳主气，实主血，然仲景治上焦胸痹痞满用枳实，古方治下血痢痔肠秘后重用枳壳，则实不独治下，而壳不独治上也。盖自飞门至魄门皆肺主之，三焦相通，一气而已。

大损真元，胀满因于邪实者可用，若因土虚不能制水，肺虚不能行气而误用之，则祸不旋踵，气弱脾虚以致停食痞满，法当补中益气则食自化，痞自消，若再用此破气是抱薪救火矣。孕妇虚者尤忌元素曰：枳壳泄气走大肠，损胸中至高之气。○昔湖阳公主难产，方士进瘦胎饮，用枳壳四两，甘草二两，五月后，日服一钱，洁古①改以枳术名束胎丸。寇宗奭明其不然，盖孕妇全赖血气以养胎，血气充实，胎乃易生，彼公主奉养太过，气实有余，故可服之，若概施则误矣。时珍曰：八九月胎，气盛壅滞，用枳壳、苏梗以顺气，胎前无滞则产后无虚也，气弱者大非所宜矣。

---

① 古：原作"右"，据戊申本改。

皮厚而小为枳实，壳薄虚大为枳壳，陈者良，麸炒用今人于六七月采小香栾伪为枳实枳壳，又有采枸橘伪为者。

栀子

苦寒，轻飘象肺，色赤入心，泻心肺之邪热，使之屈曲下行由小便出海藏曰：或用为利小便药，非利小便乃肺清则化行，而膀胱津液之腑，得此气化而出也，而三焦之郁火，以解热厥厥有寒热二证，心痛以平丹溪曰：治心痛当分新久，若初起因寒，因食，宜温散。久则郁而成热，若用温剂不助痛添病乎。古方多用栀子为君，热药为之向导，则邪易伏，此病虽日久不食不死，若痛止恣食，病必再作也，吐衄崩淋血痢之病以息最清胃脘之血，炒黑末服，吹鼻治衄。治心烦懊侬不眠仲景用栀子豉汤。好古曰：烦者气也，躁者血也，故栀子治肺烦，香豉治肾躁，亦用作吐药，以邪在上焦，吐之则邪散。《经》所谓其高者因而越之也。按栀豉汤吐虚烦客热，瓜蒂散吐痰热客寒，五黄古方多用栀子、茵陈，五淋目赤，紫癜白疕，疱皴疮疡皮腠肺所主故也。

损胃伐气，虚者忌之，心腹痛不因火者，尤为大戒。世人每用治血，不知血寒则凝，反为败证《本草汇》曰：治实火之血，顺气为先，气行则血自归经，治虚火之血，养正为先，气壮则自能摄血。丹溪曰：治血不可单行单止，亦不可纯用寒凉。

内热用仁，表热用皮，生用泻火，炒黑止血，姜汁炒止烦呕。

酸枣仁

甘酸而润，生用酸平，专补肝胆今人专以为心家药，殊未明耳，炒熟酸温而香，亦能醒脾，助阴气，坚筋骨，除烦止渴敛阴生津，敛汗《经疏》曰：凡服固表药而汗不止者，用枣仁炒研，同生地、白芍、北味、麦冬、龙眼肉、竹叶煎服，多效。以汗为心液也，**宁心**心君易动，皆由胆怯所致。《经》曰：凡十一官皆取决于胆也，**疗胆虚不眠**温胆汤中或加用之，肝虚则胆亦虚，肝不藏魂故不寐，血不归脾，卧亦不安，《金匮》治虚劳虚烦不眠，用酸枣仁汤，枣仁二升，甘草炙、知母、茯苓、芎藭各二两，深师加生姜二两，此补肝之剂。《经》曰：卧则血归于肝。苏颂同一方加桂一两，二方枣仁皆生用，治不得眠。则生用疗胆热好眠之说未可信也，盖胆热必有心烦口苦之证，何以反能好眠乎？若肝火郁于胃中，以致倦怠嗜卧，则当用辛凉透发肝火，如柴、薄之属，非枣仁所得司也，**酸痹久泻**酸收涩，香舒脾。

肝胆二[①] 经有实邪热者勿用。

炒香研，恶防己。

蕤仁—名白桵

甘微寒，消风清热，和肝明目，退翳膜赤筋，理眦伤泪出凡目疾，在表当疏风清热，在里属肾虚血少神劳，宜补肾养血安神，破心下结痰，除腹中痞气皆热邪为祟。

目病不缘风热而因于虚者勿用。

丛生有刺，实如五味，圆扁有纹，紫赤可食，汤浸取仁，去皮尖，水煮过，研膏。

山茱萸

酸涩微温，固精秘气，补肾温肝，强阴助阳，安五脏，通

---

① 二：原作"三"，据戊申本改。

九窍《圣济》云：如何涩剂以通九窍？《经疏》云：精气充则九窍通利。切庵曰：山萸通九窍，古今疑之，得《经疏》一言而意旨豁然，始叹前人识见深远，不易测识，多有如此类者。即《经疏》一语而扩充之，实可发医人之慧悟也，能发汗与通窍同义，汗属阴，阴血干枯，汗从何来？唯补阴助阴，始有云蒸雨致之妙。切庵曰：酸剂敛涩，何以反发？恐属误文，何其明于彼而昧于此也，暖腰膝，缩小便，治风寒湿痹温肝故能逐风，鼻塞目黄肝虚邪客则目黄，耳鸣耳聋肾虚则耳鸣耳聋，皆固精通窍之功。好古曰：滑则气脱，涩剂所以收之。士材曰：酸属东方，而功多在北方者，乙癸同源也月事过多。

强阳不痿，小便不利者不宜用。

去核核能滑精，陈久者良，恶防己、防风、桔梗。

金樱子

酸涩平，固精秘气，治滑精膏和芡实为丸，名水陆二仙丹，泄痢，便数。

性涩而不利于气丹溪曰：经络隧道以通畅为和，平味者喜其涩精而服之，致生别证，自作不靖，咎将谁执？时珍曰：无故而服以纵欲，则不可。若精气不固者，服之何害？

似榴而小黄赤有刺，取半黄者熟则纯甘，去刺核，研，或熬膏熬膏则甘，全失涩味。

郁李仁

辛苦甘平，性降，下气行水，破血润燥，治水肿癃急，大肠气滞，关格不通，用酒能入胆，治悸，目张不瞑一妇因大恐而病，愈后目张不瞑，钱乙曰：目系内连肝胆，恐则气结，胆横不下，郁李润能散结，随酒入胆，结去胆下而目瞑矣。

下后令人津液亏损，燥结愈甚，乃治标救急之药，津液不足者慎勿轻投。

汤浸去皮尖，蜜浸，研如膏。

女贞子

甘苦凉，少阴之精，隆冬不凋，益肝肾，安五脏，强腰膝，明耳目，乌须发，补风虚，除百病女贞酒蒸晒干二十两，桑椹干十两，旱莲草十两，蜜丸治虚损百病，如四月即捣桑椹汁，七月即捣旱莲汁，和药不必用蜜。时珍曰：女贞上品妙药，古方罕用，何哉？。纯阴至静之品，唯阴虚有火者宜之，否则腹痛作泻。

女贞、冬青，本草作二种，实一物也近人放蜡虫于此树。冬至采佳，酒蒸。

五加皮

辛顺气而化痰，苦坚骨而益精，温祛风而胜湿，逐皮肤之瘀血，疗筋骨之拘挛肾得其养，则妄水去而骨壮，肝得其养，则邪风去而筋强。治虚羸五缓五脏筋脉缓纵，阴痿囊湿，女子阴痒，小儿脚弱，明目缩便，愈疮疗疝，酿酒尤良王纶曰：风病饮酒能生痰火，惟五加浸酒益人。

下部无风寒湿邪而有火，及肝肾虚而有火者勿服。

茎青，节白，花赤，皮黄，根黑，上应五车之精故名，芬香五叶者佳，远志为使，恶玄参。

枸杞子

甘微温，滋肝益肾景岳曰：用之以助熟地甚多，生精助阳，补虚劳，强筋骨肝主筋，肾主骨，养营除烦，去风明目肝开窍于目，黑水神光属肾，利大小肠，治嗌干消渴谚曰：离家千里，勿食枸杞。以其色赤属火，补精壮阳耳，然味甘性润，仍是补水之药，所以能滋肾益肝明目而治消渴也。

便滑者勿用。

南方树止数尺，北方并是大树，以甘州所产红润少核者佳，酒润，捣。

地骨皮

甘淡而寒，降肺中伏火，除肝肾虚热，能凉血而治五内烦热热淫于内，治以甘寒，地骨一斤，生地五斤，酒煮服，治带下，吐血尿血捣鲜汁服，消渴咳嗽清肺，外治肌热虚汗，上除头风痛肝有热则自生风，与外感之风不同，热退则风自息，中平胸胁痛清肝，下利大小肠，疗在表无定之风邪，传尸有汗之骨蒸东垣曰：地骨皮泻肾火能治外热，地为阴，骨为里，皮为表，朱二允曰：能退内潮，人所知也，能退外潮，人实不知，病或风寒散而未尽，作潮往来，非柴葛所能治，用地骨走表又走里之药，消其浮游之邪，服之未有不愈者，特表明之。时珍曰：枸杞、地骨甘寒平补，使精气充足而邪火自退，世人多用苦寒，以芩连治上，知、柏治下，致伤元气，惜哉！予尝以青蒿佐地骨退热，屡有殊功。

中寒者勿用。

甘草水浸一宿。

叶名天精草苦甘而凉，清上焦心肺客热，代茶止消渴。

石楠叶

辛苦平，有毒，散风坚肾，利筋骨皮毛，逐诸风，疗风痹脚弱，浸酒饮治头风，为末吹鼻愈小儿通睛<small>小儿误跌或打着头脑受惊，肝系受风致瞳仁</small>[1]<small>不正，宜石楠散吹鼻通顶，石楠一两，藜芦三分，瓜丁五七个为末，每吹少许入鼻，一日三度，内</small>[2]<small>服牛黄平肝药</small>。

祛风通利是其所长，补肾之说未可信也。

关中者佳，炙用，五加皮为使，恶小蓟。

蔓荆子

味苦辛平，轻浮升散，而搜风通利九窍，治湿痹拘挛，头痛脑鸣<small>太阳脉络于脑</small>，目痛，齿痛<small>齿虽属肾，为骨之余，而上龈属足阳明，下龈属手阳明，阳明风热上攻，则动摇肿痛</small>。头面风虚之证。

头痛、目痛不因风邪而因血虚有火者忌之。元素云：胃虚人不可食，恐生痰疾。

产南皮县<small>去膜打碎用，亦有酒蒸炒者</small>，恶石膏、乌头。

木槿

苦凉，活血润燥，治肠风泻血，痢后热渴，作饮服令人得睡，擦顽癣及虫疮<small>癣疮有虫，用川槿皮，肥皂水浸，时时搽之，或浸汁磨雄黄，尤妙</small>。

---

① 仁：原作"人"，据文义改。
② 内：原作"丙"，据戊申本改。

不宜多服。

川产者良肉厚而色红者真，用根皮。

木芙蓉

辛平，性滑涩黏，清肺凉血，散热止痛，消肿排脓，治一切痈疽肿毒有殊功用芙蓉花，或叶，或皮，或根，生捣或干研末，蜜调涂四围，中间留头，干则频换，初起者即觉清凉，痛止肿消，已成者即脓出，已溃者即易敛，疡科秘其名为清凉膏，清露散，铁箍散，皆此物也，或加赤小豆末，或苍耳烧存性为末，加入亦妙。

用花叶。

狗骨即猫儿刺

甘微苦凉，益肝肾用木皮浸酒服，补腰脚令健，生津止渴用叶代茶甚妙，祛风用枝叶烧灰淋汁，或煎膏涂白癜风。

有刺，俗名老鼠刺，又名八角茶藏器曰：此木肌白如狗之骨，树如杜仲。诗云：南山有枸是也。陆机《诗疏》云：其状如栌，木理白滑，可为函板。有木虻在叶中，卷之如子，羽化为虻。苏颂曰：多生江浙间，取以旋盒器甚佳。时珍曰：叶有五刺，如猫之形故名。树如女贞，肌理甚白，叶长二三寸，青翠而厚硬，四时不凋，五月开细白花，结实如女贞及菝葜子，九月熟时绯红色，皮薄味甘，核有四瓣，人采其木皮煎膏以涂鸟雀，谓之黏穄。

南烛

苦酸涩平，强筋益气力，止泄除睡，久服轻身，长年令人不饥，变白却老。

子酸甘平，强筋骨，益气力，固精驻颜。

一名南天烛时珍曰：吴楚山中甚多，叶似山矾，光滑而味酸涩，结实如朴树子，成簇生青，九月熟则紫色，内有细子，其味甘酸，人家多植庭除间，按：《古今诗话》云：即杨桐也。叶似冬青而小，临水生者尤茂，寒食采其叶，渍水染饭，色青而光，能资阳气，谓之青精饭。

枸橘叶

辛温，治下痢脓血后重同萆薢等份，炒存性，研，每茶调二钱，喉瘘，消肿导毒《奇疾方》：咽喉生疮，层层如叠，不痛，日久有窍，出臭气，废饮食，用臭橘叶煎汤，连服必愈。

一名臭橘树叶并与橘同，但干多刺，三月开白花，青蕊，不香，结实大如弹丸，形如枳实而壳薄，人家多收种为藩篱，或收小实伪充枳实及青橘皮售之，不可不辨。

山茶花

微辛甘寒凉血，治吐衄，肠风下血，汤火伤灼麻油调涂。用红者。

密蒙花

甘而微寒，润肝燥，治目中赤脉，青盲肤翳，赤肿眵泪，羞明怕日，小儿疳气攻眼。

产蜀中，树高丈余，叶冬不凋，其花繁密蒙茸故名。拣净酒润，焙。

八角金盘

苦辛温，毒烈，治麻痹风毒，打扑瘀血停积_{其气猛悍，能开通}壅塞，痛麻立止，虚人慎之。

植高二三尺，叶如臭梧桐而八角，秋开白花，细簇，取近根皮用。

柞木

苦平下行，利窍，主难产，催生。

此木坚忍可为凿柄，故俗名凿子木。横生逆产用旧凿柄，多经斧敲已经卷转者尤妙。

荆沥

甘平，除风热，化痰涎，开经络，行气血，治中风失音，惊痫痰迷，眩运烦闷，消渴热痢，为去风化痰妙药《延年秘录》云：热多用竹沥，寒多用荆沥。丹溪云：虚痰用竹沥，实痰用荆沥。并宜姜汁助送，则不凝滞。

气虚食少者切戒。

牡荆，俗名黄荆，截取尺余架砖上，中间火炙，两头承取沥。

竹沥 以下苞木类

甘寒而滑，消风降火，利窍行痰，明目润燥竹之有沥，犹人之有血也。治中风口噤《经疏》云：中风要药。凡中风未有不因阴虚火旺，痰热壅结所致，如果外来风邪，安得复用此寒滑之药治之哉！痰迷大热丹溪曰：痰在经络四肢，皮里膜外者，非此不能行。时珍曰：竹沥性寒而滑，大抵因风热燥火而有痰者宜之，若寒湿胃虚肠滑之人，服之则反伤肠胃，笋性滑利，多食泻人，僧家以笋为刮肠篦即此义也，卒然牙疼烧苦竹沥乘热揩之，风痉癫狂，自汗烦闷，消渴反胃和米煮粥服。寒胃滑肠，有寒湿者勿用竹能损气，故虚人食笋甚不相宜。

竹类甚多，淡竹肉薄，节间有粉，多汁而甘最良。篁竹坚而节促，皮白如霜，苦竹本粗大，叶长阔，笋味苦。入药惟此三种，取竹沥如取荆沥法，姜汁为使姜能除痰，且济其寒，故每兼用。

竹茹

甘而微寒，开胃土之郁，清肺金之燥，凉血除热，治上焦烦热，温气寒热，膈噎呕哕胃热，吐血衄血清肺凉胃，齿血不止，浸醋，含之，肺痿惊痫清肝火，崩中胎动凉胎气。

刮去青皮，用第二层。

竹叶

辛淡甘寒，凉心缓脾，消痰止渴，除上焦风邪烦热叶在上，故治上焦，仲景治伤寒发热大渴，有竹叶石膏汤，乃假其辛寒以散邪热也，咳逆喘促，呕哕吐血，中风失音，小儿惊痫。

凡用竹沥、竹茹、竹叶，须生长甫及一年者为嫩而有力。

天竹黄

甘而微寒，凉心。《经》云：风热，利窍豁痰，镇肝明目，功同竹沥而性和缓，无寒滑之患，治大人中风不语，小儿客忤惊痫为尤宜。

久用亦能寒中。

出南海，大竹之津气结成即竹内黄粉，片片如竹节者真。

琥珀以下寓木类

甘平，以脂入土而成宝，故能通塞以宁心，定魂魄，疗癫邪从镇坠药则安心神，色赤，入手少阴足厥阴血分心肝，故能消瘀血，破癥瘕，生肌肉，合金疮从辛温药则破血生肌。其味甘淡，上行能使肺气下降而通膀胱《经》曰：饮食入胃，游溢精气上输于脾，脾气散精，上归于肺，通调水道，下输膀胱。凡渗药，皆上行而后下降，故能治五淋，利小便，燥脾土从淡渗药，则利窍行水，又能明目磨翳。

淡渗伤阴，凡阴虚内热，火炎水亏者勿服，若血少而小便不利者，服之反致燥急之苦。

松脂入土，年久结成韩保昇曰：枫脂入地，亦能结成，以手心摩热拾芥者真，以柏子仁入瓦锅同煮半日，捣末。

茯苓

甘平，益脾宁心，淡渗利窍除湿。色白入肺，泻热而下通膀胱能通心气于肾，使热从小便出，然必上行入肺清其化源，而后能下降利水。故洁古谓其上升，东垣谓其下降，各不相背也。治忧恚惊悸，心下结痛，寒热烦满，口焦舌干口为脾窍，舌为心苗，火下降则热除，咳逆呕哕，膈中痰水，水肿淋沥，泄泻遗精因湿热，故宜淡渗以清之，小便结者能通，多者能止《素问》曰：肺气盛则便数，生津止渴湿热去则津生。

功专行水伐肾，小便不禁，虚寒精滑及阴亏而小便不利者，皆勿妄投。

松根灵气结成。产云南，色白而坚实者佳，去皮产浙江者，色虽白而体松，其力甚薄，近今茯苓颇多种者，其力更薄矣。

赤茯苓

白者入肺膀胱气分，赤者入心、小肠气分时珍曰：白入气，赤入血。益心脾白胜，利湿热赤胜。

茯苓皮

专能行水，治水肿肤胀以皮行皮之义，五皮散用之，凡肿而烦渴，便闭溺赤，属阳水，宜五皮散、疏凿饮下烦渴。大便溏，小便数，属阴水，宜实脾饮、流气饮。腰以上肿宜汗，腰以下肿宜利小便。

茯神

主治与茯苓同，而入心之用居多，开心益智，安魂养神，疗心虚惊悸，多恚善忘。

即茯苓抱根生者以其抱心，故入心之用多，去皮及中木。

茯神心木名黄松节，疗诸筋挛缩，偏风㖞斜，心掣健忘心木一两，乳香一钱，石器炒研，名松节散，每服二钱，木瓜汤下，治一切筋挛疼痛，乳香能伸筋，木瓜能舒筋也。

二茯俱恶白蔹，畏地榆、秦艽、鳖甲、雄黄，忌醋。

猪苓

苦甘淡平，泄滞利窍，入膀胱肾经，升而能降，开腠发汗，利湿行水，与茯苓同而泄较甚，治伤寒瘟疫大热《经疏》曰：大热利小便，亦分消之意，懊㤴消渴湿热，肿胀淋浊，泻痢痎疟疟多由暑，暑必兼湿。《经》曰：夏伤于暑，秋为痎疟。

宗奭曰：损肾昏目。洁古云：淡渗燥亡津液，无湿者勿服。

多生枫树下，块如猪屎故名马屎曰通，猪屎曰苓，苓即屎也，古字通用。白而实者良，去皮。

雷丸

苦寒有小毒，入胃大肠经，功专消积杀虫《遁斋闲览》云：杨勔得异疾，每发语腹中有小声应之，久渐声大，有道士曰：此应声虫也，但读本草，取不应者治之，读至雷丸不应，服数粒而愈。

杀虫之外无他长，能令人阴痿。

竹之余气得霹雳而生故名。大小如栗，竹刀刮去黑皮，甘草水浸一宿，酒拌蒸，或炮，厚朴、芫花为使，恶葛根。

桑寄生

苦坚肾，助筋骨而固齿长发，甘益血，止崩漏而下乳安胎，舒筋络而利关节，和血脉而除痹痛，外科散疮疡，追风湿。

海外深山地暖，不蚕桑，无采捋[①]之苦，气化浓密，自然生出。有言鸟衔他子遗树而生者，非也，他树多寄生，恐反有害。茎叶并用。忌火。

---

① 捋：原作"将"，据戊申本改。

卷四上

果部 五果、山果、夷果、味类、蓏类、水果

杏仁 以下五果类

辛苦甘温而利，有小毒，泻肺降气，行痰解肌，除风散寒，利胸膈气逆，通大肠气秘 东垣曰：杏仁下喘治气，桃仁疗狂治血，俱治大便秘，当分气血，脉浮属气，昼便难而阳气秘者，用杏仁、陈皮。脉沉属血，夜便难而阴血秘者，用桃仁、陈皮。肺与大肠相表里，贲门在上，魄门在下，为气之通道，故并以陈皮佐之。○杏仁、紫菀并能解肺郁，利小便，润燥消积 索面豆粉，近之则烂，治时行头痛，上焦风燥，咳逆上气 炒研蜜丸，含咽，烦热喘促，其毒性又能杀虫治疮，制锡毒，狗毒消狗肉积。

因虚而咳嗽便闭者忌之。双仁者杀人。

去皮尖，炒研，发散连皮尖研，得火良，恶葛根、黄芩、黄芪。

杏子

酸热，有小毒，损人，孕妇忌。

巴旦杏仁

甘平，止咳下气，消心腹逆闷。有湿痰者勿服以其性润也。
〇凡仁皆润。

形扁，皮白，尖弯如鹦哥嘴者真形圆皮黄尖直者，名甜杏仁，出山
东、河南，不入药。

乌梅

酸涩而温，脾肺血分之果，涩肠敛肺肺欲收，急食酸以收之，
止血涌痰，消肿解毒，生津止渴时珍曰：梅花于冬而实，于夏得木之全
气，故最酸，胆为甲木，肝为乙木，人舌下有四窍，两通胆液，故食酸则津生，
醒酒杀虫，治久嗽泻痢血痢尤良。〇梁庄肃公血痢，陈应之用乌梅、胡黄
连、灶下土，等份为末，茶调服而愈。曾鲁公血痢百余日，国医不能疗，应之用
盐梅肉一枚，研烂，合腊茶，入醋服，一啜而安。瘴疟霍乱，吐逆反胃，
下血血崩，安蛔厥蛔虫上攻而眩仆，虫得酸则伏，去黑痣，蚀恶肉疽
愈后有肉突起，烧存性，研末敷之，一日减半，两日而平。

病有当发表者，大忌酸收，误食必为害。

青梅熏黑为乌梅稻灰汁淋蒸，则肥泽不蠹。〇大便不通，气奔欲死者，
乌梅十颗，汤浸去核，丸枣大，纳入下部，少时即通。产安吉者，肉厚多
脂最佳合溪者次之，长沙梅，福建梅，肉薄无脂，不堪用。

白梅

酸涩咸平，功用略同乌梅，治痰厥僵仆，牙关紧闭取肉揩擦
牙龈，涎出即开，盖酸先入筋，齿软即易开，若用铁器搅开，恐伤其齿，惊痫[①]

---
① 痫：原作"瘤"，据戊申本改。

喉痹，梅核膈气取半青半黄梅子，每个用盐一两，淹一日夜，晒干，又浸又晒，至水尽乃止，用青钱三个，夹二梅麻线缚定，通装磁罐内，封埋地下，百日取出，每用一枚含之，咽汁入喉即消。收一年者治一人，收二年者治二人，神效，敷乳痈肿毒，刺入肉中捣烂罨之即出，疮中弩肉，捣饼贴之即收，刀箭伤肤捣敷，血即止。

多食损齿伤筋《经》曰：酸走筋，筋病无多食酸。若过食而齿龋者，嚼胡桃肉以解之。

盐渍为白梅取大青梅，以盐汁渍之，日晒夜渍，十日成矣。久乃上霜，故又名盐梅。○衣生霉点者，梅叶煎汤洗之即去，清水揉梅叶洗蕉葛衣，经夏不脆，有验。

桃仁

苦平微甘，苦以泄血滞，甘以缓肝气而生新血无己曰：肝者，血之源，血聚则肝气燥，肝苦急，急食甘以缓之，通大肠血秘，治热入血室冲脉，血燥血瘕，损伤积血，血痢经闭，咳逆上气血和则气降，皮肤燥痒肌有血凝，发热如狂若小腹满痛，小便自利者，为畜血。

若非血瘀而误用之，大伤阴气。

泡去皮尖炒，研碎，双仁者有毒，不可用。香附为使。

桃花

苦平，下宿水，除痰饮，消积聚，利二便，疗风狂《杜阳编》载：范纯佑女，丧夫发狂，闭之室中，夜断窗棂，登桃树食花几尽，自是遂愈。以能泻痰饮滞血也。○《儒门事亲》载：一妇滑泻数年，百治不效，或言此伤饮有积也，桃花落时，以棘针刺取数十萼，勿犯人手，以面和作饼，煨熟食之，米饮送下，不一二时，泻下如倾，六日行至数百行，昏困唯饮凉水而平。

以攻决为用，但可施于气实有余之证，若无故而因除百病，美颜色诸谬说而服之，为害不小。

三月三日，采花拣净，以绢袋盛悬檐下，阴干，千叶者勿用。

桃叶

苦平，杀虫发汗_{凡伤寒风痹，发汗不出，以火烧地，用水洒之，布干桃叶于上，厚二三寸，席卧温覆，取大汗，被中敷粉，极燥便瘥。凡麦麸蚕沙，皆可如此法用。}

采嫩者名桃心，入药尤胜。

桃子

辛酸甘热，微毒，多食令人有热，生痈疖_{有损无益，五果列桃为下}，以此与鳖同食，患心痛，服术人尤忌之。

桃枭（是桃子在树，经冬不落者，正月采之）

苦微温，有小毒，辟邪祛祟。

栗

咸温，厚肠胃，补肾气_{能解羊膻}。小儿不可多食，生则难化，熟则滞气。

大枣

甘温，补中益气，滋脾土，润心肺，调营卫，缓阴血，生津液，悦颜色，通九窍，助十二经，和百药，伤寒及补剂中加用之，以发脾胃升腾之气须与姜并行。

红枣功用相仿，差不及尔。

虽补中而味过于甘，中满者忌之甘令人满，大建中汤，心下痞者，减饧枣，与甘草同例。○《经》言：枣为脾果，脾病宜食之。又曰：脾病人毋多食甘，毋乃相戾耶！不知言宜食者，指不足之脾也，如脾虚泄泻之类；毋多食者，指有余之脾也，如实满肿胀之类。凡用药[①]者，能随其虚实而变通之，虽寻常品味，必获神功，苟执而泥之，虽有良剂，莫展其长，故学者以格致为亟也。凡风疾痰热及齿痛，俱非所宜，小儿疳病亦禁，生者尤为不利。

北产肥润坚实者佳金华南枣及徽宁所产，皮薄而皱，花纹甚细而可爱，味虽甘美而微带酸，且脂少于北枣，止可充食用，皆不堪入药。弘景曰：南枣大恶，不堪啖。苏颂曰：江南出者，坚燥少脂，不可入药。杀乌附毒，忌葱、鱼同食。

梨以下山果类

甘寒微酸，凉心润肺，利大小肠丹溪曰：梨者，利也，流利下行之谓也，止嗽消痰，清喉降火生之可清六腑之热，熟之可滋五脏之阴，实火宜生，虚火宜熟，除烦解渴，润燥消风人知其清火消痰，不知其散风之妙，醒酒解毒《经疏》曰：膏粱之家，厚味醇酒，纵肆无节，必多痰火。痈疽卒中之患，唯数食梨能转重为轻，变危为安。治伤寒发热，热嗽痰喘，中风失音捣汁频服。《圣惠方》：梨汁煮粥，治小儿心脏风热昏躁，切片，贴汤火伤。

脾虚泄泻，乳妇及金疮忌用。

捣汁用，熬膏亦良加姜汁蜂蜜佳，清痰止嗽，与莱菔相间收藏，则

---

① 药：原不清楚，据恒德本改。

不烂。

柿俗作柿

生用甘冷，润肺止咳嗽，清胃理焦烦。干柿甘寒而涩，涩肠止泄，润肺宁嗽，而消宿血，治肺痿热咳《产宝》云：产后咳逆烦乱，干柿水煮饮，咯血反胃有人三世病反胃，至孙，以柿干同饭常食，不饮水，愈，肠风，下血，痔漏肺与大肠相表里，脏清则腑热亦除。《泊宅编》：柿干烧灰，饮服二钱，治下血。

柿霜

乃其津液，生津化痰，清上焦心肺之热为尤佳，治咽喉口舌疮痛。柿性颇寒，肺经无火，及风寒作嗽，冷痢滑泄者忌之。若与蟹同食，令人腹痛作泻。

柿蒂

止呃逆古方单用，取其苦温降气，《济生》加丁香、生姜，取其开郁散痰，亦从治之法。

木瓜

酸涩而温，和脾理胃，敛肺伐肝，化食酸能敛，敛则化，与山楂同，止渴酸能生津，气脱能收，气滞能和，调营卫，利筋骨筋急者得之即舒，筋缓者遇之即利，去湿热，消水胀，治霍乱转筋邪伤脾胃，清浊不分，挥霍扰乱，上吐下泻，甚则肝木乘脾，而筋为之转也。时珍曰：肝虽主筋，而转筋则因风寒湿热袭伤脾胃所致，转筋必起于足腓，腓及宗筋皆属阳明。木瓜治转筋，取其理脾以伐肝也，土病则金衰而木盛，故用酸温以收脾肺之耗散，而藉其走筋以平肝邪，乃土中泻木以助金也。**泻痢脚气**脾主四肢，或寒湿伤于足络，或胃受湿热之物，上输于脾，下流至足，则成脚气，恶寒发热，状类伤寒，第胫肿掣痛为异尔，宜利湿清热，忌用补剂及淋洗。昔有患足痹者，趁舟，见舟中一袋，以足倚之，比及登岸，足已善步矣，询袋中何物，乃木瓜也，**腰足无力。**

多食损齿及骨，病癃闭酸收太甚。莫一曰：木瓜乃酸涩之品，世用治水肿腹胀，误矣。有人寮，舟过金陵，爱其芬馥，购数百颗置之舟中，举舟人皆病溺不得出，医以通利罔效，迎予视之，闻四面皆木瓜香，笑谓诸人曰：撤去此物，溺即出矣，不必用药也，于是尽投江中，顷之溺即如旧。

陈者良，忌铁。

山楂 古字作楂

酸甘微温，健脾行气，**消食磨积**善去腥膻油腻之积，与麦芽消谷积者不同，凡煮老鸡硬肉，投数枚则易烂，其消肉积可知，**散瘀化痰，发小儿痘疹，行乳食停留，止儿枕作痛**恶露积于太阴，少腹作痛，名儿枕痛，砂糖调服，**疗小肠疝气**茴香佐之。

多食令人嘈烦易饥，反伐脾胃生发之气凡服人参不相宜者，服山楂即解，一补气一破气也，**胃中无积及脾虚恶食者忌服。**

有大小二种，小者入药，一名棠球子，去皮核核亦有用，化食磨积，治疝催生。

橘皮

辛能散，温能和，苦能燥能泻，**为脾肺气分之药**脾为气母，肺为气钥，凡用补药、涩药，有宜佐陈皮以利气者，**调中快膈，导滞消痰**

大法治痰，以健脾顺气为主。洁古曰：陈皮、枳壳利其气，而痰自下，定呕止嗽，利水破癥，宣通五脏，统治百病，皆取其理气燥湿之功。入和中药则留白，入疏通药则去白，去白名橘红，兼能除寒发表皮能发散皮肤。

气虽中和，亦损真元，无滞勿用。

广产为胜，皮厚不脆，有猪棕纹福建产者名建皮，力薄；浙江衢州出者名衢皮，更恶劣矣，陈久者良，故又名陈皮陈则烈气消，无燥散之患，半夏亦然，故同用，名二陈汤。治痰咳，童便浸晒；治痰积，姜汁炒；入下焦，盐水炒化州陈皮消痰甚灵，然消伐太峻，不宜轻用，况此物真者绝少，无非柚皮而已。

青皮

辛苦而温，色青气烈，入肝胆气分，疏肝泻肺凡泻气药皆泻肺，引诸药至厥阴之分柴胡疏上焦肝气，青皮平下焦肝气，下饮食入太阴之仓，破滞削坚，消痰散痞，治肝气郁积，胁痛多怒，久疟结癖入肝散邪，入脾除痰，故清脾饮以之为君，胸膈气逆，疝痛，乳肿丹溪曰：乳房属阳明，乳头属厥阴，乳母或因忿怒郁闷，厚味酿积，致厥阴之气不行，故窍不得出，阳明之血腾沸，故热甚而化脓。或因其子有滞痰膈热，含乳而睡，嘘气致生结核者，初起便须忍痛揉软，吮令汁透，自可消散，治法俱宜以青皮疏肝滞为主，再加石膏清胃热，瓜蒌消肿，甘草节解毒，余如没药、橘叶、金银花、蒲公英、皂角刺、当归皆可随宜用之，少佐以酒，久则凹陷名乳岩，不可治矣。最能发汗皮能达皮，辛善发散。

气虚及有汗者忌用性颇猛锐，如人年少壮，未免躁暴，及长大而为橘皮，如人至老年烈性渐减，经久而为陈皮，则多历寒暑，躁气全消也。

橘之青而未黄者古方无用者，宋以后始与陈皮分用，去瓤切片，醋

拌炒陈皮升浮入脾肺，治高；青皮沉降入肝胆，治低。炒之以醋，所谓肝欲散，急食辛以散之，以酸泄之，以苦降之也。

叶

治乳痈，胁痛，肺痈皆能入厥阴，行肝气，消肿散毒，绞汁饮之。

肉

生痰聚气时珍曰：橘皮下气消痰，其肉生痰聚饮，表里之异如此。

核

治疝痛，腰肾冷痛，去皮炒。

香橼 俗作圆，一名佛手柑，古名枸橼，音矩员

辛苦酸温，入肺脾二经，理上焦之气而止呕，进中州之食而健脾，除心头痰水，治痰气咳嗽煮酒饮，心下气痛。

性虽中和，单用多用亦损正气，须与参、术并行，乃有相成之益尔。

陈久者良。

根、叶功用略同。

香栾

苦甘酸辛而平，下气消食，快膈化痰，解酒毒，治饮酒人口气，去肠胃中恶气，散愤懑之气，疗妊妇不思食，口淡，愈痰气咳嗽用香栾去核切，砂瓶内浸酒，封固一夜，煮烂蜜拌匀，时时含咽。

能去浊恶之气，无滞而虚者禁之，孕妇气虚者勿与。

此柚之属也，其黄而小者为蜜筒，其大者谓之朱栾，最大者谓之香栾，今人误称为香圆，不知香圆即佛手柑也。香栾夏初生白花，六月成实，至冬黄熟，今人于六七月间采其小实晒干，至十月伪枳实、枳壳。

花红 即林檎

酸涩甘温，生津，治消渴，泄精，水痢，小儿闪癖头发竖黄，瘰疬痿弱者，干末和醋敷。

多食发热，闭百脉。

枇杷叶

苦平，清肺和胃而降气，气下则火降痰消气有余便是火，火则生痰，治热咳，呕逆，口渴时珍曰：火降痰消，则呕者不呕，逆者不逆，咳者不咳，渴者不渴矣。一妇肺热久嗽，身如火燎，肌瘦将成劳，以枇杷叶、款冬、紫菀、杏仁、桑皮、木通等份，大黄减半，蜜丸樱桃大，食后、夜卧各含化一丸，未终剂而愈。

虚寒呕吐，风寒咳嗽忌之。

叶湿重一两，干重三钱为气足，拭净毛毛射肺，令人咳，治胃病，姜汁涂，炙黄，治肺病蜜水涂炙黄。

枇杷

甘酸平，止渴下气，利肺气，止吐逆，除上焦热，润五脏，多食发痰热，伤脾，同炙肉及热面食，令人患热黄疾。

杨梅

酸甘温，去痰止呕，消食下气，生津，和利五脏，能涤肠胃，除烦愦恶气，烧灰服，断下痢甚验。

多食令人发热，衄血，损齿及筋，忌生葱同食，发疮致痰。

杭州、苏州最美，青时酸红，后变紫，味如蜜，盐藏、蜜渍、糖收、火酒浸，俱佳树生癞，以甘草钉钉之即除。

石榴皮

酸涩而温，能涩肠止泄痢，下血煅末服，崩带，脱肛以石榴皮、陈壁土加明矾少许，浓煎熏洗，再加川倍子炒研末，敷而托上之，又能杀虫，浸水汁黑如墨。乌须方：绿云油中用之。

能恋膈成痰，痢积未尽者，服之太早，反为害也。

忌铁器。

酸石榴

治泻痢崩中带下，过食损肺坏齿。

榴花

千叶者，治心热吐血，又研末吹鼻止衄血，立效，亦敷金疮出血。

银杏一名白果

甘苦收涩，熟食温肺益气色白属金，故入肺，定痰哮，敛喘嗽，缩小便，止带浊带浊赤者，热伤血分，从心、小肠来；白者，湿伤气分，从肺、大肠来，并有寒热二证，亦有因痰而带浊者，宜二陈加升柴二术，生食降浊痰，解酒，消毒，杀虫花夜开，人不得见，性阴，有小毒，故能消毒杀虫，浆泽手而浣油腻时珍曰：去浊痰之功，可以类推。

多食则收令太过，令人壅气膈胀，小儿发惊动疳。

胡桃

味甘性热，肉润皮涩皮敛肺，定喘固肾涩精，今药中罕用，若用之，当胜金樱莲须也，通命门，利三焦，润肠胃，悦肌肤，温肺补肾，治痿强阴，佐补骨脂，一木一火，大补下焦胡桃属木，破故纸属火，有木火相生之妙[①]，古云：黄柏无知母，破故纸无胡桃，犹水母之无虾也。时珍曰：三焦者，元气之别使，命门者，三焦之本原，命门指所居之府而言，为藏精系胞之物，三焦指分治之部，而名为出纳腐熟之司，一为体，一为用也，其体非脂非肉，白膜裹之，在脊骨第七节，两肾中央系着于脊，下通二肾，上通心肺，贯脑为生命之原，相火之主，精气之府，人物皆有之，生人生物皆由此出。《内经》所谓七节之旁，中有小心是也。《难经》误以右肾为命门，高阳生承谬撰《脉诀》，至朱肱、陈言、戴起宗始辟之，肾命相通，藏精而恶燥。胡桃颇类其状，皮汁青黑，故入北方，佐破故纸，润燥而调血，使精气内充，血脉通利，诸证自除矣。三焦通利，故上而虚寒喘嗽洪迈有痰疾，晚对，上谕以胡桃三枚，姜三片，卧时嚼服，即饮汤，复嚼桃、姜如前数，静卧必愈，迈如旨服，旦而痰消嗽止。洪辑幼子病痰喘，梦观音令服人参胡桃汤，服之愈。明日去皮，喘复作，仍连皮用，信宿而瘳，盖皮能敛肺也。○同葱白、姜、茶捣煎，发汗散寒，下而腰脚虚痛，内而心腹诸痛，外而疮肿诸毒皆可除也。

---

① 之妙：原不清楚，据恒德本改。

动风痰，助肾火，肺有痰热，命门火炽者勿服。

润燥养血去皮，敛涩连皮。

油者有毒，故杀虫治疮。

壳外青皮，压油乌髭发。

榛

甘平，调中开胃，益气力，实肠胃，令人不饥，健行。

久留最易油，坏。

荔枝核以下夷果类

甘涩而温，散滞气，辟寒邪，治胃脘痛，妇人血气痛煅存性，五钱，香附一两，为末，每服二钱，盐汤或米饮下，名蠲痛散。单服醋汤下，亦效。其实双结，而核肖睾丸肾子也，故治癞疝卵肿，有述类象形之义煅存性，酒调服，加茴香、青皮各炒为末，酒服亦良。

无寒湿滞气者，勿服。

烧存性。

荔枝

甘酸热，解烦渴，止呃逆荔枝七个，连皮核烧存性，为末，白汤调下立止，多食令人发热烦渴，龈肿衄血，病齿及火病人尤忌之。

壳

发痘疮，又解荔枝热生荔枝多食则醉，以壳浸水解之，此即食物不消，还以本物消之之意。

龙眼肉

甘平润，补心长智一名益智，悦胃培脾，疗健忘与怔忡，能安神而熟寐，一切思虑过度，劳伤心脾，及血不归脾诸证归脾汤用为向导者，五味入口，甘先归脾也。凡心脾伤而血耗，致有健忘怔忡惊悸，及吐血血崩，肠风下血等证，归脾汤能引血归脾，而生补之。○道家用龙眼肉细嚼，待满口津生，和津汨汨而咽，此即服玉泉之法也。

橄榄

甘涩酸平，清肺开胃，下气除烦，生津解酒，利咽喉，解诸毒、河豚毒投入煮佳，及鱼骨鲠。

煮汁。

核

主治与橄榄同凡解河豚毒，及治诸鱼骨鲠，如无橄榄，即以核磨汁，或研末，急流水调服，亦效。

仁

甘平而润，唇吻燥痛，研烂敷之。

榧子

甘涩而平，杀虫小儿黄瘦有虫积者，宜食之，疗痔消积。

丹溪曰：此肺家果也，多食引火入肺，大肠受伤。反绿豆。

海松子

甘温而香，润肺开胃，散水气，除诸风，治肺燥咳嗽松子一两，胡桃二两，研膏和熟蜜半两，收之，大便虚秘同柏子仁、麻子仁等份研泥，溶白蜡和丸，黄芪汤下。

便溏精滑者勿与，有湿痰者亦禁。

槟榔

苦温破滞，辛温散邪，泻胸中至高之气，使之下行，性如铁石，能坠诸药至于下极，攻坚去胀，消食行痰，下水除风，醒酒杀虫。治痰癖癥结，瘟疠疟痢，水肿脚气脚气冲心者尤须用之，童便、姜汁温酒调服，大小便气秘，里急后重或同木香调气，或同黄芩、枳壳宽肠。

坠诸气至于下极，气虚下陷者，所当远避岭南多瘴，以槟榔代茶，损泄真气，所以居人多病少寿。

鸡心尖长，破之作锦纹者良阴毛生虱，煎水洗之，即除，忌火。

大腹皮

辛泄肺，温和脾，下气宽胸，行水通大小肠，治水肿脚气，痞胀痰膈，瘴疟霍乱。

稍涉虚者勿用。

取皮，酒洗，黑豆汤再洗鸩鸟多栖其树，故宜洗净，煨用。

子，辛涩温，与槟榔同功而力稍缓，形亦与槟榔相似，腹大而扁故又名大腹槟榔。

枳椇子_{一名木蜜，一名木饧}

甘平，止渴除烦，润五脏，解酒毒_{葛根解酒而发散，不如枳椇。}
震亨曰：一男子因饮酒发热又兼房劳，加葛根于补气血药中，一贴微汗，反倦怠，
热如故，知气血虚，不宜葛根之散也，必得枳椇方可，觅而加入，即愈。

多食发蛔虫。

实拳曲如鸡距_{故俗名鸡距}，经霜黄赤，甚甘。

落花生

辛甘而香，润肺补脾，和平可贵。出闽广，藤生，花落地
而结实故名。

炒用。

川椒_{一名蜀椒。以下味类}

辛大热，有毒。入肺，发汗散寒，治风寒咳嗽；入脾，暖
胃燥湿，消食除胀，治心腹冷痛，吐泻澼痢，痰饮水肿；入右
肾命门，补火，治肾气上逆_{能下行导火归元}，阳衰泄精，溲数阴汗
<sub>有人冷气入阴囊，肿满疼闷欲死，以布裹椒，厚半寸，包囊下，热气大通，日再
易，以消为度，或以桂末涂亦良</sub>，破血通经，除癥安蛔<sub>虫闻椒则伏，凡虫咬
腹痛者，面白唇红，时发时止</sub>，辟疫伏邪，杀鬼疰虫鱼毒_{最杀劳虫}，通
血脉，消痿痹，行肢节，利机关。

命门火衰有寒湿者宜之，阴虚火旺之人，在所大忌<sub>丹溪曰：
食椒既久，则火自水中生，多被其毒也。</sub>

蜀产肉厚皮皱，为川椒，比秦椒略小，去闭口者能杀人，微炒去汗，捣去里面黄壳，取红用名椒红，得盐良入肾，杏仁为使，畏雄黄、附子、防风、款冬、凉水、麻仁中其毒者，用凉水麻仁浆解之。

椒目

苦辛，小毒，专行水道，不行谷道，消水蛊，除胀定喘。

秦椒俗名花椒

辛苦温，有毒，温中散寒，燥湿除风，下气杀虫，治上气咳嗽，吐逆疝瘕，风湿寒痹，利五脏；去老血，疗久痢，月闭，腹中冷痛，产后余疾，恶血痢，腹痛。

禁忌修治俱同川椒。

比川椒味短纹低，恶苦蒌、防葵，畏雄黄。

胡椒

辛大热，有毒，温中下气，快膈消痰，治寒痰食积，肠滑冷痢，阴毒腹痛，胃寒吐水，牙齿浮热作痛合荜茇散之，杀一切鱼肉鳖蕈毒《多能鄙事方》：蜈蚣咬伤，胡椒嚼封之，即不痛。

世人因其快膈，嗜之者众，然损肺走气，动火动血，损齿昏目，发疮痔脏毒，必阴气至足者方可用。

荜澄茄

即胡椒之大者，乃一类二种，主治略同，亦易僭上。

吴茱萸

辛苦大热，有小毒，疏肝燥脾，温中下气，除湿解郁，去痰杀虫，开腠理，逐风寒，治厥阴头痛，阴毒腹痛痛在少腹，呕逆吞酸俗名醋心，亦有吐酸者，宜降火清痰，用吴茱作向导。蔡中丞苦痰饮，十日一发，头痛背寒，呕酸不食，得一方名吴仙丹，吴茱汤泡七次，与茯苓等份，蜜丸，服之而愈，痞满噎膈，食积泻痢，血痹阴疝，奔豚癥瘕，痔疾肠风，脚气水肿，口舌生疮为末，醋调贴足心，移夜便愈，能引热下行，冲脉为病，气逆里急宜此主之。**性虽热而能引热下行**段成式言：椒性善下，吴茱性上，似不尽然。宗奭曰：此物下气甚速。东垣曰：浊阴不降，厥气上逆，膈塞胀满，非吴茱不可治也。**利大肠壅气，下产后余血。**

损气动火，昏目发疮，病非寒滞有湿者勿用，即有寒湿者亦宜酌量少用。

开口陈久者良，滚汤泡去苦烈汁，止呕黄连水炒，治疝盐水炒，治血醋炒。恶丹参、硝石，畏紫石英。

茶

苦甘微寒，下气消食，去痰热，除烦渴，清头目得春初生发之气，故多肃清上膈之功。《汤液》云：苦寒下行，如何是清头目。《蒙筌》曰：热下降，则上自清矣，**醒昏睡能清神。**景岳云：饮浓茶即不睡者，以心气被伐而然，**解酒食油腻烧炙之毒**与姜等份浓煎，名姜茶饮，治赤白痢。茶助阴，姜助阳，使寒热平调，并能消暑，解酒食毒，**利大小便，止头痛**《千金》：疗卒头痛如破，非中冷中风，由痰厥气上冲所致，名痰厥头痛。单煮茶恣饮取吐，直吐出胆汁乃已，渴而即瘥，**愈瘘疮。**

寒胃浓茶能引吐，消脂最能去油，酒后饮茶，引入膀胱肾经，患瘕疝水肿，空心尤忌。

味甘而细者良茶禀天地至清之气，产于瘠砂之间，专感云露之滋培，不受纤尘之滓秽，故能清心涤肠胃，为清贵之品。昔人多言其苦寒不利脾胃，及多食发黄消瘦之说，此皆语其粗恶苦涩者尔，故入药须择上品，方有利益。

瓜蒂一名瓜丁。以下蓏类

苦寒，有小毒，阳明胃吐药，能吐风热痰涎，上膈宿食吐去上焦之邪，经所谓其高者，因而越之，在上者涌之，木郁达之是也。瓜蒂散，越以瓜蒂、淡豉之苦，涌以赤小豆之酸，吐去上焦有形之物，则木得舒畅，天地交而万物通矣。丹溪曰：吐中就有发散之义。子和曰：诸汗法古方多有之，唯以吐发汗，世罕知之，故予尝曰：吐法兼汗，其以此夫。治风眩头痛，懊侬不眠，癫痫喉痹，上脘痞硬，头目湿气搐①鼻，水肿黄疸或合赤小豆煎，或吹鼻中，取出黄水，湿热诸病《类编》云：一女子病痀②喘不止，遇道人教取瓜蒂七枚为末，调服即吐痰如胶黏，三进而病如扫。○凡取吐者，须天气清明，已午以前行之，令病人隔夜勿食，卒病者不拘。

损胃伤血，耗气夺神，上部无实邪者，切勿轻投当吐而胃弱者，代以参芦。

甜瓜（俗名熟瓜）

性冷，有小毒，损阳虽能解暑，然夏多食之，深秋未有不下痢者。○凡瓜皆冷利，早青尤甚。

---

① 搐：原作嗋，据戊申本改。

② 痀：原作胊，据戊申本改。

西瓜

甘寒_{瓜性寒，曝之尤寒。稽含赋云：瓜曝则寒，油煎则冷，物性之异也。}解暑除烦，利便醒酒，止渴清热_{《松漠纪闻》云：有人苦目病，或令以西瓜皮切片，曝干，日日服之，遂愈，由其性冷降火故也。}

多食伤脾助湿_{西瓜、甜瓜皆属生冷。《卫生歌》云：瓜桃生冷宜少食，免致秋来成疟痢。}

甘蔗

甘微寒，和中助脾，除热润燥，消痰止渴，解酒毒，利二便。治呕哕噎膈，反胃_{和姜汁服}，大便燥结_{《外台方》：嚼咽或捣汁，治发热口干便涩。}

胃寒呕吐，中满滑泻勿食。捣汁。

白沙糖

甘温_{蔗浆寒，经火煎炼成糖则温，}补脾缓肝，润肺和中，消痰治嗽。中满者勿服，多食助热，损齿生虫。

凝结作饼块如石者，为石蜜；轻白如霜者，为糖霜，坚白如冰者，为冰糖。

紫沙糖

功用与白者相仿而稍逊，和血则紫者为优_{今产后服之，取血和}

而恶露自行也。

蔗浆煎炼至紫黑色，其性较白沙糖更温，生胃火，助湿热，损齿生虫，作汤下小儿丸散，误矣。

莲子 古名藕实。以下水果类

甘平而涩，能交水火而媾心肾，安静上下君相火邪 古方治心肾不交，劳伤白浊，有莲子清心饮。补心肾，有瑞莲丸，涩精气，厚肠胃，治脾泄久痢，白浊梦遗，女人崩带，一切血病。

大便燥者勿服。

去心皮，蒸熟，焙干，得枸杞、白术、山药、茯苓良。

莲子中青心苦寒，清心去热。

石莲子

苦寒，清心除烦，开胃进食，去湿热，专治噤口痢 同人参等份用，较丹溪黄连人参呷之为稳，淋浊诸证。

无湿热而虚寒者勿服。

莲之黑而沉水者 石莲入水必沉，入卤反浮，煎盐人用以试卤，莲浮至顶，卤乃可用。落田野中者百年不坏，人得食之，发黑不老。今肆中石莲，产广中树上，其味大苦，不宜入药，杵碎。

莲蕊须

甘平而涩，略与莲子同功，清心通肾，益血固精，乌须黑发，止梦泄遗精，吐崩诸血。

大小便不利者勿服。

忌地黄、葱、蒜。

藕节

涩平，解热毒，消瘀血，疗产后血闷<small>和地黄研汁，入热酒，童便</small>饮，止吐衄淋痢，一切血证<small>捣汁饮</small>。

藕

生用甘寒，凉血散瘀<small>产后忌生冷，唯藕不忌，为能去瘀故也。○宋太官作血鲊，误落藕皮，血遂涣散不凝。一人病血淋，痛胀欲死，时珍以藕汁调发灰，每服二钱，三日而愈。《梅师方》：产后余血上冲，煮汁服</small>，止渴除烦，解酒毒、蟹毒<small>捣汁热酒调服</small>。煮熟甘温补心<small>多孔象心</small>，益胃止泻<small>实大肠</small>，止怒，久服令人欢<small>益心之效</small>。生捣罨金疮伤折<small>《肘后方》：卒中毒箭者，藕汁饮，多多益善，熟捣涂坼裂冻疮。澄粉亦佳，安神益胃。市中所卖熟藕，俱用碱水煮，不宜食</small>。

荷叶

苦平，其色青，其形仰，其中空，其象震<small>震仰盂</small>，感少阳甲胆之气，烧饭合药，裨助脾胃，而升发阳气<small>洁古枳术丸，用荷叶烧饭为丸</small>，痘疮倒靥者，用此发之<small>僵蚕等份为末，胡荽汤下</small>。能散瘀血，留好血，治吐衄崩淋，损伤产瘀，一切血证，洗肾囊风<small>奠一曰：荷叶研末，酒服三钱，治遗精极验。东垣曰：雷头风证，头面疙瘩肿痛，憎寒壮热，状如伤寒，病在三阳，不可过用，寒药重剂，诛伐无过，处清震汤治之，荷叶</small>

一枚，升麻、苍术各五钱，煎。

升散消耗，虚者禁。

菱一名芰实，一名菱角

甘寒，安中消暑，止渴解酒。

多食伤人脏腑，损阳气若过食腹胀者，可暖姜酒服之即消。

有两角、三角、四角之殊《武陵记》以三角、四角者为芰，两角者为
菱，菱花随月而转，犹葵花之向日。

芡实一名鸡头

甘平而涩，补脾固肾，助气涩精，治梦遗滑精，解暑热酒
毒，疗带浊泄泻，小便不禁。

大小便不利者勿服，小儿不宜多食，甚难消化。

蒸熟捣粉，涩精药或连壳用。

荸荠一名乌芋，一名地栗

甘寒而滑，消食攻积，除胸中实热。治五种噎膈气噎，食噎，
劳噎，忧噎，思噎。膈亦有五，忧膈，恚膈，气膈，热膈，寒膈，消渴，黄
疸，血证，蛊毒末服辟蛊，能毁铜汪机曰：合铜钱食之则钱化，可见为消
坚削积之物，故能开五膈，消宿食也。○误吞铜者，同胡桃食即化。

性极凉泻，有冷气人不可食，致腹胀气满，小儿食多[①]，脐

---

① 多：原不清楚，据恒德本改。

下结痛，孕妇尤为大忌。

慈菇

苦甘微寒，主治百毒，产后血闷，攻心欲死，产难胞衣不出，捣汁服一升，又下石淋。

多食发肠风痔漏，崩中带下，脚气瘫风，又使人干呕损齿，失颜色，皮肉干燥。

卷四 中

菜部 荤辛类、柔滑类、蓏菜类、水菜类、芝栭类

韭 以下荤辛类

辛温微酸，温脾益胃，止泻痢而散逆冷，助肾补阳，固精气而暖腰膝，散瘀血，逐停痰，入血分而行气。治吐衄损伤，一切血病捣汁，童便和服，噎膈反胃，胃脘痛能消瘀血，停痰在胃口，致反胃及胃脘痛。治反胃噎膈，宜用韭汁、姜汁、牛乳，细细温服，韭汁散瘀，姜汁下气消痰和胃，牛乳解热润燥补虚也。有食热物及郁怒致死，血留胃中作痛者，宜加韭汁、桔梗入药，开提气血。有肾气上攻致心痛者，宜韭汁和五苓散为丸，空心茴香汤下，**解药毒，食毒，狂犬蛇虫毒**《经》曰：毒药攻邪，五谷为养，五畜为益，五菜为充，五果为助。五果，桃、李、枣、杏、栗也。五菜，韭、薤、葱、葵、藿也，大蒜自汉张骞使西域，始得种入中国，故一名葫。

多食神昏目暗。

忌蜜。

韭子

辛甘而温，补肝肾，助命门，暖腰膝。治筋痿遗尿，泄精溺血，白带白淫《经》曰：足厥阴病，则遗尿，思想无穷，入房太甚，发为

筋痿，及为白淫，韭子同龙骨、桑螵蛸能治诸病，以其入厥阴，补肝肾命门不足。命门者，藏精之府也。

下部有火而阴气不固者，勿服。

蒸晒，炒研。

葱白

辛散而平弘景曰：白冷，青热，伤寒方中不得用青，发汗解肌，通上下阳气仲景白通汤，通脉四逆汤，并加之，以通脉回阳，若面赤而格阳于上者，尤须用之。治伤寒头痛，时疾热狂，阴毒腹痛阴证厥逆，安脐上熨之，脚气奔豚，益目睛白睛属肺，利耳鸣，通二便时珍曰：葱白吹盐入玉茎中，治小便不通，及转脬危急者，极效，气通则血活气为血帅，故治吐血衄血，便血痢血，折伤出血火煨研封，止痛无瘢，乳痈风痹，通乳安胎合香豉、阿胶，治胎动，通气故能解毒，杀药毒，鱼肉毒，蚯蚓毒，涂猘犬伤。

多食令人神昏发落，虚气上冲。

取白连须用，同蜜食杀人《百一方》患外痔者，先用木鳖煎汤熏洗，以青葱涎对蜜调敷，其凉如冰，同枣食令人病，合犬雉肉食，令人病血。

青叶

治水病足肿茎叶煮汤渍之，日三五次，妙。

薤一名藠子

辛苦温滑，下气调中，散血生肌，泄下焦大肠气滞。治泄痢下重好古曰：下重者，气滞也，四逆散加此以泄滞。按：里急后重有气虚、血虚、火热、风燥之不同，宜随证施治，勿专执一说，胸痹刺痛，肺气喘急取其滑泄，安胎和产，涂汤火伤和蜜捣。

滑利之品无滞勿用，补虚之说切勿信之。

叶似韭而中空其叶光滑，露亦难伫，故云薤露，根如蒜，取白用。

大蒜即葫

辛热有毒，开胃健脾，消谷化食肉食尤验，辟秽驱邪，通五脏达诸窍凡极臭极香之物，皆能通窍，去寒滞，解暑气，辟瘟疫，消痈肿捣烂，麻油调敷，破癥积捣贴亦妙，杀蛇虫蛊毒，治中暑不醒捣和地浆[①]，温服，捣贴足心，能引热下行，治鼻衄不止；捣纳肛门，能通幽门，治关格不通；敷脐能达下焦，消水利大小便；切片灼艾，灸一切痈疽恶疮肿核李迅云：痈疽着灸，胜于用药，缘热毒中膈，上下不通，必得毒气发泄，然后解散。初起便用独头大蒜，切片灸之，三壮一易，百壮为率，但头项以上切不可灸，恐引气上，更生大祸也。史源云：有灸至八百壮者，约艾一筛，初坏肉不痛，直灸到好肉方痛，至夜火煐，满背高阜，头孔数百，则毒外出，否则内逼五脏而危矣。

性热，气臭，生痰动火，散气耗血，昏目损神伐性五荤皆然，而蒜尤甚。《楞严经》云：五荤熟食发淫，生啖增恚。释氏以其有损性灵，故绝之也。练形家以小蒜、大蒜、韭、芸薹、胡荽为五荤。道家以韭、薤、蒜、芸薹、胡荽为五荤。佛家以大蒜、小蒜、兴渠、慈葱、茖葱为五荤。慈葱，冬葱也；茖葱，山葱也；兴渠，西域之菜，云即中国之荽，一说即阿魏也。虚弱有热之人，切勿沾唇。

---

① 浆：原作"桨"，据戊申本改。

独头者佳，忌蜜。

芸薹一名油菜

辛温，散血消肿，捣贴游风丹肿孙思邈身验神效，及乳痈。
多食动疾发疮。

子

功用略同，治产难。

油

能杀虫木苗生虫虱，菜油煎滚，乘热洒扫之即除，豆油亦可。

白芥子

辛温入肺，通行经络，发汗散寒，温中开胃，利气豁痰丹溪
曰：痰在胁下，及皮里膜外，非此不能达行，韩懋三子养亲汤，白芥子主痰，下气
宽中；苏子主气，定喘止嗽；莱菔子主食，开痞降气，各微炒，研，看所主为君，
治老人痰嗽喘满，懒食而气实者，消肿止痛痰行则肿消，气行则痛止，为末，
醋调敷，消痈肿。治咳嗽反胃，痹木脚气，筋骨诸痛痰气阻滞。
阴虚火亢，气虚久嗽者勿服。
北产者良，煎汤不可太熟，熟则力减。

茎叶

动风动气，有疮疡痔疾，便血者俱忌。

芥菜子

豁痰利气，主治略同。

芥菜

辛热而散，能通肺开胃，利气豁痰，久食则积温成热，辛散太甚，耗人真元，昏目发疮。

蔓菁子即芜菁，一名诸葛菜

苦辛平，泻热解毒，利水明目古方治目，用之最多，治黄疸捣服，腹胀捣研滤汁饮，或吐，或利，腹中自宽，得汗愈，癥瘕积聚，小儿血痢蜜和汁服，一切疮疽捣敷皆良，醋调敷秃疮，盐调敷乳痈。冬采根用，敷蜘蛛咬毒藏器曰：蔓菁园中无蜘蛛。○时珍曰：蔓菁子可升可降，能汗能吐，能下能利小便，明目解毒，其功甚伟，世罕知用，何哉！。

实热相宜，虚寒勿使。

根

解酒毒末服，涂诸热毒和芸薹根捣汁，鸡子清调，或不用芸薹，单盐捣亦可，捣敷阴囊肿大如斗。

叶

利五脏，消食下气，治嗽。

莱菔子

辛温，长于利气，生用能吐风痰，散风寒，发疮疹；炒熟能定咳嗽痰喘丹溪曰：治痰有冲墙倒壁之功，调下痢后重，止内痛消食，除膨。

虚弱者服之，气浅难布息。俗名萝卜子。

莱菔

辛甘平，生食升气，熟食降气，宽中消食，化痰散瘀，治吐衄咳嗽，吞酸，利二便，解酒毒，制面毒，豆腐积腐浆见莱菔则难收，生捣涂跌打汤火伤，治噤口痢。

耗气渗血，白人须发服首乌、地黄者，尤忌之。○生姜能制其毒。

莱菔菜

辛苦温，功用略同，亦甚消伐。

生姜

辛温，行阳分而祛寒发表，宣肺气而解郁调中，畅胃口而开痰下食，治伤寒头痛，伤风鼻塞辛通入肺，咳逆呕哕有声有物为呕，有声无物为哕，有物无声为吐，其证或因寒因热，因食因痰，气逆上冲而然，生姜能散逆气，呕家圣药，胸壅痰膈，寒痛湿泻，消水气，行血痹，通神明，去秽恶，杀半夏、南星、菌蕈、野禽毒野禽多食半夏故有毒，生姜能解之，辟雾露山岚瘴气早行含之。

姜汁

辛温而润，治噎膈反胃同韭汁、梨汁、竹沥、童便、人乳、蜂蜜、驴尿、地栗汁、蔗浆、藕汁等出入酌用，救卒暴凡中风，中气，中暑，中恶，暴卒等证，姜汁和童便饮，效，姜汁开痰，童便降火也，疗狐臭频涂，搽冻耳熬膏涂，贴风湿痹痛和黄明胶熬。

姜皮

辛凉，和脾行水，治浮肿胀满以皮行皮，五皮散用之。○古方以姜茶治痢，热痢留皮，冷痢去皮，大妙。

煨姜

用生姜惧其散，用干姜惧其燥，唯此略不燥散，凡和中止呕，及与大枣并用，取其行脾胃之津液，而和营卫最为平妥。

老姜洗净，用湿粗草纸包，炭火内煨，令草纸纯焦，并姜外皮微焦，中心深黄色则透矣，切片。

干姜

辛热，逐寒邪而发表温经，燥脾湿而定呕消痰。同五味，利肺气而治寒嗽，开五脏六腑，通四肢关节，宣诸络脉，治冷痹寒痞，反胃下利，腹痛癥瘕，积胀开胃，扶脾消食去滞。

母姜晒干为干姜，白净结实者良如惧其散，炒黄用，或炒微焦。

黑姜

辛苦大热，除胃冷而守中辛则散，炮则稍苦，故止而不移，非若附子走而不守，去脏腑沉寒痼冷，能去恶生新，使阳生阴长，故吐衄下血炮黑止吐衄诸血，红见黑则止也，有阴无阳者宜之，亦能引血药入气分而生血，故血虚发热，产后大热者宜之此非有余之热，乃阴虚而阳无所附也，忌用表药寒药，炮姜能入肝，引众药生血，故与补阴药同用，而热自退，乃热因热用，从治之法，故亦治目睛久赤，引以黑附能入肾而祛寒湿，能回脉绝无阳，通心助阳而补心气苦入心。

干姜炮黑为黑姜。

按：姜味大辛，辛能僭上（好古曰：服干姜以治中者必僭上，宜大枣辅之），亦能散气走血（辛热最能动血），损阴伤目。凡阴虚有热者勿服，孕妇尤忌。

胡荽

辛温，微毒，主消谷，止头痛，通小腹气及心窍，利大小肠，其香窜，辟一切不正之气。痧疹痘疮不出，煎酒喷之痘疹不出，用酒煎沸，勿令泄气，候冷去滓，微微从项以下喷身令遍，除头面勿喷，盖覆令暖即出。

久食损人精神，令人多忘，病人食之脚软。

大茴香 古作蘹香

辛温，暖丹田，补命门，开胃下食，调中止呕，疗小肠冷气，癞疝阴肿疝有七种，气血寒水筋狐癞也，属肝经病，以厥阴肝脉络阴器也，多因寒湿所致，亦有挟虚者，当加参、术于温散药中，腹痛霍乱，干湿脚气。

能昏目发疮，若阳道数举，得热则吐者均戒。

产宁夏，大如麦粒，轻而有细棱。

小茴香 一名蒔萝

辛平，理气开胃，亦治寒疝，食料宜之煮臭肉下少许，即无臭气，臭酱入末亦香，大茴尤捷，故名茴香。小如粟米，炒黄得酒良，得盐则入肾，发肾邪，故治阴疝受病于肝，见证于肾，大小茴各一两为末，猪胞一个，连尿入药，酒煮烂为丸，每服五十丸。

八角茴香（又名舶茴香）

辛甘平，功用略同。自番舶来，实大如柏实，裂成八瓣，一瓣一核，黄褐色。

胡萝卜

甘平，宽中下气，散肠胃滞气。元时始自胡地来，气味微似莱菔故名。有黄赤二种。

子
似莳萝，可和食料。

水芹

甘平，去伏热及头中风热，利口齿及大小肠，治烦渴崩中带下，五种黄病。

旱芹

甘寒，除心下烦热，疗鼠瘘瘰疬，结核聚气，下瘀血，止霍乱。

蓬蒿菜古名同蒿

甘辛凉，安心气，和脾胃，消痰饮，利肠胃。

白菜一名菘菜

甘平，利肠胃，除胸中烦，解酒渴。消食下气，治瘴气，止热气嗽，和中，利大小便。

茎圆厚者，名白菜；茎扁而白，黄嫩脆美者名黄芽菜，尤美而益人。

菠菜一名菠薐。以下柔滑类

甘温古本草皆言其冷，今人历试之，但见其热不觉其冷，滑，微毒，利五脏，通血脉，开胸膈，解酒毒，宣肠胃热，下气调中，止渴润燥。

根，尤良。

荠菜

甘温，利五脏，益肝和中。

根

益胃明目，治目痛。同叶烧灰，治赤白痢极效蜜汤调。○释家取其茎作挑灯杖，可辟蚊蛾，谓之护生草，以能护众生也。

子（名莶实又名莃蓂子）

甘平，去风热毒，明目，治目痛青盲饥岁采子水调成块，煮粥作饼，甚黏滑。

花

治久痢阴干，研末，枣汤日服二钱，辟蚊蛾布席下，辟诸虫。

苋菜

甘冷利除热，通九窍，利肠滑胎。治初痢。忌与鳖同食。

子

祛肝风客热，明目，治青盲，及眼见黑花。

马齿苋

酸寒，散血解毒，祛风杀虫，治诸淋疳痢《海上方》：捣汁合鸡子服，治赤白痢，血癣恶疮多年恶疮，敷两三遍即瘥，煎膏涂秃疮、湿癣，小儿丹毒捣汁饮，以滓涂之，利肠滑产。

叶如马齿，有小大二种，小者入药，性至难燥，去茎，亦忌与鳖同食。

子

明目，治青盲，及目中出泪，或出脓。

生菜一名白苣

苦寒，利五脏，通经脉，开胸膈壅气，解热毒酒毒，止渴利肠。

莴苣

苦冷微毒中其毒者，以姜汁解之，功同白苣，又能通乳汁，杀虫蛇毒。

自莴国来故名江南人盐晒压实，以备方物，名莴苣笋。

子

下乳汁，通小便，治痔漏，阴肿下血，损伤作痛，炒用。

蒲公英一名黄花地丁

苦甘寒东垣曰：苦寒入肾。丹溪曰：花黄味甘，可入阳明、太阴经，化热毒，解食毒，消肿核，专治疔毒乳痈乳头属厥阴，乳房属阳明，同忍冬煎，入少酒服，捣敷亦良，亦为通淋妙品，擦牙乌须发《瑞竹堂》有还少丹方，取其通肾，白汁涂恶刺凡螳螂诸虫孕育，游诸物上，必遗精汁，干久则有毒，人手触之成疾，名狐尿刺，惨痛不眠，百治难效，取厚汁涂即愈。《千金方》极言其功。

叶

如莴苣花，如单瓣黄菊，四时有花，花罢飞絮，断之茎中有白汁。

荙菜荙音甜，一名莙荙菜

甘苦凉滑，微毒，利五脏，通心膈，解风热毒，疗时行壮热俱捣汁饮，止热毒痢夏月以菜作粥，又捣敷禽兽伤。

禹锡曰：食之动气，冷气人食之必破腹。

黄瓜菜一名黄花菜

甘，微苦，微寒，通结气，利肠胃。

鱼腥草古名蕺

辛，微寒，有小毒，散热毒痈肿，疮痔脱肛，断痁疾，解硇毒，敷恶疮白秃淡竹筒内煨捣。

蕨

甘寒滑，去暴热，利水道时珍曰：性冷而滑泄，阳气降而不升，耗人真元也。

作蔬味甘滑，亦可醋食采取嫩茎，以灰汤煮去涎滑，晒干，澄粉甚滑美其根紫色，皮内有白粉，捣烂，再三洗，澄取粉。

芋

辛平滑，有小毒宜与姜同煮，换水再煮，方可食之，宽胃口，通肠闭，和鱼煮食，甚下气调中。

梗

擦蜂螫，良。

土芋

甘辛寒，有小毒，煮熟食，厚肠胃，止热嗽，生研水服，解诸药毒_{当吐出恶物便止}。俗名香芋。

山药_{一名薯蓣}

色白入肺，味甘归脾，补其不足，清其虚热，润皮毛，化痰涎_{姜汁拌炒}，固肠胃，止泻痢。肺为肾母，故又益肾强阴，治虚损劳伤，脾为心子，故又益心气_{子能令母实}，治健忘遗精_{性涩}，生捣敷痈疮，消肿硬毒。色白而坚者佳_{形圆者为西山药，形扁者为怀山药，入药为胜，俱系家种，野生者更胜}。勿同面食。

零余子（山药藤上所结子）
甘温，功用强于山药，益肾强腰脚，补虚损，食之不饥。

甘薯

甘平，补虚乏，益气力，健脾胃，强肾阴。

即山薯《异物志》云：珠崖之人不业耕，唯种此名薯粮，海中多寿，以不食五谷而食甘薯故也。

百合

甘平，润肺宁心，清热止嗽朱二允曰：久嗽之人，肺气必虚，虚则宜敛，百合之甘敛，胜于五味之酸收，利二便，止涕泪涕泪，肺肝热也。《经》曰：肺为涕，肝为泪，心为汗，脾为涎，肾为唾。治浮肿，胪胀痞满、寒热疮肿，乳痈，伤寒，百合病行住坐卧不定，如有鬼神状。苏颂曰：病名百合，而用百合治之，不识其义。士材曰：亦清心宁神之效。

善通二便，中寒下陷者忌之。花白者入药。

竹笋

甘，微寒，利膈下气，化热爽胃，消痰笋与竹沥功近。有人素患痰病，食笋而愈。

竹能损气，虚人食笋多致疾也常见俗医治痘，往往劝饮笋尖汤，不知痘疮不宜大肠滑利，阴受其害者，不知其若干人矣！小儿尤不宜食，最难化干笋尤甚。

茄子一名落苏。以下蓏菜类

甘寒而利，散血宽肠，动风发病宗奭曰：蔬圃中唯此无益。丹溪曰：大肠易动者忌之。《生生编》云：性寒利，女人能伤子宫。

茄根

散血消肿，煮汁渍冻疮。

壶卢 一名匏瓜，俗作葫芦

甘平滑，利水，治腹胀黄肿 用亚腰壶卢连子烧存性，每服一个，食前温酒下，不饮酒者白汤下，十余日见效。

冬瓜 一名白瓜

寒泻热，甘益脾，利二便，消水肿 多吃效，止消渴 苗叶皆治，散热毒痈肿。

子

补肝明目 凡药中所用瓜子，皆冬瓜子也。

南瓜

甘温，补中益气 时珍曰：不可同羊肉食，令人气壅。

越瓜 一名梢瓜，一名菜瓜

甘寒，利肠胃，去烦热，解酒毒。

胡瓜

甘寒，有小毒，清热解渴，利水道。

一名黄瓜 藏器曰：北人避石勒讳，改呼黄瓜，至今因之。时珍曰：张骞使西域得种，故名胡瓜。按：《拾遗录》云：隋大业四年，避讳改胡瓜为黄瓜。与陈氏之说微异，今俗以《月令》王瓜生即此，误矣！王瓜，土瓜也，见草部。

丝瓜 一名天罗，一名蛮瓜

甘冷，凉血解毒，除风化痰，通经络，行血脉老者筋络贯串象人经脉，故可借其气以引之，消浮肿，发痘疮出不快者，烧存性，入朱砂，蜜水调服。治肠风崩漏，疝痔痈疽，滑肠下乳。

用老丝瓜筋烧存性或捣汁。

茭白 一名茭笋，一名菰笋，一名菰菜。以下水菜类

甘冷滑，利五脏，去烦热，除目黄，解酒毒，利二便，治酒皶面赤，白癞疠疡，风热目赤。

滑利而冷，甚不益人。

根名菰根，冷利甚于芦根形亦相似。

实名雕胡米，岁饥可以当粮。

紫菜 一名紫英

甘寒而咸，消瘿瘤积块咸能软坚，治热气烦塞咽喉。

藏器曰：多食令人腹痛，发气吐白沫，饮热醋少许，即消。

海粉

甘寒而咸，清坚顽热痰，消瘿瘤积块景岳曰：热痰能清，湿痰能燥，坚痰能软，顽痰能消，可入煎药，亦可入丸药。治热烦，养阴气。

中医非物质文化遗产临床经典读本

石花菜

甘咸大寒滑，去上焦浮热，发下部虚寒，状如珊瑚，有红白二色，枝上有细齿，一种稍粗而似鸡爪，谓之鸡脚菜，味更佳《广东新语》云：石花出崖州海港中，三月采取，过期则成石矣。

龙须菜

甘寒微咸，清热消瘿，利小便《博物志》：一种石发，似指此，与石衣之石发，同名也。

木耳以下芝栭类

甘平，有小毒，利五脏，宣肠胃，治五痔及一切血证。生古槐桑树者良，柘树者次之。

地耳
甘寒，明目。

石耳
甘平，明目益精。

香蕈

甘平，破血治风。

松蕈

治溲浊不禁。

蘑菇蕈

甘寒，益肠胃，理气化痰。

土菌（一名地蕈）

甘寒有毒，烧灰敷疮疥。

马勃

亦菌类，见草部。

卷四下

谷部 麻麦稻类、稷粟类、菽豆类、造酿类

胡麻 一名脂麻，一名巨胜子。以下麻麦稻类

甘平，益肝肾，润五脏，填精髓，坚筋骨，明耳目，耐饥渴可以辟谷，乌须发，利大小肠，疗风淫瘫痪河间曰：麻木谷而治风，又云：治风先治血，血活则风散，胡麻入肝益血，故风药中不可缺也。李廷飞云：风病人久服步履端正，语言不謇，《神农》收为上品。《仙经》载其功能，洵奇物也，凉血解毒生嚼敷小儿头疮。

服之令人肠滑得白术并行为胜，精气不固者，亦勿宜食。

皮肉俱黑者良，九蒸九晒，可以服食弘景云：八谷之中，唯此为良。

麻油

疗疮滑胎，熬膏多用之凉血止痛，生肌解毒。

壁虱胡麻（一名亚麻）

甘微温，治大风疮癣郑奠一常用壁虱胡麻佐苦参、蒺藜，治大疯疥癫，屡有愈者，其色似栗气恶不堪食，止可入药。

大麻仁一名火麻

甘平滑利，缓脾润燥，治阳明病，胃热汗多而便难汗出愈多，则精枯而大便愈燥。仲景治脾约有麻仁丸。无己曰：脾欲缓，急食甘以缓之，麻仁之甘，以缓脾润燥。子和曰：诸燥皆三阳病。宣风利关节，催生而通乳。

陈士良云：多食损血脉，滑精气，痿阳事，妇人多食即发带疾，以其滑利下行，走而不守也，肠滑者尤忌。

极难去壳，帛裹置沸汤中，待冷悬井中一夜，晒干就新瓦上挼去壳，捣用，畏牡蛎、白薇、茯苓。

小麦

味甘，微寒，养心除烦，利溲止血时珍曰：按《素问》云：麦属火，心之谷也。郑玄云：麦有孚，甲属木。许慎云：麦属金，金旺而生，火旺而死。《别录》云：养肝，与郑说合。思邈云：养心，与《素问》合。夷考其功，除烦止渴，收汗利溲，止血，皆心之病也。当以《素问》为准。仲景治妇人脏躁证，悲伤欲绝，状若神灵，用甘麦汤，大枣十枚，小麦一升，甘草一两，亦补脾气。《圣惠方》：小麦饭，治烦热少睡多渴。

面

甘温时珍曰：新麦性热，陈麦平和，补虚养气，助五脏，厚肠胃，北方者良南方地暖下湿，便能壅气作渴，助湿发热。○市中所卖水面，俱和碱水拌切，不宜食。

浮小麦

咸凉，止虚汗盗汗汗为心液，麦为心谷，浮者无肉，故能凉心，劳热骨蒸。

即水淘浮起者，焙用。

麦麸

甘寒麦之凉全在皮，故面去皮即热，与浮麦同性止汗之功次之，醋拌蒸，熨腰脚折伤，风湿痹痛能散血止痛，寒湿脚气，胃腹滞气，互易至汗出，并良凡疮疡痘疮溃烂，不能着席者，用麦麸装褥卧，性凉而软，诚妙法也。

大麦

甘咸微寒，补虚劣，壮血脉，益颜色，实五脏，益气调中，除热止泄，疗消渴，化谷食。石蜜为使。

面

平胃宽胸，下气消积，疗胀进食，凉血止渴宗奭曰：大麦性凉滑腻，有人患缠喉风，食不能下，用此面作稀糊令咽，以助胃气而平。

矿麦

甘微寒，补中除热，久服令人多力健行。

荞麦

甘寒，降气宽肠，治肠胃沉积_{孟诜云：能炼五脏垢秽}。讱庵曰：亦解酒积，泄痢带浊，敷痘疮溃烂，汤火灼伤。虚寒者勿食。

野麦_{古名雀麦}

甘平，充饥滑肠。春去皮，作面蒸食，及作饼食，皆可救荒。

糯米_{古名稻}

甘温，补脾肺虚寒，坚大便，缩小便，收自汗_{同龙骨、牡蛎为粉}，能扑汗，发痘疮_{解毒化脓}。

性黏滞难化，病人及小儿最宜忌之。凡素有痰热风病，及脾病不能转输，食之最能发病成积。

粳米

甘平_{北粳凉，南粳温，赤粳热，白粳凉，新粳热，陈粳凉}，得天地中和之气，平和五脏，补益气血，色白入肺，除烦清热，利便止渴，有早中晚三收，晚者得金气多，性凉，尤能清热。

新米乍食动气_{凡人嗜生米，久成米瘕，治以鸡屎白}。

泔_{古名米泔}，第二次者，清而可用，清热止烦渴，利小便凉血。

籼①米—名占

甘温，益气温中，和脾养胃，除湿止泄。

稷以下稷粟类

甘平，益气和中，宜脾利胃吴瑞曰：稷苗似芦，粒亦大，南人呼为芦穄。孙炎云：稷即粟也。时珍曰：稷黍之苗，虽颇似粟，而结子不同，粟穗丛聚攒簇，稷黍之粒疏散成枝。孙氏谓稷为粟，误矣。芦穄即蜀黍也，其茎苗高大如芦，而今之祭祀者，不知稷即黍之不黏者也，往往以芦穄为稷，故吴氏亦袭其误也，今并正之。

黍之不黏者为稷。

黍

甘温，益气补中苏颂曰：黏者为秫，可以酿酒，北人谓为黄米，亦曰黄糯。不黏者为黍，可食，如稻之有粳、糯也。时珍曰：此误以黍为稷，以秫为黍也，盖稷之黏者为黍，粟之黏者为秫，粳之黏者为糯。《别录》本文，著黍、秫、糯、稻之性味功用甚明，而注者不谙，往往谬误如此，今俗不知分别，通呼秫与黍为黄米矣。

久食令人多热烦罗愿云：黍者，暑也，以其象火，为南方之谷，最黏滞，与糯米同性，其气温暖，故功能补肺，而多食作烦热，缓筋骨也。

稷之黏者为黍。

---

① 籼：原作"秈"，据目录改。

粱

甘黄粱平，白粱、青粱微凉，益气和中，除烦渴，止霍乱下痢，利大小便诸粱比之他谷，最益脾胃，而黄粱尤得土气之中和也。

粟之大者为粱。

粟北人谓之小米

咸淡微寒，补虚损，益丹田，开脾胃，利小便，治反胃热痢。

粱之小者为粟。

秫即黄米

甘微寒，治肺疟，阳盛阴虚，夜不得眠，及食鹅鸭成癥，妊娠下黄汁，去寒热，利大肠。

粱米、粟米之黏者为秫。

穄子

甘涩，补中益气，厚肠胃，济饥。

一名龙爪粟，又名鸭爪稗周宪王曰：穄子生水田中及下湿地，叶似稻，但差短，梢头结穗彷佛稗子穗，其子如黍粒大，茶褐色，捣米煮粥，炊饭磨面皆宜。时珍曰：穄子，山东、河南亦五月种之，苗如茭黍，八九月抽茎，有三棱，如水中薰草之茎，开细花簇簇，结穗如粟穗，而分数歧，如鹰爪之状，内有细子，如黍粒而细，赤色，其稃甚薄，其味粗涩。

蜀黍 一名高粱，一名芦穄，俗名蜀秫，又名芦粟

甘涩温，温中，涩肠胃，止霍乱，黏者与黍米同功。

茎高丈许，状如芦荻而内实，叶亦如芦，穗大如帚，粒大如椒，红黑色，米性坚实，黄赤色有二种，黏者可和糯秫酿酒作饵，不黏者可以作糕煮粥，可以济荒，可以养畜。梢可作帚，茎可织箔席，编篱供爨，最有利于民者。今人祭祀用以代稷者，误矣。其谷壳浸水色红，可以红酒。《博物志》云：地种蜀黍，年久多蛇。

玉蜀黍 一名玉高粱

甘平，调中开胃。

苗叶俱似蜀黍而肥矮，亦似薏苡，苗高三四尺，六七月开花成穗，如秕麦状，苗心别出一苞，如棕鱼形，苞上出白须垂垂，久则苞拆子出，颗颗攒簇，子亦大如棕子，黄白色，可炸炒食之，炒拆白花，如炒拆糯谷之状。

菰米 一名菱米

甘冷，止渴，解烦热，调肠胃，可疗饥。

东廧子

甘平，益气轻身，久服不饥，坚筋骨，能步行。

生河西，苗似蓬，子似葵，九月十月熟，可为饭食河西人语曰：贷我东墙，偿尔田粱。《广志》云：东墙子似葵，青黑色，拌凉间有之。时珍曰：《相如赋》东墙雕胡，即此。《魏书》云：乌丸地宜东墙，似稷，可作白酒。又《广志》云：粱禾蔓生，其子如葵子，其米粉白如面，可作馆粥。六月种，九月收，牛食之尤肥，此亦一谷，似东墙者也。

逄草子

酸涩平，作饭食不饥，无异粳米蓬类不一，有雕蓬，即菰米也，又有黄蓬、青科、飞蓬。

黄蓬草

生湖泽中，叶如菰蒲，秋月结实成穗，子细如雕胡米，饥年人采食之，须浸洗，曝舂，乃不苦涩。

青科

西南夷人种之，叶如葵黍，秋月结实成穗，有子如赤黍而细，其秆甚薄，曝舂炊食。

飞蓬

乃藜蒿之类，末大本小，风易拔之，故号飞蓬，子如灰藋菜子，亦可济荒。又《魏略》云：鲍出遇饥岁，采蓬实，日得数斗，为母作食。《西京杂记》云：宫中正月上辰，出池边盥濯，食蓬饵，以祓邪气，大抵三种蓬子，亦不甚相远。

蔄草米

甘寒，作饭去热，利肠胃，益气力，久食不饥藏器曰：生水田中，苗似小麦而小，四月熟，可作饭。郭璞云：一名守气，生废田中，似燕麦，子如雕胡可食。

菥草子

甘平，补虚羸损乏，温肠胃，止呕逆，久食健人，轻身不饥《博物志》云：东海洲上有草，名曰菥，有实，食之如大麦，七月熟，民敛获至冬乃讫，呼为自然谷，亦曰禹余粮。李珣曰：菥实如球子，八月收之，彼民常食，中国未曾见也。《逊志斋集》有海米行，盖亦菥草之类也。其诗云：海边有草名海米，大非蓬蒿小非荸。妇女携篮昼作群，采摘仍于海中洗。归来涤釜烧松枝，煮米为饭充朝饥。莫辞苦涩咽不下，性命聊假须臾时。

稗

辛甘苦，微寒，作饭食。益气宜脾，故曹植有芳菰精稗之称。

薏苡仁

甘淡微寒而属土，阳明药也胃，甘益胃，土胜水，淡渗湿，泻水所以益土，故健脾，治水肿湿痹，脚气疝气，泄痢热淋，益土所以生金，故补肺清热色白入肺，微寒清热。治肺痿肺痈，咳吐脓血以猪肺蘸末服良，扶土所以抑木，故治风热筋急拘挛厥阴风木主筋，然治筋骨之病，以阳明为本，阳明主润宗筋，宗筋主束骨而利机关者也。阳明虚则宗筋纵弛，故《经》曰：治痿独取阳明。又曰：肺热叶焦，发为痿躄，盖肺者相傅之官，治节出焉，阳明湿热上蒸于肺，则肺热叶焦，气无所主而失其治节，故痿躄，薏苡得土之燥，稟秋之凉，故能燥脾湿，善祛肺热。○筋寒则急，热则缩，湿则纵，然寒湿久留亦变为热，又有热气熏蒸，水液不行，久而成湿者，薏苡去湿要药，杀蛔堕胎。

大便燥结，因寒筋急勿用。其力和缓，用之须倍于他药，炒熟微研。

御米壳即罂粟壳

酸涩平，敛肺涩肠而固肾，治久嗽，泻痢遗精，脱肛多溺，心腹筋骨诸痛东垣曰：收涩固气能入肾，故治骨病尤宜。

酸收太紧，令人呕逆醋制而与参、术同行，可无妨食之害，且兜积滞，反成痼疾。泻痢初起及风寒作嗽忌用丹溪曰：此是收后[1]药，要先除病根。

一名丽春花，红黄紫白，艳丽可爱，凡使壳，洗去蒂及筋膜，取薄皮醋炒或蜜炒，得醋、乌梅、陈皮良。

御米

甘寒润燥，煮粥食，治反胃加参尤佳。

阿芙蓉（一名阿片，俗作鸦片）

酸涩温，微毒，止泻痢，收脱肛，涩精气。

此罂粟花之津液也，罂粟结青苞时，午后以大针刺其外面青皮三五处，勿损里面硬皮，次早津出，以竹[2]刀刮收入瓷器，阴干，故今市者犹有苞片在内俗入房中术用之，京师售一粒金丹，云通治百病，皆方伎家之术耳，大有害，勿为其所惑。

---

① 后：原不清楚，据恒德本改。
② 竹：原不清楚，据恒德本改。

黑大豆 以下菽豆类

甘寒色黑，属水似肾豆有五色，各入五脏，故能补肾镇心肾水足[1]，则心火宁[2]，明目黑水神光属肾，肾水足则目明，下气利水古方治水肿[3]每单用，或加入他[4]药，除热祛风炒热酒沃饮其汁，治产后中风危笃，及妊娠腰痛[5]，兼能发表。《千金》云：一以去风，一以消血结，活血《产书》云：炒令烟绝，酒淋服，下产后余血，解毒苏颂曰：古称大豆解百药毒，试之不然，又加甘草，其验乃奇，消肿止痛，捣涂一切肿毒，煮食稀痘疮。

小者名马料豆，盐水煮食，尤能补肾。畏五参、龙胆、猪肉，忌厚朴犯之动气，得诸胆汁、石蜜、牡蛎、杏仁、前胡良。

黄大豆

甘温，宽中下气，利大肠，消水胀肿毒，研末，熟水和涂痘后痈凡痘毒生在要处，恐致带疾，令其母嚼烂生黄豆，厚敷之即消，另生他处。

豆油

辛甘热，微毒，涂疮疥，解发腻。

---

① 足：原不清楚，据恒德本改。
② 宁：原不清楚，据恒德本改。
③ 肿：原不清楚，据恒德本改。
④ 他：原不清楚，据恒德本改。
⑤ 痛：原不清楚，据恒德本改。

白豆—名饭豆

甘平，补五脏思邈曰：肾之谷也，肾病宜食之，暖肠胃，调中，助十二经脉。

豆腐，见造酿类。

叶煮食，利五脏，下气。

赤小豆

甘酸平，色赤，心之谷也，性下行而通小肠心与小肠相为表里，行水同鲤鱼煮食能消水肿，煮粥亦佳，散血消肿排脓，清热解毒。治泻痢呕吐，脚气昔有患脚气者，用赤小豆袋盛，朝夕践蹈之，遂愈，敷一切疮疽鸡子白调末箍之，性极黏，干则难揭，入苎根末则不粘。宋仁宗患痄腮，道士赞宁取赤小豆四十九粒咒之，杂他药敷之而愈。中贵任承亮所亲见，后任自患恶疮，傅永授以药立愈，问之赤小豆也，承亮始悟道士之咒伪也。后过豫章见医治胁疽甚捷，任曰莫非赤小豆耶，医惊拜曰，予用此活三十余口，愿勿复宣。〇凡溃烂几绝者为末敷之，无不立效，止渴解酒，通乳汁，下胞胎。

最渗津液，久服令人枯瘦身重《十剂》曰：燥可去湿，桑白皮、赤小豆之属是也。

以紧小而赤黯色者入药，其稍大而鲜红淡红色者，并不治病。今肆中半粒红半粒黑者是相思子，并非赤豆，勿用。

绿豆

甘寒，行十二经，清热毒而解渴—切草木金石砒霜毒皆治之。〇景岳曰：凡[①]热毒劳热诸火，热极不能退者，用绿豆不拘多寡，宽汤煮糜烂，入盐少许，或蜜亦可，待冰冷，或厚，或稀，或汤，任意饮食之，日或三四次不拘，此物性非苦寒，不伤脾气，善于解毒除烦，退热止渴，大利小水，乃浅易中之最佳最捷者也，若火盛口干不宜厚，但略煮半熟清汤，冷饮之，尤善除烦清火，去浮风而润肤，利小便以治胀，厚肠胃以和脾善治泻痢。

胃寒者不宜食。

功在绿皮，去壳即壅气。

粉扑痘疮溃烂良一人诵《观音经》甚诚，出行折一足，哀叫菩萨，梦僧授一方，绿豆粉，新铫炒紫色，井水调，厚敷纸贴，杉木皮札定，其效如神。

圆小者佳。

豌豆

甘平，治吐逆泄痢，消渴淡煮食之良，腹胀时珍曰：豌豆属土，故其所主病，多系脾胃。

蚕豆

甘涩温，补中益气，涩精实肠汪颖曰：快胃，和脏腑。洛按：此物补而闭涩，极易作胀，所谓快与和安在哉？时珍曰：蚕豆，本草失载，《积善堂方》言一女子误吞针入腹，诸医不能治，一人教令煮蚕豆同韭菜食之，针自大便同出，此亦可验其性之利脏腑也。洛谓针入腹中必伤肠脏，盖肠叠腹中，其路甚远，纵有神丹，安能速之使出而不伤肠脏哉，食韭菜取其纠缠裹在针外，蚕豆涩滞，黏在韭上，协同护针不伤肠脏尔。又有即此方同胡桃肉食者，此则取其通利而欲其速下

---

① 凡：原作"几"，据戊申本改。

尔，蚕豆通脏腑之说非也。

豇豆

甘咸平，益气理中，健胃补肾开花结荚必两两并垂，有习坎之义，豆子微曲如人肾形，所谓豆为肾谷者，宜以此当之。昔卢廉夫教人补肾气，每日空心煮豇豆，入少盐食之，盖得此理，和五脏，调营卫，生精髓，止消渴吐逆，泄痢便数，解鼠莽毒《袖珍方》云：中鼠莽毒者，以豇豆煮汁饮即解，欲试者先刈鼠莽苗以汁泼之，便根烂不生，此则物理然也。

白扁豆

甘平炒则微温，腥香，色白微黄，脾之谷也，调脾和胃，通利三焦，降浊升清，消暑除湿能消脾胃之暑，止渴止泻，专治中宫之病土强湿去，正气自旺，所以能疗呕吐，霍乱及带下诸证。性极中和，凡有宜于轻清缓补者，此为最当。

多食壅气，伤寒邪炽者勿服。

子，粗圆色白者入药皮如粟色者勿用，连皮炒研，亦有浸去皮及生用者。

刀豆

甘温，温中下气，利肠胃，益肾归元，止呃逆时珍曰：刀豆，本草失载，惟近时小书载其暖而补元阳也。有人病后呃逆不止，声闻邻家，或令取刀豆子烧存性，白汤调服二钱即止，此亦取其下气归元而逆自止也。

黎豆

甘微苦，温，有小毒，温中益气。

多食令人闷。一名狸豆_{豆作狸首文故名。}

淡豆豉_{以下造酿类}

苦泄肺，寒胜热_{藏器曰：豆性生平，炒熟热，煮食寒，作豉冷，}发汗解肌，调中下气，治伤寒寒热头痛，烦躁满闷，懊侬不眠，发斑呕逆_{凡伤寒呕逆烦闷，宜引吐，不宜用下药以逆之，淡豉合栀子，名栀子豉汤，能吐虚烦，}血痢温疟，疫气瘴气_{豆经蒸罨能升能散，得葱则发汗，得盐则能吐，得酒则治风，得薤则治痢，得蒜则止血，炒熟又能止汗。孟诜治盗汗，炒香渍酒服，《肘后》合葱白煎，名葱豉汤，用代麻黄汤，通治伤寒发表，亦治酒病。}

伤寒直中三阴，与传入阴经者勿用，热结胸烦闷，宜下不宜汗，亦忌之。

造豉法，用黑豆六月间水浸一宿，淘净蒸熟，摊芦席上微温，蒿覆五六日后，黄衣遍满为度，不可太过，取晒簸净，水拌干湿得所，以汁出指间[①]为准，筑实瓮中，桑叶厚盖三寸，泥封晒七日，取出曝一时，又水拌入瓮，如是七次，再蒸过，摊去火气，瓮收。

大豆黄卷_{一名豆蘖}

甘平，除胃中积热，消水病胀满，破妇人恶血，疗湿痹筋

---

① 间：原作"问"，据戊申本改。

挛膝痛。

黑大豆为蘖牙，生五寸长便干之，名为黄卷。用之熬过，服食所须，一法，壬癸日以井华水浸大豆候生芽，取皮阴干。

豆腐

甘咸寒，有小毒，清热散血，和脾胃，消胀满，下大肠浊气。中其毒者，以莱菔汤解之。

陈廪米

甘淡平，可以养胃，煮汁煎药，亦取其调肠胃，利小便，去湿热，除烦渴之功。

粥、糯米、秫米、黍米

甘温益气，治脾胃虚寒，泄痢吐逆，小儿痘疮白色。

粳米、籼米、粟米、粱米粥

甘平益气，养脾胃，利小便，止烦渴《卫生宝鉴》云：糯粟米粥，气薄味淡，阳中之阴也，所以淡渗下行，能利小便。韩懋《医通》云：一人病淋，素不服药，予令专啖粟米粥，绝去他味，旬余减，月余痊，此五谷治病之理也。又《粥记》云：每晨起食粥一大碗，空腹胃虚，谷气便作，所补不细又极柔腻，与肠胃相得最为饮食之妙诀。齐和尚说山中僧，每将旦一粥甚系利害，如不食则终日觉脏腑燥涸，盖粥能畅胃气，生津液也。又苏轼帖云：夜饥甚，吴子野劝食白粥云，能推陈致新，利膈益胃，粥既快美，粥后一觉，妙不可言也！。

一种痰饮之人，不宜食之_{嘉言曰：粥饮之化为痰甚易}。○予每晨食粥甚觉合宜，夜膳进粥即不爽快，正以粥易成痰，早晨行阳二十五度，不致成痰，即得粥之益；晚间行阴二十五度，即易成痰，则受粥之害。一物也，早晚宜否之异如此，亦见修养家过午不食为有理也。

蒸饼

甘平，消食养脾胃，和中化积滞，活血止汗，利三焦，通水道《爱竹谈薮》云：宋宁宗为郡王时，病淋，日夜凡三百起，国医罔措，或举孙琳治之，琳用蒸饼、大蒜、淡豆豉三物捣丸，令以温水下三十丸，曰：今日进三服，病当减三之一，明日亦然，三日病除，已而果然，或问其说，琳曰：小儿何缘有淋，只是水道不利，三物皆能通利，故尔。

陈久者良小麦面修治食品甚多，惟蒸饼其来最古，是酵糟发成，单面所造，凡药所须，且能治疾，唯腊月及寒食日蒸之，至皮裂去皮悬之风干，临用时以水浸胀，擂烂滤过，和脾胃及三焦药，甚易消化，且面已过性，不助湿热，其以果菜油腻诸物为馅者，不堪入药。

面筋

甘凉，解热和中，劳热人宜煮食之今人多以油炒，则性热矣。○一切荤素诸菜，皆宜煮食，若熏炙煎炒，则助火伤阴，焦者尤甚。

麦粉

甘凉，和五脏，调经络，醋熬成膏，消一切痈肿，汤火伤时珍曰：麦粉乃是麸面，洗面筋，澄出浆粉，今人浆衣多用之，古方鲜用。按：

《积善堂方》云：乌龙膏，治一切痈肿发背，无名肿毒，初发焮热未破者，取效如神，用隔年小粉愈久者愈佳，以锅炒之，初炒如饧，久炒则干，成黄黑色，冷定研末，陈米醋调成糊，熬如黑漆，瓷罐收之，用时摊纸上，剪孔贴之，即如冰冷，疼痛即止，少顷觉痒，干亦不能动，久则肿毒自消，药力亦尽而脱落，甚妙。此方屡用有验，药易而功大，济生者宜收藏之。

神曲

辛散气，甘调中，温开胃，化水谷，消积滞《医余》云：有伤粽子成积，用曲末少加木香，盐汤下，数日鼻中闻酒香，积遂散而愈。治痰逆癥结，腹痛泻痢，胀满翻胃，回乳炒研，酒服二钱，日二，下胎产后血晕，末服亦良，亦治目病《原机启微集》云：生用能发其生气，熟用能敛其暴气。

脾阴虚，胃火盛者勿用，能损胎。

造曲法，以五月五日或六月六日，以白面百斤，青蒿、苍耳、野蓼各取自然汁三升，杏仁泥、赤小豆末各三升，以配白虎、青龙、朱雀、玄武、勾陈、螣蛇六神通和作饼，麻叶或楮叶包罨，如造酱黄法，待生黄衣，晒干收之，陈久者良，研细炒黄。

酒药曲

近今各地有入诸药草及毒药者，其性酷烈伤人脏腑，断不可服。

红曲

甘温色赤，入营而破血活血，燥胃消食鱼肉鲊用之，以能腐生物使熟也。治赤白下痢，跌打损伤，产后恶露不尽时珍曰：人之水谷入胃，中焦湿热熏蒸，游溢精气化为营血，此造化自然之妙也。红曲以白米饭杂曲母，湿热蒸罨即变为真红，此人窥造化之巧者也，故治脾胃营血，得同气相求之理。

忌同神曲。

红入米心，陈久者良。

麦蘖

甘温，能助胃气上行，而资健运，快脾宽肠，和中下气，消食除胀，散结祛痰，化一切米面果食积，尤善通乳薛立斋治一妇人丧子，乳胀欲成痈，单用麦芽一二两，炒煎服，立消，其破血散气如此。

以谷消谷有类从之义，停谷食者宜之，然有积消积，无积消肾气，堕胎。

古人唯取秬麦为芽，今人多用大麦者，非也，炒用。

谷芽

甘温，快脾开胃，下气和中，消食化积。

功同麦芽，而性不损元味甘气和，具生化之性，故为健脾温中之圣药。炒用。

饴糖

甘温，益气补中，健脾化痰，润肺止嗽仲景建中汤用之，取其甘以补脾缓中也。

过用能动火生痰，凡中满吐逆，酒病牙疳，咸忌之，肾病尤不可服。

酱

咸冷利，杀百药及热汤火毒，并一切鱼肉菜蔬蕈毒。

入药当用豆酱，陈久弥佳。

醋

酸苦温，散瘀，治产后血晕烧红炭投醋中，使闻其气，除癥，疗心腹诸痛，涂痈疮肿，杀鱼肉毒，愈黄疸黄汗。多食损筋骨，损胃，损颜色。

用米醋。

酒

大热，有毒，辛者能散，苦者能降，甘者居中而缓，厚者尤热而毒，淡者利小便，用为向导，可以通行一身之表，引药至极高之分。热饮伤肺，温饮和中，少饮则和血行气，壮神御寒，辟邪逐秽，暖水脏，行药势，过饮则伤神耗血最能乱血，故饮之身面俱赤，损胃烁精，动火生痰，发怒助欲，致生湿热诸病相火昌炎，肺经受烁，致生痰嗽，脾因火而困怠，胃因火而呕吐，心因火而昏狂，肝因火而善怒，胆因火而忘惧，肾因火而精枯，以致吐血消渴，劳伤蛊膈，痈疽失明，为害无穷。汪颖曰：人知戒早饮，而不知夜饮更甚，醉饱就床，热拥三焦，伤心损目，夜气收敛，酒以发之，乱其清明，劳其脾胃，停湿动火，因而致病者多矣。景岳曰：酒成于酿，其性则热，而质化为水，其质则寒，阴虚者饮之则伤阴，阳虚者饮之则败阳，故或致血不养筋，则为中风，或致伤脾，则为痰饮泻痢，或湿热上浮则为喘汗鼻渊，或流于筋骨，则为瘰疬疼痛，或致动血伤精，则为劳损吐衄，或致伤肌腐肉，则为烂疮痔漏，其有积渐日久而成水鼓者，则尤多也。

烧酒

散寒破结，损人尤甚。

醇而无灰，陈久者佳，畏枳椇、葛花、赤豆花、绿豆粉、咸卤得咸则解，水制火也。

卷五 上

金石部金类、玉类、石类、卤石类

金 _{以下金类}

辛平，有毒_{磨屑顿服，不过三钱而毙}，重镇怯，故镇心肝，安魂魄_{能辟除恶祟}。金制木，故能治惊痫风热，肝胆之病。

银，功用相仿。

丸散用箔为衣，煎剂加入药煮，畏锡、水银_{遇铅则碎，五金皆畏水银}。

自然铜

辛平，主折伤，续筋骨，散瘀止痛_{折伤必有死血瘀滞经络，然须审虚实，佐以养血补气温经之药}。

铜非煅不可用，然火毒金毒相煽，复挟香药热毒内攻，虽有接骨神功，颇多燥烈之损，大宜慎用。

产铜坑中，火煅醋淬七次，细研，甘草水飞。

铜青_{一名铜绿}

酸平，微毒，内科吐风痰之聚，外科止金疮之血，女科理血气之痛，眼科主风热之疼，杀虫有效，痹证亦宜_{色青入肝，专主东方之病}。

服之损血，以醋制铜，刮用。

铅

甘寒，属肾，禀壬癸之气，水中之金，金丹之母，八石之祖_{丹灶家必用之}，坠痰解毒，安神明目，杀虫乌须_{制为梳以梳须}。

性带阴毒，伤人心胃。

铅丹_{即黄丹}

咸寒沉重，味兼盐矾，内用镇心安魂，坠痰消积，杀虫，治惊痫疟痢。外用解热拔毒，止痛去瘀，长肉。

性味沉阴，损阳气。

黑铅加硝黄、盐矾炼成，凡用以水漂去盐硝砂石，微火炒紫色，摊地上去火毒。

铅粉

主治略同_{亦名胡粉、锡粉。时珍曰：铅粉亦可代铅丹熬膏，然未经盐矾火煅，又有豆粉蛤粉杂之，只入气分不能入血分，人服食之则大便色黑者，此乃还其本质，所谓色坏还为铅也。}

密陀僧

辛平，有小毒，感银铅之气而结，坠痰镇惊，止血散肿，消积杀虫，疗肿毒，解狐臭油调搽腋，或以馒头蒸热劈开，掺末夹腋下亦佳，灭瘢黡，染髭须，疗疟、痢、五痔、金疮、冻疮熟桐油调敷。

食之令人寒中。

出银坑，难得，今用者乃倾银炉底，入药煮一伏时。

古文钱

辛平有毒，治目中障瘀，腐蚀坏肉，妇人生产横逆，心腹痛，月隔五淋。

或烧醋淬，或煮汁。

铁

辛平有毒，镇心平肝，定惊疗狂，消痈解毒时珍曰：凡诸药皆忌铁器，而补肾药尤忌之。

畏磁石、皂荚皂荚木作薪，则釜裂。煅时砧上打落者名铁落即铁屑。《素问》用治怒狂，研粉敷癣甚效。

如尘飞起者名铁精。器物生衣者名铁锈。盐醋浸出者名铁华时珍曰：大抵借金气以平木，坠下解毒，无他义也。

针砂

消水肿黄疸，散瘿瘤，乌须发。

此是作针家磨镰细末也，须真钢砂乃堪用人多以柔铁砂杂和之，飞为粉，人莫能辨。

云母以下玉类

甘平，色白入肺，下气，坚肌续绝，治疟痢痈疽同黄丹熬膏贴之，《千金翼》用敷金疮。

有五色，以色白光莹者为上，泽泻为使，恶羊肉。

白石英

甘辛，微温，润以去^①燥《十剂》曰：湿可去枯，白石英、紫石英之属是也，利小便，实大肠，治肺痿吐脓，咳逆上气。

石药终燥，只可暂用润药颇多。而徐之才取二石英为润剂，存其意可也。白如水晶者良。

紫石英

甘辛而温，重以去怯，湿以去枯，心神不安，肝血不足，女子血海虚寒不孕者宜之冲为血海，任主胞胎，《经疏》云：女子系胞于肾及心包络，虚则风寒乘之，故不孕。紫石英，辛温走二经，散风寒，镇下焦，为暖子宫之要药。

色淡紫石英五色，各入五脏，莹彻五棱，火煅醋淬七次，研末水飞，二英俱畏附子，恶黄连。

---

① 去：原作"壬"，据戊申本改。

朱砂 以下石类

甘凉，体阳性阴内含阴汞。郑康成注《周礼》，以丹砂、雄黄、石胆、矾石、磁石为五毒，色赤属火性反凉者，离中虚有阴也，味不苦而甘者，火中有土也，泻心经邪热心经血分主药，镇心定惊，辟邪清肝，明目祛风，止渴解毒胎毒、痘毒宜之，定癫狂，止牙疼，下死胎《博救方》水煮一两，研酒服。

独用多用令人呆闷。

辰产明如箭镞者良名箭镞砂，细研，水飞三次若火炼则有毒，服饵常杀人，畏盐水，恶磁石，忌一切血。

水银

辛寒，阴毒，功专杀虫，治疮疥虮虱，解金银铜锡毒能消五金，堕胎绝孕。

性滑重直入肉头疮切不可用，恐入经络令人筋骨拘挛，若近男阳，阳痿无气，唯以赤金系患处，水银自出。

从丹砂烧煅而出，得铅则凝，得硫则结，并枣肉入唾研则碎，散失在地者，以花椒末、茶末收之，畏磁石、砒霜。

轻粉

辛冷而燥，有毒，杀虫治疮，劫痰消积能消涎积，善入经络，瘰疬药有用之，一不可轻服时珍曰：水银阴毒，用火煅炼丹砂而出，再加盐矾，炼为轻粉，轻扬燥烈，走而不守。今人用治杨梅毒疮，虽能劫风痰湿热从牙龈出，邪郁暂解，然毒气窜入经络筋骨，血液耗亡，筋失所养，变为筋挛骨痛，痈肿痔[1]漏，遂成废痼，贻害无穷。〇上下齿龈属手足阳明肠胃经，毒气循经上行，至齿龈薄嫩之处而出。

土茯苓、黄连、黑铅、铁浆、陈酱能制其毒。粉霜功过略同。

银朱

辛温有毒，破积滞，劫痰涎，散结胸，疗疥癣恶疮，杀虫[2]及虱。

其性燥烈，能烂龈挛筋，其功过与轻粉、粉霜同今厨人往往以之染色供馔，宜去之，

雄黄

辛温有毒，独入厥阴气分，搜肝气而散肝风，杀百毒，辟鬼魅，治惊痫，痰涎积聚，头痛眩晕，暑疟澼痢泄泻《夷坚志》云：虞雍公道中冒暑，泄痢连月，梦至仙居，延之坐，壁中有词云：暑毒在脾，湿气连脚，不泄则痢，不痢则疟，独炼雄黄蒸饼和药，甘草作汤，食之安乐，别作治疗，医家大错，如方服之而愈，又能化血为水，燥湿杀虫，治劳疳蛇伤焚之，蛇皆远去，敷杨梅疔毒，疥癣痔疡。

血虚者大忌。

生山之阳，赤似鸡冠，明彻不臭，重三五两者良，醋浸入莱菔汁煮干。生山之阴者，名雌黄，功用略同。劣者名熏黄，烧之则臭，只堪熏疮疥，杀虫虱。

---

① 痔：原不识，据戊申本改。

② 虫：原不清楚，据恒德本改。

石膏

甘辛而淡，体重而降，足阳明经_胃，大寒之药，色白入肺，兼入三焦诸经气分，寒能清热降火，辛能发汗解肌，甘能缓脾生津止渴。治伤寒郁结无汗，阳明头痛发热，恶寒，日晡潮热，阳狂壮热《经》云：阳盛生外热，小便赤浊，大渴引饮，中暑自汗能发汗又能止自汗，舌焦胎厚无津，牙痛阳明经热，为末，擦牙固齿，又胃主肌肉，肺主皮毛嘉言曰：极清肺热，为发斑疹之要品色赤如锦纹者为斑，隐隐见红点者为疹，斑重而疹轻，率由胃热所致，然亦有阴阳二证，阳证宜用石膏。又有内伤阴证见斑疹者，色微红而稀少，此胃气极虚，逼其无根之火游行于外，当补益气血，使中有主则气不外游，血不外散，若作热治，死生反掌。

少壮火热者，功效甚速，老弱虚寒者，祸不旋踵东垣曰：立夏前服白虎汤，令人小便不禁，降令太过也。极能寒胃，胃弱血虚及病邪未入阳明者，切勿轻投成无己解大青龙汤曰：风阳邪伤卫，寒阴邪伤营，营卫阴阳俱伤则非轻剂所能独散，必须重轻之剂同散之，乃得阴阳之邪俱去，营卫俱和，石膏乃重剂而又专达肌表也。东垣曰：石膏足阳明药，仲景用治伤寒阳明证，身热目痛，鼻干不得卧，邪在阳明，肺受火制，故用辛寒以清肺气，所以有白虎之名，肺主西方也。按：阳明主肌肉，故身热，脉交额中，故目痛，脉起于鼻，循鼻外，金燥故鼻干，胃不和则卧不安，故不得卧，然亦有阴虚发热及脾胃虚劳，伤寒阴盛格阳，内寒外热类白虎汤证，误投之不可救也。按：阴盛格阳，阳盛格阴，二证至为难辨，盖阴盛极而格阳于外，外热而内寒，阳盛极而格阴于外，外冷而内热，《经》所谓重阴必阳，重阳必阴，重寒则热，重热则寒是也。当于小便分之，便清者，外虽燥热而中实寒，便赤者，外虽厥冷而内实热也。再看口中之燥润，及舌胎之浅深。胎黄黑者为热，宜白虎汤。然亦有舌黑属寒者，舌无芒刺口有津液也，急宜温之，误投寒剂则死矣。

有软硬二种，莹白者良，研细，甘草水飞，近人因其寒，或用火煅则不甚伤胃，但用之鲜少，则难见功白虎汤以之为君，或自一两加至四两，味淡难出若入煎剂，须先煮数十沸，鸡子为使，恶巴豆，畏铁今茶食内俱加石膏粉，取其价廉而且清凉可口也，害人不少。

滑石

淡渗湿，滑利窍，寒泻热，色白入肺，清其化源而下走膀胱，以利水通六腑九窍津液，为足太阳经本药膀胱，治中暑积热，呕吐烦渴非实止渴，取其利窍渗去湿热，则脾胃中和而渴自止耳。若无湿，小便利而渴者，内有燥热宜滋润，或误服此，则愈亡其津液而渴转甚矣，故好古以为至燥之剂，黄疸水肿，脚气淋闭偏主石淋，水泻热痢六一散加红曲治赤痢，加干姜治白痢，吐血衄血，诸疮肿毒，为荡热除湿之要药时珍曰：滑石上利毛腠之窍，是除中上之湿热，下利精溺之窍，是除中下之湿热，湿热去则三焦宁，而表里和，阑门通而阴阳利矣。河间益元散治表里上下诸病，盖是此意，益元散一名天水散，一名六一散，取天一生水地六成之之义也，滑石六钱，甘草一钱，或加辰砂，消暑降火，散结通乳，滑胎。

凡脾虚下陷，及精滑者，禁之，病有当发表者尤忌时珍、士材俱谓其能发表，切庵亦谓其气轻解肌，不过以其能利毛窍耳，不知表邪得此渗泄重降之品，必愈陷入里而成败证矣，切勿信以为然。

白而润者良，石韦为使，宜甘草走泄之性宜甘以和之。嘉言曰：天水散取其一甘一寒之意也。

赤石脂

甘温酸涩，能收湿止血而固下《经疏》云：大小肠下后虚脱，非涩剂无以固之，其他涩药轻浮不能达下，惟赤石脂体重而涩，直入下焦阴分，故为久痢泄澼要药。疗肠澼泄痢，崩带遗精，痈痔溃疡，收口长肉，催生下胞《经疏》云：能去恶血，恶血化则胞胎无阻。东垣曰：胞胎不出，涩剂可以下之，又云：固肠胃有收敛之能，下胞衣无推荡之峻。

细腻黏舌者良，赤入血分，白入气分五色石脂各入五脏，研粉亦有煅者，水飞，畏芫花，恶大黄、松脂。

禹余粮

甘平性涩，手足阳明大肠、胃，血分重剂，治咳逆下痢，血闭癥瘕血崩，能固下李先知云：下焦有病人难会，须用余粮、赤石脂，又能催生。

石中黄粉，生于池泽无砂者佳，修治同上。

炉甘石

甘温，阳明胃经药，受金银之气，金胜木，燥胜湿，故止血消肿，收湿祛痰，除烂退赤去翳，为目疾要药炉甘石、海螵蛸、硼砂各一两，为细末，以点诸目病甚妙，入朱砂五钱则性不黏也。

产金银坑中，金银之苗也，状如羊脑，松似石脂，能点赤铜为黄今之黄铜皆其所点，煅红，童便淬七次，研粉，水飞。

无名异

咸入血，甘和血，治金疮折伤，痈疽肿毒醋磨涂，止痛生肌。

生川广，小黑石子也，一包数百枚。

钟乳_{一名鹅管}

甘温，阳明气分药_胃，本石之精，强阴益阳，通百节，利九窍，补虚劳，下乳汁。

其气慓悍，令阳气暴死，饮食倍进，昧者得此肆淫，发为痈疽淋浊，岂钟乳之罪耶！大抵命门火衰者可暂用之，否则便有害矣。

出洞穴中，石液凝成垂如水柱，如鹅翎管，碎之如爪甲，光明者真，蛇床为使，畏紫石英，恶牡丹，忌胡荽、葱、蒜、羊血、参、术。

石炭_{一名煤炭}

甘辛温，有毒，治妇人血气痛及诸毒疮，金疮出血，小儿痰痫，去锡晕，制三黄砒砂，消石。

人有中煤气毒者，昏瞀至死，唯饮冷水即解。

石灰

辛温，毒烈，能坚物散血，定痛生肌，止金疮血_{腊月用黄牛胆汁和，纳胆中，阴干用}，杀疮虫_{足肚生疮成漏，名膶漏，以石灰温泡熏洗，觉痒即是也，洗数次愈。○禾苗生虫虱，掺之即除，或加入豆饼粪草之中亦可}，蚀恶肉，灭瘢疵_{和药点痣}，解酒酸_{酒家多用之，然有灰之酒伤人}，内用止泻痢崩带，收阴挺_{阴肉挺出，亦名阴菌，或产后玉门不闭，熬黄水泡，澄}

清暖洗，脱肛，消积聚结核。

风化者良。

古矿灰（名地龙骨，棺下者尤佳）

火毒已出，主顽疮，脓水淋漓，敛疮口尤妙。

海石一名浮石

咸软坚，寒润下，色白体轻入肺，清其上源肺为水之上源，故又治诸淋，止嗽止渴，通淋，化上焦老痰，消瘿瘤结核顽痰所结，咸能软坚。《席上腐谈》云：肝属木当浮而反沉，肺属金当沉而反浮，何也？肝实而肺虚也，故石入水则沉，而南海有浮水之石，木入水则浮，而南海有沉水之香，虚实之反如此。

多服损人血气。

水沫日久，结成海中者，味咸更良。

阳起石

咸温，补右肾命门，治阴痿精乏，子宫虚冷，腰膝冷痹，水肿癥瘕。

命门火衰者可暂用之宗奭曰：凡石药冷热皆有毒，宜酌用。《经》曰：石药发癫，芳草发狂，芳草之气美，石药之气悍，二者相遇恐内伤脾。

出齐州阳起山，云母根也，虽大云遍境，此山独无，以云头雨脚鹭鸶毛，色白滋润者良真者难得，火煅醋淬七次，研粉水飞，亦有用烧酒、樟脑升炼取粉者，桑螵蛸为使，恶泽泻、菌桂，畏菟丝子，忌羊血。

磁石_{一名吸铁石}

辛咸，色黑，属水，能引肺金之气入肾，补肾益精，除烦祛热，治羸弱周痹，骨节酸痛_{肾主骨}，恐怯怔忡《十剂》曰：重可去怯，磁石铁粉之属是也，惊痫肿核_{咸软坚}，误吞针铁_{末服}，能杀铁消金，通耳_{耳为肾窍}，明目_{肾水足则目明}。时珍曰：一士病目渐生翳，珍以羌活胜湿汤加减，而以磁朱丸佐之，两月而愈，盖磁石入肾，镇养真阴，使神水不外移，朱砂入心，镇养心血，使邪火不上侵，佐以神曲，消化滞气，温养脾胃生发之气，乃道家黄婆媒合婴姹之理，方见孙真人《千金方》，但云明目而未发出用药之微义也，止金疮血。

可暂用而不可久《经疏》云：石药皆有毒，独磁石冲和无悍猛之气，又能补肾益精，然体重渍酒优于丸散。

色黑能吸铁者真，火煅^①醋淬，研末水飞，或醋煮三日夜，柴胡为使，恶牡丹。

代赭石

苦寒，入肝与心包血分，除血热，治吐衄崩带，胎动产难，翻胃噎膈_{仲景治伤寒汗吐下后，心下痞硬噫气，用代赭旋覆汤，取其重以镇虚逆，赤以养阴血也}，哮呷有声_{卧睡不得，土朱末调服}，金疮长肉。

煅红醋淬，水飞，干姜为使，畏雄、附。

---

① 煅：原作煾，据戊申本改。

空青

甘酸而寒，益肝明目，通窍利水。

产铜坑中，大块中空有水者良_{世多伪为之，不得以中空有水，而遂}
信以为真。

石胆一名胆矾

酸涩辛寒，有小毒，入少阳胆经，性敛而能上行，涌吐风
热痰涎，发散风木相火，治喉痹醋调咽，吐痰涎，立效，咳逆痉痫，
崩淋，能杀虫治牙虫疮毒，阴蚀。

产铜坑中，乃铜之精液故能入肝胆，治风木，磨铁作铜色者真，形
似空青，鸭嘴色为上市人多以醋揉青矾伪之。畏桂、白薇、辛夷、芫花。

礜石

辛，大热，有毒，治坚癖痼冷，寒湿风痹苏恭曰：攻寒冷之病，
最良。

时珍曰：性气与砒石相近不炼服，杀人。有苍白数种，火烧
但解散，不能脱其坚，置水不冻者真此石生于山无雪，入水不冰。恶
羊血。

砒石

辛苦而酸，大热大毒，砒霜尤烈生者名砒黄，炼者名砒霜，专能

燥痰，可作吐药，疗痰在胸膈，除哮截疟今方伎家每用几厘，常见捷效，而害人者亦不少。外用蚀败肉，杀虫枯痔。

出信州故又名信石，而又隐信字为人言，衡州次之，锡之苗也故锡亦有毒，畏羊血、冷水、绿豆。

青礞石

甘咸有毒，体重沉坠，色青入肝，制以硝石，能平肝下气，为治顽痰癖结之神药痰着青礞即化为水。王隐君有礞石滚痰丸，礞石、焰硝各二两，煅研水飞净一两，大黄蒸八两，黄芩酒洗八两，沉香五钱，为末水丸，量虚实服。时珍曰：风木太过来制脾土，气不运化，积滞生痰，壅塞上中二焦，变生诸病。礞石重坠，硝性疏快，使痰积通利，诸证自除。

气弱血虚者大忌。

坚细青黑，中有白星点，硝石、礞石等份，打碎拌匀入坩锅，煅至硝尽，石色如金为度，如无金星者不入药，研末水飞，去硝毒。

花蕊石一名花乳石

酸涩气平，专入肝经血分，能化瘀血为水，止金疮出血刮末敷之即合，仍不作脓，《局方》治损伤诸血，胎产恶血血晕，有花乳石散，下死胎胞衣恶血化，则胞胎无阻。

大损阴血。

出陕、华、代地，体坚色黄，煅研水飞。

石燕

甘凉利窍，行湿热，治诸般淋沥，月水湛浊，赤白带下，肠风痔瘘，眼目障翳。

出零陵宋人修本草以食钟乳禽石燕，混收入此石燕下，故世俗误传此石能助阳，不知其正相反也。或煮汁，或磨汁，或为末水飞。

石蟹

咸寒，治青盲目翳，天行热疾，解一切金石药毒，醋磨敷痈肿。

出南海，体质石也，而与蟹相似，细研水飞。

食盐 以下卤石类

咸甘辛寒，咸润下，故通大小便，咸走血而寒胜热，故治目赤痈肿血热，咸补心，故治心虚以水制火，取既济之义，故补心药用盐炒。一人病笑不休，用盐炒赤煎沸饮之而瘳。《经》曰：神有余则笑不休。神，心火也，用盐水制火也。一妇病此半年，张子和亦用此法而愈。咸入肾故补肾药用盐汤下而主骨，故坚筋骨，治骨病齿痛擦牙甚佳，清火固齿，齿缝出血，夜以盐厚敷龈上，沥涎尽乃卧，或问咸能软坚，何以坚筋骨？不知骨消筋缓因于湿热，泻热即安矣，咸润燥，而辛泄肺煎盐用皂角收，故味微辛，今南方多石灰收，故治痰饮喘逆，咸软坚，故治结核积聚，又能涌吐醒酒水胜火，解毒火热即毒也，能散火凉血，杀虫浙西将军中蚯蚓毒，每夕蚓鸣于体，一僧教以盐汤洗身，数日而愈，定痛止痒体如虫行，风热也，盐汤浴三四次佳，亦治一切风气，凡汤火伤，急以盐末掺之，护肉不坏，再用药敷，洗目去风。

凡痰嗽哮证盐能伤肺，血病消渴走血渗津，及水胀俱大忌，或引痰生，或凝血脉，或助水邪，或损颜色，或伤筋力，故西北人不耐咸，少病多寿，东南人嗜咸少寿多病嘉言曰：《经》谓味过于咸，大骨气劳，以食盐过多，峻补其肾，腰骨高大之所，其气忽积，喜于作劳，气既勃勃内动，则精关勃勃欲开，虽不见可欲而不觉关开莫制矣。尝见高僧高道栖真习定，忽焉气动精倾，乃知味过于咸，大骨气劳之说，不尽关于情欲也。《经》谓强力入房，肾气乃伤，高骨乃坏，此固嗜欲无节者之本病，奈何清修卓练之士，每于蔬菜间多食咸，藏厚味以亏道体，无有以《内经》之理一陈其前者，及病已成而食淡斋，长年累月自苦，亦足补偏救弊，然不如当日味勿过咸之超矣。○盐品颇多，江淮南北盐生于海，山西解州盐生于池，四川、云南盐生于井，戎盐生于土，光明盐或生于阶成山崖，或产于五原盐池，状若水晶，不假煎炼，故一名水晶盐，石盐生于石，木盐生于树，蓬盐生于草，造化之妙，诚难穷也。

戎盐一名青盐

甘咸而寒，入肝肾，助水脏，平血热，治目痛赤涩散肝经风热，吐血溺血，齿舌出血，坚骨固齿擦牙良，明目乌须，功同食盐而更胜之。

出西羌，不假煎炼，方棱明莹色青者良。

凝水石

辛咸大寒，治时气热盛，口渴水肿。

盐精渗入土中，年久结成，清莹有棱，入水即化，亦名寒水石古方所用寒水石是凝水石，唐宋诸方用寒水石即石膏。

玄精石

太阴之精，咸寒而降，治上盛下虚，救阴助阳同硫黄、消石用，有扶危拯逆之功正阳丹用治伤寒壮热，来复丹用治伏暑热泻。

出解池通泰积盐处，咸卤所结，青白莹彻，片皆六棱者良今世用者多是绛石。

朴硝即皮硝、芒硝

辛能润燥，咸能软坚，苦能下泄，大寒能除热，朴硝酷涩性急，芒硝经炼稍缓，能荡涤三焦肠胃实热，推陈致新与大黄同，盖邪气不除，正气不能复也，治阳强之病，伤寒《经》曰：人之伤于寒也，必病热，盖寒郁而为热也疫痢，积聚结癖，留血停痰，黄疸淋闭，瘰疬疮肿，目赤障翳，通经堕胎《经疏》云：硝者，消也。五金八石皆能消之，况脏腑之积聚乎！其直往无前之性，所谓无坚不破，无热不荡者也，病非邪实深固结不通，不可轻投，恐误伐下焦真阴故也。无己曰：热淫于内，治以咸寒，气坚者以咸软之，热盛者以寒消之，故仲景大陷胸汤，大承气汤，调胃承气汤，皆用芒硝以软坚去实热，结不至坚者不可用也，佐之以苦，故用大黄相须为使。按：芒硝消散，破结软坚，大黄推荡，走而不守，故二药相须，同为峻下之剂。好古曰：《本草》言芒硝堕胎，然妊娠伤寒可下者兼用大黄，以润燥软坚泻热，而母子相安。《经》曰：有故无殒亦无殒也，此之谓欤。谓药自病当之，故胎无患也。

硝能柔五金，化七十二石为水，生于卤地，刮取煎炼在底者为朴硝，在上者为芒硝，有牙者为马牙硝，置风日中消尽水气轻白如粉为风化硝，大黄为使《本经别录》：朴硝、硝石虽分二种，而气味主治略同，后人辨论纷然，究无定指。时珍曰：朴硝下降属水，性寒，硝石为造炮焰硝，上升属火，性温。

玄明粉

辛甘咸冷，去胃中实热，荡肠中宿垢讱庵曰：有泻痢不止，用大黄、玄明粉以推荡之而泻痢反止，盖宿垢不净，疾终不除，《经》所谓通因通用也，润燥破结，消肿明目血热去则肿消而目明。

朴硝煎化，同莱菔煮，再同甘草煎，入罐煅炼去其咸寒之性，阴中有阳，性稍和缓，用代朴硝。胃虚无实热者均为大戒，俱忌苦参。

硇砂

咸苦辛热，有毒，消食破瘀，治噎膈癥瘕，去目翳胬肉凡煮硬肉投少许即易烂，故治噎膈癥瘕，肉积有殊功。

热毒之性能烂五金，《本草》称其能化人心为血，亦甚言不可轻用尔。

出西戎，乃卤液结成，状如盐块，置冷湿处即化，白净者良，水飞过，醋煮，干如霜，刮下用。

蓬砂

甘咸而凉，色白质轻，故除上焦胸膈之痰热，治喉痹口齿诸病初觉喉中肿痛，含化咽津则不成痹，能柔五金而去垢腻，故治噎膈积块，结核胬肉，目翳骨鲠咸能软坚，含之咽汁。

证非有余，切勿轻用。

出西番者，白如明矾；出南番者，黄如桃胶。能制汞、哑铜蓬砂、硇砂并可作金银焊。

石硫黄

味酸有毒，大热纯阳硫黄阳精极热，与大黄极寒并号将军，补命门真火不足，性虽热而疏利大肠，与燥涩者不同热药多秘，唯硫黄暖而能通，若阳气暴绝，阴毒伤寒，久患寒泻，脾胃虚寒，命欲垂绝者用之，亦救危，妙药也。治寒痹冷癖，足寒无力，老人虚秘《局方》用半硫丸，妇人阴蚀，小儿慢惊，暖精壮阳，杀虫疗疮，辟鬼魅，化五金，能干汞好古曰：太白丹、来复丹皆用硫黄，佐以硝石，至阳佐以至阴，与仲景白通汤佐以人尿、猪胆汁意同，所以治内伤生冷，外冒暑湿，霍乱诸病，能除捍挌之寒，兼有伏阳不得不尔，如无伏阳只是阴虚，更不必以阴药佐之。《夷坚志》云：唐与正亦知医，能以意治病。吴巡检病不得溲，卧则微通，立则不能涓滴，遍用通药不效，唐问其平日自制黑锡丹常服，因悟曰：此必结砂时，硫飞去，铅不死，铅砂入膀胱，卧则偏重，犹可溲，立则正塞水道，故不通。取金液丹三百粒，分十服，瞿麦汤下，铅得硫则化，水道遂利。家母舅童时亦病溺涩，服通淋药罔效。老医黄五聚视之曰：此乃外皮窍小，故溺时艰阻，非淋证也，以牛骨作屑，塞于皮端，窍渐展开，使重服通利药得不更变他证乎？○硫能化铅为水，修炼家尊之为金液丹。

用之得当兼以制炼得宜，淫房断绝者能之，一有不当，贻祸匪轻。

番舶者良最难得，取色黄如石者，以莱菔剜空，入硫合定，糠火煨熟，去其臭气，以紫背浮萍煮过，消其火毒，以皂荚汤淘其黑浆。一法绢袋盛酒，煮三日夜。一法入猪大肠烂煮三时，畏细辛、醋、诸血。

土硫黄

辛热腥臭，止可入疮药，不可服饵。

白矾

酸咸而寒，性涩而收，燥湿追涎，化痰坠浊，解毒除风，杀虫止血，定痛，通大小便，蚀恶肉，生好肉，除瘤热在骨髓髓为热所劫则空，故骨痿而齿浮，治惊痫黄疸，血痛喉痹，齿痛风眼，鼻中瘜肉，崩带脱肛，阴蚀阴挺阴肉挺出，肝经之火，疔肿痈疽，瘰疬疮癣，虎犬蛇虫咬伤李迅曰：凡发背当服蜡矾丸，以护膜，防毒气内攻，矾一两、黄蜡七钱，溶化和丸，每服十丸，渐加至二十丸，日服百丸则有力，此药护膜托里，解毒化脓之功甚大。时珍曰：能吐风热痰涎，取其酸苦涌泄也，治诸血痛，阴挺脱肛，疮疡，取其酸涩而收也，治风眼痰饮，泄痢崩带，取其收而燥湿也，治喉痹痈蛊蛇伤，取其解毒也。○以白矾、茶芽捣末，冷水服，解一切毒。

多服损心肺伤骨宗奭曰：却水故也，书纸上水不能濡，故知其性，却水也。

取洁白光莹者，煅用，生用解毒，煅用生肌，又法以火煅，地洒水于上，取矾布地以盘覆之，四面灰拥一日夜，矾飞盘上扫收之为矾精，未尽者更如前法，再以醋化之名矾华，七日可用，百日弥佳。甘草为使，畏麻黄，恶牡蛎。

绿矾

酸涌凉散涩收，燥湿化痰，解毒杀虫，利小便，消食积同健脾药用，**散喉痹**醋调咽汁。时珍曰：胀满黄肿，疟痢方多用之，其源则自仲景用矾石、硝石，治女劳黄疸方中变化而来。**主治略同白矾。**

一名皂矾以其可以染皂色故名，**深青莹洁者良，煅赤名绛矾，能入血分，伐肝木，燥脾湿**《仙传方》载伐木丸，苍术二斤，米泔浸黄酒面曲四两，炒绛矾一斤，醋拌晒干，入瓶，火煅为末，醋和丸，酒下，治水来克土，心腹中满，或黄肿如土色。

消石

辛苦微咸，大热，毒烈，治伤冷霍乱吐利，心腹疼痛，破积散坚。

不宜轻服。

又名火硝，焰硝得火则焰，故名，朴消阴寒，属水下走，能荡涤积滞。消石，大热，属火上升，能破^①积散坚。煅制^②礞石，则除积滞痰饮，盖礞石性寒^③而降，消石性^④热而升，一升一降，一阴一阳，此制方之妙也。

---

① 破：原不清楚，据恒德本改。
② 煅制：原不清楚，据恒德本改。
③ 寒：原不清楚，据恒德本改。
④ 性：原不清楚，据恒德本改。

卷五中

水部 天水类、地水类

立春天雨水

甘平，宜煎发散及补中益气药《医学正传》云：其性始是春升生发之气。故可以煮中气不足清气不升之药。○又立春、清明二节贮水谓之神水，宜浸造诸风脾胃虚损，诸丹丸散及药酒，久留不坏。时珍曰：一年二十四节气，一节主半月，水之气味随之变迁，此乃天地之气候相感，又非疆域之限也。

小满、芒种、白①露三节内水

并有毒，造药酿酒醋一应食物皆易败坏，人饮之亦生脾胃疾。

梅雨水

洗疮疥，灭瘢痕，入酱易熟藏器曰：江淮以南地气卑湿，五月上旬连下旬尤甚，《月令》"土润溽暑"，是五月中气，过此节以后，皆须曝书画，梅

————
① 白：原作"百"，据戊申本改。

雨沾衣便腐黑，浣垢如灰汁，有异他水，但以梅叶汤洗之乃脱。时珍曰：梅雨或作霉雨，言其沾衣及物皆生黑霉也，芒种后逢壬为入梅，小暑后逢壬为出梅，又以三月为迎梅雨，五月为送梅雨，此皆湿热之气，郁遏熏蒸酿为霏雨，人受其气则生病，物受其气则生霉，故此水不可以造酒醋，其上润溽暑，乃六月中气，陈氏之说误矣。

重午日午时水

宜造疟痢、疮疡、金疮、百虫、蛊毒诸丹丸。

神水

甘寒，治心腹积聚及虫病，和獭肝为丸服，又饮之，清热化痰，定惊安神《金门记》云：五月五日午时有雨，急伐竹，竿中必有神水，沥取为药。

寒露、冬至、小寒、大寒及腊日水

宜浸造滋补五脏，及痰火、积聚、虫毒诸丹丸，并煮酿药酒。

液雨水

杀百虫，宜煎杀虫消积之药立冬后十日为入液，至小雪为出液，得雨谓之液雨，亦曰药雨，百虫饮此皆伏蛰，至来春雷鸣起蛰乃出也。

露水

甘平，止消渴，宜煎润肺之药，秋露造酒最清冽，百花上露令人好颜色_{霜杀物，露滋物，性随时异也，露能解暑，故白露降则处暑矣，疟必由暑，故治疟药露一宿服。}

霜

甘寒，解酒热，治伤寒鼻塞，酒后诸热面赤，和蚌粉敷暑月痱疮及腋下赤肿立瘥_{时珍曰：阴盛则露凝为霜。《乾象占》云：天气下降而为露，清风薄之而成霜。。凡收霜以鸡羽扫之瓶中，密封阴处，久亦不坏。}

腊雪

甘寒，治时行瘟疫，宜煎伤寒火喝之药，抹痱良。

腊雪密封阴处，数十年亦不坏_{冬至后第三戊为腊，腊雪大宜菜麦，又杀虫蝗，用水浸五谷种，则耐旱不生虫，洒几席间则蝇自去，淹藏一切果食不蛀蠹，岂非除虫蝗之验乎。○春雪有虫，水亦易败，所以不用。}

冰

甘寒，太阴之精，水极似土，变柔为刚，所谓物极反兼化也，伤寒阳毒热甚昏迷者，以一块置膻中良_{两乳中间}，解烧酒毒_{藏器曰：盛夏食冰与气候相反，冷热相激却致诸疾也。《食谱》云：凡夏用冰，止}

可隐映饮食，令气凉耳，不可食之。虽当时暂快久乃成疾也。宋徽宗食冰太过病脾疾，国医不效，召杨介进大理中丸，上曰：服之屡矣，介曰：疾因食冰，臣请以冰煎此药是治受病之原也，果愈，若此可谓活机之士矣。

潦水

甘平，宜煎调脾胃，去湿热之约仲景治伤寒瘀热在里，身发黄，麻黄连轺赤小豆汤，煎用潦水者，取其味薄，不助湿气利热也。

降注雨水为潦，又淫雨为潦韩退之诗云：潢潦无根源，朝灌夕已除。

半天河

甘微寒，治鬼疰狂邪恶毒，洗诸疮，主蛊毒，杀鬼精，恍惚妄语，与饮之，勿令知之，槐树间者，主诸风及恶疮，风瘙疥痒。

一名上池水此竹篱头水及空树穴中水也。《战国策》云：长桑君饮扁鹊以上池之水，能洞见脏腑，注云上池水，半天河水也。

流水

以下地水类。〇时珍曰：天下之水，灭火濡枯则同，至于性从地变，质与物迁，未尝同也。千里水、东流水、甘澜水用流水以瓢扬万遍，故又名劳水。

甘平，主五劳七伤，肾虚脾弱，阳盛阴虚，目不能瞑，及霍乱吐利，伤寒后欲作奔豚藏器曰：千里水、东流水皆堪荡涤邪秽，煎煮汤药。思邈曰：江水流泉远涉，顺势归海，不逆上流，用以治头，必归于下，故治五劳七伤羸弱之病，煎药宜以陈芦劳水，取其水不强，火不盛也，无江水则以千里东流水代之，如泾渭之类。时珍曰：劳水即扬泛水，仲景谓之甘澜水，用流水二斗置大盆中，以杓高扬之千万遍，有沸珠相逐，乃取煎药，盖水性本咸而体重，劳则甘而轻，取其不助肾气而益脾胃也。《医学正传》云：甘澜水，甘温而性柔，故烹伤寒阴证等药用之，顺流水性顺而下流，故治下焦腰膝之证，及通利大小便之药用之。急流水，湍上峻急之水，其性急速而下达，故通二便风痹之药之。宗奭曰：东流水取其性顺疾速通膈下关也。张从正曰：昔有患小便闭者，众工不能治，令取长川急流之水煎前药，一饮立溲，水可不择乎！。

逆流水

性逆而倒上，治中风卒厥，头风疟疾，咽喉诸病，宣吐痰饮。

井泉水

新汲者疗病宜人若停污浊暖，非直无益，亦且损人，解热闷烦渴，平旦第一汲为井华水，其功极广，凉能清热，甘可助阴，宜煎补阴药，及气血痰火药凡井水有远从地脉来者为上，有从近处江湖渗来者次之，其城市沟渠污水杂入者成碱，用须煎滚，停一时，候碱澄乃用之，否则气味俱恶，不堪入药食茶酒也，雨后水浑，须擂入桃杏仁澄之。

醴泉

甘平，治心腹痛，痓疰鬼气邪秽之属，并就泉空腹饮之，又止消渴，反胃霍乱，亦以新汲者为佳。

一名甘泉时珍曰：醴，薄酒也，泉味如之，故名。出无常处，王者德至渊泉，时代升平，则醴泉出，可以养老。《瑞应图》云：醴泉，井之精也，味甘如醴，流之所及草木皆茂，饮之令人多寿。《东观记》云：光武中元元年，醴泉出，京师人饮之者，痼疾皆除。

玉井水

甘平，久服神仙，令人体润毛发不白藏器曰：诸有玉处，山谷水泉皆是也，山有玉而草木润，身有玉而毛发黑，玉既重宝，水又灵长，故有延生之望。今人近山多寿者，岂非玉石津液之功乎，太华山有玉，水溜下土，人得服之多长生。

乳穴水

甘温，久服肥健人，能食体润不老，与钟乳同功。

近乳穴处流出之泉也人多取水作饮，酿酒大有益，其水浓者秤之重于他水，煎之上有盐花，此真乳液也。

温泉一名温汤

辛热微毒，治诸风筋骨挛缩，及肌皮顽痹，手足不遂，无眉发疥癣诸疾，在皮肤骨节者，入浴。浴讫当大虚惫，可随病与药及饮食补养，非有病人不宜轻入汪颖曰：庐山有温泉，方士往往教患疥癣、风癞、杨梅疮者，饱食入池久浴，得汗出乃止，旬日自愈也。藏器曰：下有硫黄即令水热，犹有硫黄臭，硫黄主诸疮，故水亦宜然，当其热处，可焯猪羊熟鸡子也。《渔隐丛话》云：汤泉多作硫黄气，浴之则袭人肌肤，唯新安黄山是朱砂泉，春时水即微红色，可煮茗，长安骊山是矾石泉，不甚作气也。朱砂泉虽红而不热，当是雄黄尔，有砒石处亦有汤泉，浴之有毒。

阿井水

甘咸平，下膈疏痰止吐。

阿井在兖州阳谷县，即古东阿县也《笔谈》云：古说济水伏流地中，今历卜①，凡发地下，皆是流水，东阿亦济水所经，其性趋下，清而且重，用搅浊水则清，故以治瘀浊及逆上之痰也。又青州范公泉亦济水所注，其水用造白丸子，利膈化痰。

山岩泉水

甘平，治霍乱烦闷呕吐，腹空转筋，恐入腹，宜多服之名曰洗肠，勿令腹空，空则更服，人皆惧此，然尝试有效，但身冷力弱者，防致脏寒，当以意消息之。

此山岩土石间所出泉，流为溪涧者也《尔雅》云：水正出曰槛泉，悬出曰沃泉，反出曰泛泉，其泉源远清冷，或山有玉石美草木者为良，其山有黑土毒石恶草者不可用。陆羽曰：凡瀑涌漱湍之水，饮之令人有颈疾。汪颖曰：昔在浔阳，忽一日城中，马死数百，询之云：数日前雨洗出山谷蛇虫之毒，马饮其水然也。

海水

咸，微温，有小毒，煮浴，去风瘙癣，饮一合，吐下宿食胪胀。

---

① 卜：原作"十"，据戊申本改。

地浆 一名土浆

甘寒，治泄痢冷热赤白，腹内热毒绞痛，解一切鱼肉菜果药物诸菌毒菌音郡，生朽木及湿地上，亦名蕈，枫树上菌，食之令人笑不休，服此即解，及虫蜞入腹误食马蝗蜞入腹生子，用此下之，中暍卒死者取道上热土围脐，令人尿其中，仍用热土、大蒜等份，捣末去渣，灌之即活。《卫生宝鉴》云：中暑霍乱，乃暑热内伤，七情迷乱所致。阴气静则神藏，躁则消亡，非至阴之气不愈，坤为阴，地属阴，土曰静顺，地浆作于墙阴坎中，为阴中之阴，能泻阳中之阳也。

掘黄土地作坎，深三尺，以新汲水沃入搅浊，少顷取清用。

百沸汤

助阳气，行经络汪颖曰：热汤须百沸者佳，若半沸者，饮之反伤元气作胀。宗奭曰：热汤能通经络，患风冷气痹人，以汤淋脚至膝上，厚覆取汗周身，然别有药特假阳气而行尔，四时暴泻痢，四肢脐腹冷，坐深汤中浸至腹上，频频作之，生阳诸药，无速于此，虚寒人始坐汤中必颤，仍常令人伺守之。张从正曰：凡伤风寒酒食，初起无药，便饮太和汤碗许，或酸齑汁亦可，以手揉肚，觉恍惚，再饮再揉，至无所容，探吐汗出则已。时珍曰：仲景治心下痞，按之濡，关上脉浮，大黄黄连泻心汤，用麻沸汤煎之，取其气薄而泄虚热也。《灵验篇》云：有人患风疾数年，掘坑令坐坑内，解衣以热汤淋之，良久以簟盖之，汗出而愈，此亦通经络之法也。时珍常推此意，治寒湿加艾煎汤，治风虚加五枝或五加煎汤淋洗，觉效更速也。切庵曰：感冒风寒而以热汤澡浴，亦发散之一法，故《内经》亦有可汤熨可浴，及摩之浴之之文。○《备急方》治心腹卒胀痛欲死，煮热汤以渍手足，冷即易之。

一名太和汤，一名麻沸汤。

生熟汤 一名阴阳水

调中消食，治霍乱吐泻，有神功 时珍曰：上焦主纳，中焦腐化，下
焦主出，三焦通利，阴阳调和，升降周流，则脏腑畅达。一失其道，二气淆乱，浊
阴不降，清阳不升，故发为霍乱呕吐之病，饮此汤辄定者，分其阴阳使得其平也。
按：霍乱有寒热二证，仓卒患此，脉候未审，慎勿轻投偏热偏寒之剂，曾见有服姜
汤而立毙者。唯饮阴阳水为最稳，霍乱邪在上焦则吐，邪在下焦则泻，邪在中焦则
吐泻交作，此湿霍乱证犹易治。唯心腹绞痛，不得吐泻，名干霍乱，俗名绞肠痧，
其死甚速，古方用盐熬热，童便调服，极为得治，勿与谷食，即米饮下咽亦死。

以新汲水，百沸汤合一盏和匀。

齑水

酸咸，吐痰饮宿食，酸苦涌泄为阴也。
此乃作黄齑菜水也。

卷五下

火　部

桑柴火

主治痈疽发背不起，瘀肉不腐，及阴疮瘰疬，流注臁疮顽疮，燃火吹灭，日灸二次，未溃拔毒止痛，已溃补接阳气，去腐生肌，凡一切补药诸膏宜此火煎之，但不可点艾伤肌震亨曰：火以畅达，拔引郁毒，此从治之法也。时珍曰：桑木能利关节，养津液，得火则拔引毒气而祛逐风寒，所以能去腐生新也。《抱朴子》云：一切仙药，不得桑煎不服，桑乃箕星之精，能助药力，除风寒痹诸痛，久服终身不患风疾故也。

炭火

栎炭火

宜煅炼一切金石药。

烰炭火

宜烹煎炙焙百药丸散时珍曰：烧木为炭，木久则腐，而炭入土不腐者，木有生性，炭无生性也，葬家用炭能使虫蚁不入，竹木之根自回，亦缘其无生性尔。

芦火、竹火

宜煎一切滋补药时珍曰：凡服汤药，虽品物专精，修治如法，而煎药者卤莽造次，水火不良，火候失度，药亦无功。观夫茶味之美恶，饭味之甘馏，皆系于水火烹饪之得失，故煎药须用小心老成人，以深罐密封，新水活火，先武后文，如法服之，未有不效者。火用陈芦枯竹取其不强，不损药力也；桑柴火取其能助药力；烨炭取其力慢；栎炭取其力紧。温养用糠及马屎牛屎者，取其暖而能使药力匀遍也。

灯火

治小儿惊风昏迷，搐搦窜视诸病，又治头风胀痛，视头额太阳络脉盛处，以灯心蘸麻油点灯焠之良，外痔肿痛者亦焠之，油能去风解毒，火能通经也。小儿初生，因冒寒气欲绝者，勿断脐，急烘絮包之，将胎衣烘热用灯炷于脐下，往来燎之，暖气入腹内，气回自苏。又烧铜匙柄，熨烙眼弦内，去风退赤甚妙时珍曰：凡灯惟胡麻油、苏子油燃者，能明目治病，其余诸油灯烟，皆能损目，亦不治病也。

灯花

主治敷金疮，止血生肉，小儿邪热在心，夜啼不止，以二三颗灯心调抹乳吮之时珍曰：昔陆贾言灯花爆而百事喜。《汉书·艺文志》有占灯花术，则灯花固灵物也。钱乙用治夜啼，其亦取此义乎？明宗室富顺王一孙嗜灯花，但闻其气即哭，索不已，时珍诊之曰：此癖也，以杀虫治癖之药，丸服一料而愈。

土　部

黄土

甘平，治泄痢冷热赤白，腹内热毒绞结痛，下血，又解诸药毒，中肉毒，合口椒毒，野菌毒《钱乙传》云：元丰中，皇子仪国公病瘈疭，国医未能治，长公主举乙入进黄土汤而愈，神宗召见问其故，对曰：以土胜水，水得其平则风自退尔。《夷坚志》云：吴少师得疾，数月消瘦，每日饮食入咽，如万虫攒攻，且痒且痛，皆以为劳瘵，迎明医张锐诊之，锐令明旦勿食，遣卒诣十里外，取行路黄土，至，以温酒二升搅之，投药百粒饮之，觉痛几不堪，及登涸，下马蝗千余，其半已困死，吴亦愈甚，调理三日乃安，因言夏月出师燥渴，饮润水一杯，似有物入咽，遂得此病。锐曰：虫入食人脏，势必孳生，饥则聚咂精血，饱则散处脏腑，苟知杀之而不能扫取，终无益也，是以请公枵腹以诱之，虫久不得土味又喜酒，故乘饥毕集，一洗而空之。凡跌打损伤，及木石所伤，取净土五升蒸热，以故布重裹作二包，更互熨之，勿大热，恐破肉，痛止则已，虽瘀血凝积，气绝欲死者亦活。

张司空言：三尺以上曰粪，三尺以下曰土，凡用当去上恶物，勿令入客水藏器曰：土气久触，令人面黄，掘土犯地脉，令人上气身肿，掘土犯神杀，令人生肿毒。

伏龙肝

辛温，调中止血，去湿消肿，治咳逆反胃，吐衄崩带，尿血遗精，肠风痈肿醋调涂，脐疮研敷，丹毒腊月猪脂或鸡子白调敷，催生下胎子死腹中，水调三钱服。

功专去湿，无湿勿用。

多年灶心黄土须用对釜脐①下者。

东壁土

甘温，治霍乱烦闷，泄痢温疟，疗下部疮，脱肛，小儿风脐，摩干湿二癣。

弘景曰：此屋之东壁上土也，常先见日故尔藏器曰：东壁先得太阳烘炙，故治瘟疫。初出少火之气壮，及当午则壮火之气衰，故不用南壁而用东壁。时珍曰：昔一女忽嗜河中污泥，日食数碗，玉田隐者以壁间败土调水饮之，遂愈。又凡脾胃湿多，吐泻霍乱者，以东壁土、新汲水搅化澄清，服之即止。盖脾主土，喜燥而恶湿，故取太阳真火所照之土，引真火生发之气，补土而胜湿，则吐泻自止也。《岭南方》治瘴疟，香椿散内用南壁土。近方治反胃呕吐，用西壁土者，或取太阳离火所照之气，或取西方收敛之气，然皆不过借气补脾胃也。

墨

辛温，止血震亨曰：墨属金而有火，入药甚健，性又能止血生肌，飞丝尘芒入目，浓磨点之，点鼻止衄，猪胆汁磨涂诸痈肿醋磨亦可，酒磨服治胞胎不下。

宗奭曰：墨松之烟也，世有以粟草灰伪为者，不可用，惟松烟墨方可入药，惟远烟细者为佳，粗者不可用。

---

① 脐：原不识，据戊申本改。

釜脐墨_{一名釜煤}

辛温，治中恶蛊毒，吐血血晕，以酒或水温服二钱，亦涂金疮，止血生肌，消食积舌肿，喉痹口疮，阳毒发狂_{古方治伤寒，黑奴丸用釜底墨、灶突墨、梁上尘三物同合诸药，为其功用相近尔。}

百草霜

辛温止血鼻衄者水调涂之，红见黑则止，水克火也，消积，治诸血病，伤寒阳毒发狂，疸膈疟痢，咽喉口舌，白秃诸疮_{时珍曰：皆兼取火化，从治之法。}

灶突上烟煤_{其质轻细故谓之霜。}

梁上尘_{一名乌龙尾}

辛苦微寒，治腹痛噎膈，中恶鼻衄，小儿软疮，消食积，止金疮血出，齿龈出血。

时珍曰：凡用倒挂尘，烧令烟尽，筛取末入药。

碱

辛苦涩温，消食磨积，去垢除痰，治反胃噎膈，点痣靥疣赘_{与矿灰等份，用小麦秆灰汁煎干为末，针刺挑破，水调点之，三日三上即去，须新合乃效。}发面、浣衣多用之。

取蓼蒿之属，浸晒烧灰，以原水淋汁，每百斤入粉面二三斤，则凝淀如石。

孩儿茶

苦涩微寒，清上膈热，化痰生津，止血收湿，定痛生肌，涂金疮口疮蓬砂等份，阴疳痔肿。

出南番，以细茶末纳竹筒埋土中，日久取出，捣汁熬成块，小润泽者上，大而枯者次之。

卷六 上

禽部 原禽类、水禽类、林禽类

燕窝 以下原禽类

甘淡平，大养肺阴，化痰止嗽，补而能清，为调理虚损痨瘵之圣药，一切病之由于肺虚，不能清肃下行者，用此皆可治之，开胃气，已劳痢，益小儿痘疹《闽部疏》云：燕窝菜竟不辨是何物！漳海边已有之，燕飞渡海中，翮力倦则掷置海面，浮之若杯，身坐其中，久之复衔以飞。《泉南杂记》云：闽之远海近番处，有燕名金丝者，首尾似燕而甚小，毛如金丝，临卵育子时，群飞近沙汐泥有石处，啄蚕螺食之，有询海商，闻之土番云：蚕螺背上肉有两肋，如枫蚕丝，坚洁而白，食之可补虚损，已劳痢，故此燕食之，肉化而肋不化，并津液呕出，结为小窝附石上，久之与小雏鼓翼而飞，海人依时拾之，故曰燕窝。而予近闻之漳人，殊为不然，燕窝国大海中有高山，冬月群燕来巢其上，燕矢之厚，没人两膝，春取小鱼累之窝中，人取之，林中窝毁子坠，倾覆阑干，燕之雌雄，群然悲鸣，伤物特甚，呜呼！谁为燕窝蔬房哉！生命之苦，过火燖刀割矣！苏长公谓：虽八珍之美，投箸而不忍食，此物此志耶。《闽小记》云：余在漳南，询之海上人，皆云燕衔小鱼黏之于石，久而成窝。有乌白红三色，乌色品最下，红色最难得，能益小儿痘疹，白色能愈痰疾。《广东新语》云：崖州海中石岛有玳瑁山，其洞穴皆燕所巢，燕入者如乌，唼鱼辄吐涎沫，以备冬月退毛之食，土人皮衣皮帽秉炬探之，燕惊扑人，年老力弱，或致坠崖而死，故有多获者，有空手而还者，或谓海滨石上，有海粉积结如苔，燕啄食之吐出为窝，累累岩壁之间，岛人俟其秋去，以修竿接铲取之。海粉性寒，而为燕所吞吐则暖，海粉味咸，而为燕所吞吐则甘，其形质尽化，故可以消痰开胃云：凡有乌白二色，红者难得，盖燕属火，红者尤其津液，一名燕蔬，香有龙涎，菜有燕窝，是皆补草木之不足者，故曰蔬。榆肉产于北，燕窝产于南，皆蔬也。

可入煎药，或单煮汁服 今人用以煮粥或用鸡汁煮之，虽甚可口，然乱其清补之本性，岂能已疾耶？有与冰糖同煎，则甘壅矣，岂能助肺金清肃下行耶。

燕肉不可食，损人神气。

石燕

甘温，壮阳益气，暖腰膝，添精髓，润皮肤，缩小便，御风寒岚瘴，温疫气 孟诜曰：治法取石燕二七枚，和五味炒熟，以酒一斗，浸三日，每夜卧时饮一二盏，甚能补益，令人健力能食。

一名土燕，似蝙蝠口方，食石乳汁 《广志》云：燕有三种，此则土燕乳于岩穴者。孟诜曰：石燕在乳穴石洞中者，冬月采之堪食，余月止可治病。

夜明砂 一名天鼠矢

辛寒，肝经血分药，活血消积，治目盲障翳 加石决明、猪肝煎，名决明夜灵散，治鸡盲眼，疟魃 音奇，小儿鬼，惊疳 蝙蝠及矢，并治惊疳疟痛，厥阴之病，干血气痛 《经疏》云：辛能散内外结气，寒能除血热气壅，明目之外，余皆可略。吴鹤皋曰：古人每用虻虫、水蛭治血积，以其善吮血尔。若天鼠矢乃食蚊而化者也，当亦可以攻血积。本方称其下死胎，则其能攻血块也，何疑？同鳖甲烧烟辟蚊。

蝙蝠矢也，食蚊，砂皆蚊眼，故治目疾。淘净焙，恶白薇、白蔹。

五灵脂

甘温，纯阴，气味俱厚，入肝经血分，通利血脉，散血和血，血闭能通生用，经多能止炒用，治血痹血积，血眼血痢，肠风崩中，诸血病《图经》云：血晕者，半炒半生，末服一钱，心腹气血一切诸痛，除风杀虫诸痛属于木，诸虫生于风，化痰消积，疗惊疳疟疝，蛇蝎蜈蚣伤五灵脂一两，雄黄五钱，酒调服，淬敷患处，治毒蛇咬伤。

血虚无瘀者忌用李仲南曰：五灵脂治崩中，非正治之药，乃去风之剂，冲任经虚，被风袭伤营血，以致崩中暴下，与荆芥、防风治崩义同，方悟古人识见深远如此。时珍曰：此亦一说，但未及肝血虚滞亦自生风之意，按：冲为血海，任主胞胎，任脉通，冲脉盛，则月事以时下，无崩漏之患，且易有子。

北地鸟，名寒号虫矢也即鹖鴠鸟，夜鸣求旦，夏月毛采五色，鸣曰：凤凰不如我。冬月毛落，忍寒而号曰：得过且过。高士奇曰：月令，仲冬之月，鹖鴠不鸣，似与寒号之名未协，色黑气甚臊恶，糖心润泽者真，研末，酒飞去砂石用，行血宜生，止血宜炒，恶人参。

雀

甘温，壮阳气藏器曰：冬月食之，起阳道，令人有子，益精髓，暖腰膝，缩小便，治血崩带下宗奭曰：正月以前，十月以后宜食之，取其阴阳定静未泄也，故卵亦取第一番者。苏颂曰：今人取雀肉和蛇床子熬膏，和药丸服，补下有效，谓之驿马丸。此法起于唐世，云明皇服之有验，《总录》治虚寒雀附丸，用肥雀肉三四十枚，同附子熬膏丸药，亦祖此意也。

不可同李及诸肝食，妊妇食之，令子多淫，凡阴虚火盛者勿食，服白术人忌之。

俗呼老而斑者为麻雀，小而黄口者为黄雀八九月群飞田间，体绝肥背有脂如披绵，性味皆同，可以炙食作鲊甚美，今人以之顿鸡蛋，肥而可口。

雀卵

酸温，益精血，治男子阴痿不起，女子带下，便溺不利，除疝瘕弘景曰：雀利阴阳，故卵亦然，和天雄服之，令茎不衰。《素问》云：胸胁肢满者妨于食，病至则先闻臊臭，出清液，先唾血，四肢清，目眩，时时前后血，病名血枯，得之少年时有所大脱血，若醉入房中，气竭肝伤，故月事衰少不来，治之以乌鲗鱼骨、芦茹二物并合之，丸以雀卵大如小豆，以五丸为后饭，饮鲍鱼汁，以利肠中及伤肝也，饮后药先为后饭。《本草》三药并不治血枯，而经法用之，是攻其所生所起尔。时珍曰：今人知雀卵能益男子阳虚，不知能治女子血枯。盖雀卵益精血尔。

白丁香

苦温微毒，治疝[①]瘕积胀痃癖，及目翳弩肉，痈疽疮疖，咽噤齿龋时珍曰：雀食诸谷皆易消化，故所治诸证皆取其能消烂之义也。

阴人使雄，阳人使雌，腊月采得去两畔附着者，钵中研细，以甘草水浸一宿，去水焙干用《日华》曰：凡鸟左翼掩右者是雄，其屎头尖挺直。雷敩曰：凡使勿用雀儿粪，雀儿黄口未经淫者也，其雀屎底坐尖在上是雄，两头圆者是雌。时珍曰：《别录》止用雄雀屎，雌雄分用则出自雷氏也。

---

① 疝：原不识，据戊申本改。

鸽一名鹁鸽

咸平，解诸药毒，及人马久患疥，治恶疮风癣，白癜，疬疡风。

唯白色者入药凡鸟皆雄乘雌，鸽独雌乘雄，故其性最淫。

卵

解疮毒，痘毒。

屎

名左盘龙时珍曰：野鸽者尤良，其屎皆左盘，故《宣明方》云然，消腹中痞块，瘰疬诸疮，疗破伤风，及阴毒垂死者，人马疥疮，炒研敷之。驴马和草饲之，消肿杀虫。

鸡

甘温，属巽属木故动风，补虚温中《日华》曰：黑雌鸡补产后虚劳。马益卿曰：妊妇宜食牡鸡，取阳精之全于天也。崔行功曰：妇人产死，多是富贵扰攘，致产妇惊乱故尔，屏人静产，更烂煮牡鸡汁，煮粳米粥与食，自然无恙，鸡汁性滑而濡，不食其肉恐难化也。龚云林曰：四五年老母鸡，取汤煮粥食，能固胎。孟诜曰：腹中水癖水肿，以黄雌鸡一只，如常治净，和赤小豆一升，同煮汁饮，日二夜一。时珍曰：黄者土也，雌者坤象，味甘归脾，气温益胃，故所治皆脾胃之病也。丹溪所谓鸡属土者，当指此鸡。

鸡冠

居清高之分，其血乃精华所聚，雄而丹者属阳，故治中恶惊忤以热血沥口，涂面，吹鼻良，本乎天者亲上，故涂口眼㖞斜，用老者，取其阳气充足也，能食百虫，故治蜈蚣、蚯蚓、蜘蛛咬毒。

鸡子

甘平，镇心安五脏，益气补血，清咽开音年深哮喘，鸡子略敲损，浸尿缸中三四日，煮食，姜汁、竹沥汤送，能去风痰，散热定惊，止嗽止痢醋煮食，治赤白久痢，安胎利产胞衣不下，吞卵黄二三枚，解发刺喉，令吐即下，多食令人滞闷今俗每产后即啖鸡卵，然必煮极老极熟，方易消化，若生而嫩即易停滞。

哺鸡蛋壳

主伤寒劳复，研敷下疳，麻油调搽痘毒，神效。

卵中白皮

主久咳结气《仙传外科》云：一人偶含刀在口，割舌已垂未断，一人用鸡子白皮袋之，掺止血药于舌根，血止，以蜡化蜜，调冲和膏敷鸡子白皮上，三日接住，乃去皮，只用蜜蜡勤敷，七日全安，若无速效，以金疮药参治之，此用鸡子白皮，无他，但取其柔软而薄，护舌而透药也。

鸡肶皮（一名鸡内金，一名胘胵，音皮鸥）

甘平性涩，鸡之脾也，能消水谷，除热止烦，通小肠膀胱，治泻痢便数，遗溺溺血，崩带肠风，膈消反胃，小儿食疟，男用雌，女用雄。

鸡屎白

微寒，下气消积，通利大小便，《内经》用治蛊胀，合米炒治米瘕，醋和涂蚯蚓蜈蚣咬毒雄鸡屎乃有白，腊月收之，白鸡乌骨者更良。《素问》作鸡矢醴。

乌骨鸡

甘平，鸡属木，而骨黑者属水，得水木之精气，故能益肝肾，退热补虚，治虚劳消渴，下痢噤口煮汁益胃，带下崩中，肝肾血分之病鬼击卒死者，用乌鸡冠血沥口中，令咽，仍破此鸡搨心下，冷乃弃之道边妙。

骨肉俱黑者良，舌黑者，骨肉俱黑，男用雌，女用雄女科有乌鸡丸。

雉即野鸡

酸甘微寒，补中益气力，止泻痢，治蚁瘘。

白鹤血以下水禽类

咸平，益气力，补虚乏，去风益肺《穆天子传》云：天子至巨蒐，二氏献白鹤之血饮之，益人气力也。

鹈鹕油一名淘鹅油

咸温滑，涂痈肿，治风痹，透经络，通耳时珍曰：淘鹅油性走，能引诸药透入病所拔毒，故能治聋痹肿毒诸病。剥取其脂熬化掠取，就以其嗉盛之，则不渗漏他物即透走也可见其入骨透髓之功，然但资外敷，不入汤丸。

鹅

甘温有毒，发风发疮，火熏者尤毒。

鹅血

愈噎膈反胃。

鹅卵

甘温，补中益气，多食发痼疾。

鹜即鸭

甘平微咸，入肺肾血分，补阴除蒸，止嗽利水，治热痢，化虚痰。

鸭有数种，惟毛白而乌嘴凤头者，为虚劳圣药。白属西金，黑归北水，故葛可久治痨，有白凤膏<small>时珍曰：治水利小便，宜用青头雄鸭，取水木生发之象。治虚劳热毒，宜用乌骨白鸭，取金水寒肃之象也</small>。

老者良。

热血

解金银、丹石、砒霜诸毒，及中恶溺死者，涂蚯蚓咬疮。

卵

甘寒咸，除心腹膈热，多食损人<small>孟诜曰：多食发冷气，令人气短背闷，小儿多食脚软。陈士良曰：生疮毒者食之，令恶肉突出，不可合鳖肉、李子、桑椹食</small>。

凫即野鸭

甘凉，补中益气_{孟诜曰}：九月以后，立春以前，即中食，大益病人，全胜家者，虽寒不动气，平胃消食，治水肿及热毒风，疗恶疮疖_{孟诜曰}：身上有诸小热疮，年久不愈者，但多食之即瘥，杀脏腹一切虫。

《日华》口：不可合胡桃、木耳、豆豉食。

鸊鹈 音甓梯，俗名油鸭

甘平，补中益气。

一名刁鸭，似野鸭而小，苍白文多脂，冬月取之，五味炙食甚美。

鹭鸶

咸平，益脾补气，治虚瘦。

一名白鹭_{时珍曰}：鹭，水鸟也，林栖水食，群飞成序，洁白如雪，颈细脚青，顶有长毛十数茎如丝，炙食良．

斑鸠 以下林禽类

甘平，益气助阴阳，明目愈噎_{范汪方}：治目有斑鸠丸。《总录》治目有锦鸠丸。倪惟贤氏谓斑鸠补肾，故能明目。窃谓鸠能益气，则能明目，不独补肾已尔。

性慇孝而拙于为巢。

鹊

甘寒，消结热，治消渴，石淋，去风及大小肠涩，并四肢烦热，胸膈痰结。

入药用雄其翼左覆右者是雄，又烧毛作屑，纳水中，浮者是雄。

兽部畜类、兽类、鼠类

猪以下畜类

水畜咸寒，疗肾气虚竭，狂病久不愈，其味隽永，食之润肠胃，生精液，丰肌体，泽皮肤。其性阴寒，阳事弱者勿食，能生湿痰，易招风热，伤风寒及病初起人，尤为大忌其皮有毒，头肉尤甚，伤风寒忌之者，以其补肌固表，油腻缠黏外邪，不能解散也，病初愈忌之者，以肠胃久枯，难受肥浓厚味也。○按：猪肉生痰，惟风痰、湿痰、寒痰忌之。如老人燥痰干咳，正宜肥浓以滋润之，不可执泥也。

心血

用作补心药之向导，盖取以心归心，以血导血之意。

肝

入肝，诸血药用为向导肝主藏血。《延寿丹书》云：猪临杀惊气入心，绝气归肝，皆不可多食。士材曰：肝大损人。○雄猪肝同夜明砂作丸治雀目，雀目者夜不能视，湿痰及肝火盛也。

肚

入胃健脾。

肺

补肺，治肺虚咳嗽咳血者，蘸薏仁末食。

肾

咸冷而通肾，治腰痛耳聋古今补腰肾药用之颇多。

肠

入大肠，治肠风血痔。

胆汁

苦入心，寒胜热，滑润燥，泻肝胆之火，明目疗疳，醋和灌谷道，治大便不通仲景治阳明证，内无热者，便虽秘勿攻，故用胆汁外导之法，不欲以苦寒伤胃腑也。无己曰：仲景治厥逆无脉，用白通汤加猪胆汁，盖阳气大虚，阴气内胜，纯与阳药，恐阴气格拒不得入，故加猪胆汁，苦入心而通脉，寒补肝而和阴，不致格拒也。切庵曰：此亦热因寒用之义。

脑

治头风，损男子阳道。

脬（亦作胞）

治遗溺疝气《卫生宝鉴》云：一妓病转脬，小便不通，腹胀如鼓，一医令用猪脬吹胀，以翎管安上，插入尿孔，捻脬气吹入，即大尿而愈。

脂膏

润燥利肠，散风解毒，杀虫滑产腊月炼净收用。

脊髓

补虚劳之脊痛，益骨髓，以除蒸。

蹄

煮汤通乳汁加通草一两佳，洗败疮。

悬蹄甲

治寒热痰喘，痘疮入目，五痔肠痈。

尾血

和龙脑香，治痘疮倒黡能发之。时珍曰：取其动而不息，亦有用心血者。○自蹄至此，皆用母猪。

猪肉反乌梅、桔梗、黄连时珍曰：方有脏连丸，黄连猪肚丸，岂忌肉而不忌脏腑乎。

狗

酸而咸温，暖脾益胃，脾胃暖则腰肾受荫矣，补虚寒，助阳事两肾阴茎尤胜。

狗宝（结成狗腹中者）

专攻翻胃，善理疗疽。

屎中粟米

起痘，治噎。

屎中骨

治寒热小儿惊痫。气壮多火，阳事易举者忌之，妊妇食之令子无声，热病后，食之杀人。道家以犬为地厌，忌食。

黄犬益脾，黑犬补肾，他色者不宜用也。反商陆，畏杏仁，恶蒜。

羊

甘热属火，补虚劳，益气力仲景治虚羸蓐劳，有当归羊肉汤，凡形气瘘弱者，俱宜食之，壮阳道，开胃健力，通气发疮。

羊食毒草，凡疮家及痫疾者，食之即发，宜忌之。

青羊肝色青，补肝而明目。

胆

苦寒，点风泪眼，赤障白翳腊月入蜜胆中，纸套笼住，悬檐下，待霜出，扫取点眼，又入蜜胆中蒸之候干，研为膏，每含少许，或点之，名二百味草花膏，以羊食百草，蜂采百花也。时珍曰：肝开窍于目，胆汁减则目暗，目者肝之外候，胆之精华也，故诸胆皆治目病。

肺

通肺气，止咳嗽，利小便。

肾

益精助阳。

胲（结成羊腹中者）

除翻胃。

角

明目杀虫。

血

主产后血晕闷绝，生饮一杯即活，中金银丹石砒硫一切诸毒，生饮即解。

乳

补肺肾，润胃脘大肠之燥，治反胃消渴，口疮舌肿含漱，蜘蛛咬伤有浑身生丝者饮之瘥。

胫骨

入肾而补骨，烧灰擦牙良时珍曰：羊胫骨灰可以磨镜，羊头骨可以消铁，误吞铜铁者，胫骨灰三钱，米饮下。

肉肝，青羖羊良牡羊曰羖，曰羝。胆，青羯羊良去势曰羯。乳，白羖羊良子曰羔，羔五月曰羜。反半夏、菖蒲，忌铜器及醋。

牛

甘温属土，安中补脾，益气止渴倒仓法，用牡黄牛肉二十斤，洗净煮为糜，滤去滓，熬成琥珀色，前一晚不食，至日，空腹坐密室，取汁每饮一钟，少时又饮，积数十钟，寒月温饮，如病在上则吐，在下则利，在中则吐而利，利后必渴，即饮己溺，以涤余垢，饥倦，先与米饮，二日与淡粥，次与厚粥软饭，将养一月，沉疴悉除矣。须断房事半年，牛肉五年。丹溪曰：牛坤土，黄中色，肉胃药，液无形之物也，积聚既久，回薄肠胃曲折之处，岂铢两丸散所能窥犯乎？肉液充满流行，无处不到，如洪水泛涨，一切凝滞皆顺流而去矣。此方传于西域异人，中年后，行一二次，亦却病养寿之一助也。王纶云：牛肉补中，非吐下药，借补为泻，因泻为补，亦奇方也。

乳

味甘微寒，润肠胃，解热毒，补虚劳，治反胃噎膈胃槁胃冷，脾不磨食，故气逆而成，气血不足其本也。曰痰饮，曰瘀血，曰食积，其标也，胃槁者滋血生津，胃冷者温中调气。东垣曰：上焦吐者由乎气，治宜和中而降气，中焦吐者由乎积，治宜行气而消积，下焦吐者由乎寒，治宜温中而散寒。丹溪曰：反胃噎膈，大便燥结，宜牛羊乳时时咽之，兼服四物汤为上策，不可服人乳，人乳有五味之毒，七情之火也。切庵曰：噎膈不通，服香燥药取快一时，破气而耗血是速其死也。不如少服药，饮牛乳加韭汁，或姜汁，或陈酒为佳。江南皋司患噎口痢，粒米不进，郑奠一令服牛乳，久之亦瘥。

乳饼

一名乳腐，力稍逊之。

酥酪、醍醐

皆牛羊乳所作，滋润滑泽宜于血热枯燥之人。

白水牛喉

治反胃吐食，肠结不通除两头去脂膜，醋浸，炙末，每服二钱，陈米饮下。

髓（炼过用）

补中填骨髓，久服增年。

筋

补肝强筋，益气力，续绝伤。

老病及自死之牛，服之损人。

牛黄

甘凉，清心解热，利痰凉惊，通窍辟邪，治中风入脏，惊痫口噤心热则火自生焰，肝热则木自生风，风火相搏，胶痰上壅，遂致中风不语。按：中风真中者少，类中者多，中脏者重，多滞九窍，中腑者轻，多着四肢，若外无六经形证，内无便溺阻隔，为中经络，为又轻，初宜顺气开痰，继宜养血活血，不宜专用风药。大抵五脏皆有风而犯肝者为多，肝属风木而主筋，肝病不能荣筋，故有舌强，口噤㖞斜，瘫痪不遂不仁等证，若口开为心绝，手撒为脾绝，眼合为肝绝，遗尿为肾绝，吐沫鼻鼾为肺绝，发直头摇面赤如妆，汗缀如珠者，皆不治。或止见一证，犹有可治者，**小儿胎毒，痰热诸病，发痘堕胎。**

东垣曰：牛黄入肝治筋，中风入脏者用以入骨追风，若中腑中经者误用之，反引风入骨，如油入面，莫之能出今世中风，有平素积虚而一时骤脱者，景岳以非风名之，尤忌用此。

牛有黄必多吼唤，以盆水承之，伺其吐出，迫喝即堕水，名生黄，如鸡子黄大，重叠可揭时珍曰：牛有病在心肝胆之间，凝结成黄，故还以治心肝胆之病。《经疏》云：牛食百草，其精华凝结成黄，犹人之有内丹，故能散火、消痰、解毒，为世神物，或云牛病乃生黄者，非也。轻虚气香者良观此则非病乃生黄矣。杀死角中得者名角黄，心中者名心黄，肝胆中者名肝胆黄，成块成粒总不及生者，但磨指甲上黄透指甲者为真骆驼黄易得，能乱真。产陕西者最胜，广中者力薄。得牡丹、菖蒲良，人参为使，恶常山、地黄、龙胆、龙骨。

黄明胶即牛皮胶

甘平，补阴，治诸血证，及痈疽，润燥通大便时珍曰：其性味平补，宜于虚热之人。陈自明曰：补虚用牛皮胶，去风用驴皮胶。《经验方》云：痈疽初起，酒顿黄明胶四两，服尽毒不内攻。《唐氏方》：加穿山甲四片，烧存性，用此方颇验，殊胜于蜡矾丸。

制作须精，今市中胶物之胶不堪用。

阿胶

甘平，清肺养肝，滋肾补阴，止血去瘀，除风化痰，润燥定喘，利大小肠，治虚劳咳嗽，肺痿吐脓，吐血衄血，血淋血痔，肠风下痢伤暑、伏热成痢者必用之，妊娠血痢尤宜，腰酸骨痛，血痛血枯，经水不调，崩带胎动或妊娠下血，酒煎服，及一切风病藏器曰：诸胶皆能疗风，补虚止泻，驴皮主风为最。宗奭曰：用驴皮煎胶，取其发散皮肤之外，用乌者，取其属水以制热，则生风之义也，痈疽肿毒士瀛曰：小儿惊风后，瞳神不正者，以阿胶倍人参服最良，阿胶育神，人参益气。按：阿井乃济水伏流，其性趋下，用搅浊水则清，故治瘀浊及逆上之痰也。○大抵补血与液，为肺大肠要药。

胃弱作呕吐，脾虚食不消者均忌。

用黑驴皮阿井水煎成，以黑光带绿色，夏月不软者良，剉炒成珠，或面炒，蛤粉炒化痰，蒲黄炒止血，酒化，水化，童便和用，得火良，山药为使，畏大黄。

驴溺

辛寒杀虫，治反胃噎膈须热饮之。张文仲云：昔患反胃，奉敕调治竟不能疗，一卫士云服驴尿极验，遂服二合，只吐一半，再服二合，食粥便定。宫中患反胃者五六人，同服之俱瘥。

肉

甘凉，补血益气，治远年劳损，煮汁空心饮，疗痔引虫。

白马溺

辛寒，杀虫，破癥积，治反胃《志怪》云：昔有人与奴，皆患心腹痛病，奴死剖之，得一鳖，尚活，以诸药投口中不死，有人乘白马观之，马溺堕鳖而鳖缩，遂以灌之即化成水，主乃服马溺而愈。反胃亦有因虫积者，故亦治之。

马肉

辛苦冷，有毒，不宜食，煮汁洗头疮、白秃良。

虎骨 以下兽类

辛温，属金而制木，故啸则风生，追风健骨，定痛辟邪，治风痹拘挛，疼痛惊悸，颠痫犬咬，骨鲠为末水服，犬咬敷患处。

以头骨、胫骨良 虎虽死犹立不仆，其气力尽在前胫。时珍曰：凡辟邪疰，治惊痫瘟疟，头风当用头骨，治手足风当用胫骨，治腰脊风当用脊骨，各从其类也。

肚

治反胃 取生者，存滓秽勿洗，新瓦固煅存性为末，入平胃散一两，每服三钱。按：虎肚丸，宜于食膈，若寒膈，气膈，血膈，痰膈，恐难见功。

睛

为散，竹沥下，治小儿惊痫夜啼。

爪

主辟邪，杀鬼。

肉

酸平，益气力，止多唾，疗恶心欲呕，治疟，辟三十六种精魅，入山虎见畏之。

象皮

象肉臃肿，以刀刺之半日即合，治金疮不合者，用其皮灰亦可，熬膏入散，为合金疮之要药。长肌肉之神丹烧灰和油敷下疳，神效。

犀角

苦酸咸寒，凉心泻肝，清胃中大热，祛风利痰，辟邪解毒，治伤寒时疫，发黄发斑伤寒下早，热乘虚入胃，则发斑，下迟，热留胃中，亦发斑，吐血下血，畜血发狂，痘疮黑陷，消痈化脓，定惊明目时珍曰：五脏六腑皆禀气于胃，风邪热毒必先干之，饮食药物必先入胃。角，犀之精华所聚，足阳明胃药也，故能入阳明，解一切毒，疗一切血及惊狂斑痘之证。《抱朴子》云：犀食百草之毒及棘，故能解毒，饮食有毒以角搅之则生白沫。《北户录》云：凡中毒箭，以犀角刺疮中，立愈。

大寒之性，非大热者不敢轻服，妊妇服之能消胎气。

乌而光润者良，角尖尤胜鹿取茸，犀取尖，其精气尽在是也。现成器物多被蒸煮，不堪入药，入汤剂磨汁用，入丸散，剉细，纸裹纳怀中，待热捣之，立碎《归田录》云：人气粉犀，升麻为使，忌盐。

熊胆

苦寒，凉心平肝，明目杀虫，治惊痫五痔涂之取瘥。

实热则宜，虚家当戒。

通明者佳，性善辟尘，扑尘水上，投胆少许，则豁然而开。

羚羊角

苦咸寒，羊属火，而羚羊属木，入足厥阴肝，手太阴少阴经肺、心，目为肝窍，清肝故明目去障。肝主风，其合在筋，祛风舒筋，故治惊痫搐搦，骨痛筋挛。肝藏魂，心主神明，泻心肝邪热，故治狂越僻谬，梦魇惊骇。肝主血散血，故治瘀滞恶血，血痢肿毒，相火寄于肝胆，在志为怒《经》曰：大怒则形气绝，而血菀于上。，下气降火，故治伤寒伏热，烦满气逆，食噎不通。羚之性灵，而精在角，故又辟邪而解诸毒今痘科多用以清肝火。

性寒能伐生生之气，无火热勿用。

出西地，似羊而大，角有节，最坚劲，能碎金刚石与貘骨貘音麦，能食铁，夜宿防患，以角挂树而栖角有挂纹者真，一边有节而疏，乃山驴山羊非羚也，明亮而尖不黑者良，多两角，一角者更胜，剉研极细，或磨用。

鹿茸

甘咸温，添精补髓，暖肾助阳，健骨生齿，治腰肾虚冷，四肢酸痛，头眩眼黑，一切虚损劳伤，小儿痘疮干回同人参用妙。

鹿角初生，长二三寸，分岐如鞍，红如玛瑙，破之如朽木者良太嫩者血气未足，无力，酥涂灼去毛，微炙不涂酥，则伤茸，亦有酒炙者，不可嗅之，有虫恐入鼻颡猎人得鹿紧之取茸，然后毙鹿，以血未散也，最难得不破未出血者。

鹿角

咸温，生用则散热，行血消肿醋磨涂肿毒，为末，酒服，治折伤。《医余》曰：有臁疮赤肿而痛，用凉药久不愈者，却当用温药如鹿角灰、发灰、乳香之类，此阴阳暑寒往来之理也，辟邪治梦与鬼交酒服一撮鬼精即出，能逐阴中邪气，恶血，**熬膏炼霜则专滋补，益肾生精血，强骨壮腰膝**《笔谈》云：凡含血之物，血易长，筋次之，骨最难长，故人二十岁骨髓方坚，麋鹿角无两月长至二十余斤，凡骨之长无速于此。草木亦不及之，头为诸阳之会，钟于茸角，岂与凡血比哉！时珍曰：鹿乃仙兽，纯阳多寿，能通督脉，又食良草，故其角肉食之有益。鹿一名斑龙，西蜀道士常货斑龙丸，歌曰：尾闾不禁沧海竭，九转灵丹都慢说，惟有斑龙顶上珠，能补玉堂关下穴。盖用鹿角胶与霜也。

鹿峻

鹿相交之精也，设法取之，大补虚劳。

鹿筋

主劳损续绝。

鹿肉

甘温补中，强五脏，通脉益气力。

按：上焦有痰热，胃家有火，吐血属阴衰火盛者，俱忌。

造胶霜法：取新角寸截，河水浸七日，刮净，桑火煮七日，入醋少许，取角捣成霜，用其汁加无灰酒熬成胶用，畏大黄。

麋茸、麋角

功用与鹿相仿，而温性差减熊氏《礼记疏》云：鹿是山兽，属阳，情淫而游山，夏至得阴气而解角，从阳退之象；麋是泽兽，属阴，情淫而游泽，冬至得阳气而解角，从阴退之象也。苏东坡《良方》云：补阳以鹿角为胜，补阴以麋角为胜。时珍曰：鹿补右肾精气，麋补左肾血液。

鹿角坚，而麋角松，鹿角小，而麋角大，鹿角单，而麋角双。

麝香

辛温香窜，开经络，通诸窍，透肌骨，治卒中，诸风，诸气，诸血，诸痛，痰厥惊痫^{严用和云：中风不醒者，以麝香清油灌之，先通其关。《广利方》中恶客忤垂死，麝香一钱，醋和灌之}，癥瘕瘴疟，鼻塞耳聋，目翳阴冷，辟邪解毒，杀虫堕胎，坏果败酒，治果积酒积^{东垣曰：麝香入脾治内，牛黄入肝治筋，冰片入肾治骨。}

走窜飞扬，内透骨髓，外彻皮毛。东垣云：搜骨髓之风，若在肌肉者误用之，反引风入骨。丹溪云：五脏之风忌用麝香，以泻卫气，故证属虚者，概勿施用，必不得已亦宜少用，劳怯人及孕妇不宜佩带。

研用。凡使用，当门子尤妙，忌蒜，不可近鼻，防虫入脑^{麝见人捕之，则自剔出其香，为生香，尤难得，其香聚处，草木皆黄，市人或搀荔枝核伪之。}

猫胞

甘酸温，治反胃吐食^{烧灰，入朱砂末少许，压舌下，甚效。}

尿

^{以姜或蒜擦牙鼻，或生葱纤鼻中即遗出}

治蜒蚰诸虫入耳，滴入即出。

肉

治劳疰，鼠瘘，蛊毒。

猪獾 古名貒，音端

甘酸平，长肌肉瘦人和五味煮食。宗奭曰：野兽中惟貒肉最甘美，益瘦人，治上气虚乏，咳逆劳热和五味煮食，水胀久不瘥垂死者作羹食之，下水大效。《圣惠》用粳米葱豉作粥食，服丹石动热，下痢赤白久不瘥煮肉露一宿，空腹和酱食，一顿即瘥。

狗獾 一名天狗

甘酸平，补中益气，宜人，小儿疳瘦，杀蛔虫，宜啖之，功与貒同。

兔屎 一名明月砂

辛平，杀虫明目，治劳瘵五疳，痘后生翳时珍曰：能解毒杀虫，故治目疾，疳劳疮痔，方中往往用之。沈存中《良方》云：江阴万融病劳，四体如焚，寒热烦躁，夜梦人腹拥一月，光明使人心骨皆寒。及寐，而孙元规使人遗药，服之遂平。扣①之即明月丹也，乃悟所梦。明月丹治劳瘵追虫，用兔屎四十九粒为末，硇砂如兔屎大，四十九粒为末，生蜜丸梧子大，月望前以水浸甘草一夜，五更初取汁送下七丸，有虫下，急钳入油锅内煎杀，三日不下，再服。

肝

泻肝热，故能明目。

---

① 扣：据义应为"叩"。

肉

凉血解热毒，利大肠，妊妇忌之。

獭肝

甘咸而温，止嗽杀虫，治传尸鬼疰有神功<small>葛洪云：尸疰、鬼疰</small><small>使人寒热，沉沉默默，不知病之所苦，而无处不恶，积月累年，殂殡至死，死后传人，乃至灭门，唯用獭肝，阴干为末，水服二钱，每日三服，以瘥为度。鹤皋曰：獭，阴物，昼伏夜出，故治鬼疰。</small>

肉

甘咸寒，治骨蒸热劳，血脉不行，营卫虚满，及女子经络不通，血热，大小肠秘。疗疫气温病，及牛马时行病。

不宜多食，消男子阳气。

腽肭脐<small>一名海狗肾</small>

咸热，治阴痿，精寒鬼交，尸疰<small>固精壮阳，是其本功，鬼交尸疰，盖阳虚而阴邪侵之，阳旺则阴邪自辟尔。</small>

阳事易举，骨蒸劳嗽者忌用。

两重薄皮裹丸核，皮上有肉，黄毛一穴三茎，收之器中，年年湿润如新，或置睡犬头上，惊狂跳跃者真也，用酒浸一日，纸裹炙香，剉捣，或于银器中，以酒煎熟合药<small>以汉椒、樟脑同收则不坏。</small>

豭鼠矢 _{以下鼠类}

甘微寒，治伤寒劳复发热，男子阴易腹痛_{妇人伤寒初愈，即与}交接，毒中男人，名阴易。若女人与伤寒男子交者，名阳易。《活人》有鼠矢汤。两头尖者为雄鼠矢。

胆

明目，汁滴耳中治老聋。

肉

治儿疳，鼠瘘_{河间曰：鼠性善穿而治疮瘘，因其性为用也。}

猬皮 _{古作彙，俗名刺猬}

苦平治胃逆_{宗奭曰：开胃气有功，其字从虫从胃，深有理焉，}肠风泻血，五痔_{烧末，油调敷，水服亦佳}，阴肿。煅黑存性。

肉

甘平，理胃气，治反胃，令人能食，煮汁饮又主瘘。

脂

滴耳中治聋。

胆

点痘后风眼。
似鼠而圆大，褐色攒毛外刺如栗房。

卷六中

虫部 化生类、卵生类、湿生类

桑虫 古名桑蠹虫，又名桑蝎。以下化生类

甘温，有毒 时珍曰：蝎化天牛有毒，蛴螬化蝉无毒，又可见蛴螬与蝎之性味良恶也，祛风治障翳瘀肿，小儿惊风，口疮风疳，妇人崩中，漏下赤白，堕胎下血，产后下痢，今人多用以发痘 景岳曰：桑虫，亦名桑蚕，不知创自何人，用以发痘，予尝遍考本草及痘证诸书，俱所不载，及审其质性，不过为阴寒湿毒之虫尔，惟其有毒，所以亦能发痘，惟其寒湿，所以最能败脾，顾发痘不从气血而从毒药，此与揠苗者何异，矧其湿毒侵脾，弱稚何堪，故每见多服桑虫者，毒发则唇肤俱裂，脾败则泄泻不止，人但见痘证之死，而不知其败在虫毒也，前之既覆，后可鉴矣！其奈蒙蒙者率犹长夜之不醒何，予欲呼之，用斯代析，而并咎夫作俑者之可恨。洛按：桑虫能祛风而走窜经络，其性大约与穿山甲相近，故均能发痘，然起发不由根本，元气为毒所伤，今人治痘无用之，其为害不知若干人矣。吾盐冯楚瞻，有《锦囊秘录》，其书庞杂浅鄙，全无足取，内有云：大桑虫有人参之功。噫！此黄口小儿之言也，何物匪才，敢无知妄作耶！。

虫矢功用略同。

俱烧存性研末酒调 按：牛虱啖血，例比虻虫，尤非痘家所宜，而世习用之伤人多矣。

蝉蜕

土木余气所化，吸风饮露，其气清虚，而味甘寒，故除风热，其体轻浮，故发痘疹，其性善蜕，故退目翳，催生下胞，其蜕为壳，故治皮肤疮疡瘾疹与薄荷等份为末，酒调服，其声清亮，故治中风失音，又昼鸣夜息，故止小儿夜啼。

蚱蝉

治小儿惊痫夜啼，杀疳去热，出胎下胞时珍曰：治皮肤疮疡风热，当用蝉蜕；治脏腑经络，当用蝉身，各从其类也。

蝉类甚多，惟大而色黑者入药，洗去泥土翅足，浆水煮，晒干。

蝼蛄

咸寒有毒，通便而二阴皆利，逐水而十种俱平，贴瘰疬颇效，化骨鲠殊灵弘景曰：自腰以前甚涩，能止二便；自腰以后甚利，能通二便。

治水甚效，但其性急，虚人戒之。

去翅足，炒。

䗪虫_{一名地鳖虫}

咸寒有毒，去血积，搜剔极周，主折伤，补接至妙。煎含而

木舌冰消，水服而乳浆立至_{仲景有大黄䗪虫丸，以其有攻坚下血之功也。}

虚人有瘀，斟酌用之。

畏皂荚、菖蒲。

虻虫_{一名蜚虫}

苦寒有毒，攻血，遍行经络，堕胎只在须臾_{青色入肝，专唼牛}马之血，仲景用以逐血，因其性而取用者也。

非气足之人，实有畜血者勿轻与。

去足翅，炒，恶麻黄。

蜂蜜_{俗名蜂糖，生岩石者名岩蜜，亦名石蜜。以下卵生类}

采百花之精英，合露气以酿成，生性凉，能清热，熟性温，能补中，甘而和，故能解毒，柔而滑，故能润燥，甘缓可以去急，故止心腹肌肉疮疡诸痛，甘缓可以和中，故能调营卫，通三焦，安五脏，和百药，而与甘草同功。止嗽治痢解毒润肠，最治痢疾，用姜汁和服甚佳，明目悦颜，同薤白捣涂汤火伤，煎炼成胶，通大便秘乘热纳谷道中，名蜜煎导。

大肠虚滑者虽熟蜜亦在禁例，酸者食之令人心烦，同葱食害人，食蜜饱后，不可食鲊，令人暴亡。

白如膏者良_{汪颖曰：蜜以花为主，闽广蜜热，川蜜温，西蜜凉，安宣州有黄连蜜，味小苦，点目热良，西京有梨花蜜，色白如脂，用银石器，每蜜一斤，入水四两，桑火慢熬，掠去浮沫，至滴水成珠用。}

黄蜡，甘淡而涩，微温，止痛生肌，疗下痢_{蜜质柔，性润，故滑肠胃，蜡质坚性涩，故止泻痢，}续绝伤_{蜜与蜡皆蜂所酿成，而蜜味至甘，蜡}

味至淡，故今人言无味者谓之嚼蜡。

露蜂房

甘平有毒，治惊痫瘛疭，附骨痈疽，根在脏腑<small>和蛇蜕、乱发烧灰酒服</small>。按：附骨疽不破，附骨成脓，故名，不知者误作贼风治，附骨疽痛处发热，四体乍热乍寒，小便赤，大便秘血无汗，泻热发散则消贼风，痛处不热，亦不发寒热，觉身冷，欲得热熨则小宽，宜风药治之，涂瘰疬成瘘<small>炙研猪脂和涂</small>，止风虫牙痛<small>煎水含漱</small>。时珍曰：阳明药也，取其以毒攻毒，兼杀虫之功尔，敷小儿重舌<small>烧灰酒和敷舌下，日数次</small>。

其用以毒攻毒，痈疽溃后禁之。

取露天树上者<small>洗疮煎用，治痈肿醋调涂</small>。

虫白蜡

甘温，生肌止血，定痛补虚，续筋接骨<small>丹溪曰：白蜡属金，受收敛坚强之气，为外科要药，与合欢皮同入长肌肉膏中，用之神效</small>。

虫食冬青树汁，久而化为白脂，黏敷树枝，至秋刮取，以水煮溶，滤置冷水中，则凝聚成块<small>入以和油浇烛，大胜蜜蜡</small>。〇唐宋以前浇烛入药，所用白蜡皆蜜白蜡也，此虫白蜡则自元以来人知之，今则为日用物矣。

五倍子<small>一名文蛤</small>

酸涩能敛肺，咸寒能降火生津，化痰止嗽，止血敛汗<small>郑赞寰曰：焙研极细，以自己漱口水调敷脐上，治盗汗如神，解酒，疗消渴泄痢，</small>

疮癣五痔，下血脱肛，脓水湿烂，子肠坠下，散热毒，消目肿煎水洗之，敛疮口热散，疮口自敛，其色黑能染须丹溪曰：倍子属金与水，嚼之，善收顽痰，解热毒，黄昏咳嗽，乃火浮入肺，不宜用凉药，宜五味、五倍敛而降之。《医学纲目》云：王元珪虚而滑精，屡与加味四物汤，吞河间秘真丸及真珠粉丸，不止，后用五倍子一两，茯苓二两，丸服遂愈。此则倍子敛涩之功敏于龙骨蛤粉也。讱庵曰：凡用秘涩药，能通而后能秘，此方用茯苓倍于五倍，一泻一收，是以能尽其妙也。

嗽由外感，泻非虚脱者禁用。

生盐肤木上，乃小虫食汁，遗种结球于叶间故主治之证与盐肤子叶同功。壳轻脆而中虚，可以染皂，或生，或炒，捣末用。

百药煎

功与五倍子不异，但经造酿其体轻虚，其性浮收，且味带余甘，治上焦心肺咳嗽、痰饮热渴诸病，含嚼尤为相宜。

用五倍子为粗末，每一斤以真茶一两煎浓汁，入酵糟四两，捣烂拌和，器盛，置糠缸中，窨之，待发起如发面状即成矣。捏作饼丸，晒干。

桑螵蛸

甘咸平，入肝肾命门，益精气而固肾，治虚损阴痿，梦遗白浊，血崩腰痛，伤中疝瘕肝肾不足，通五淋，缩小便能通故能缩，肾与膀胱相表里，肾得所养，气化则能出，肾气既固，则水道安常，故又能缩也。寇宗奭治便数，有桑螵蛸散，桑螵蛸、茯神、远志、菖蒲、人参、当归、龙骨、鳖甲等份为末，卧时人参汤下二钱，能补心安神，亦治健忘，炙饲小儿，止夜尿。

螳螂卵也，须用桑树上者一生九十九子，用一枚即伤百命，仁人君子，闻之且当惨然，况忍食乎？○房长寸许，有子如蛆，芒种后齐出，故《月令》仲夏螳螂生也，如用他树者，以桑皮佐之，桑皮善行水，能引达肾经。炙黄，或醋煮汤泡，煨用，或蒸透再焙，畏旋覆花。

螳螂能出箭簇螳螂一个，巴豆半个，研敷伤处，微痒且忍，极痒乃撼拔之，以黄连贯众汤洗，石灰敷之。杨氏方用蜣螂，簇出后，敷生肌散，又治惊风古方治风多用螵蛸，螳螂治风同一理也。

白僵蚕

咸辛平，僵而不腐，得清化之气，故能治风化痰，散结行经蚕病风则僵，故因以治风，能散相火逆结之痰。其气味俱薄，轻浮而升，入肺肝胃三经，治中风失音，头风齿痛，喉痹咽肿炒为末，姜汤调下一钱，当吐出顽痰，丹毒瘙痒皆风热为病，瘰疬结核，痰疟血病，崩中带下风热乘肝，小儿惊疳，肤如鳞甲由气血虚，亦名胎垢，煎汤浴之，下乳汁，灭瘢痕。

诸证由于血虚而无风寒客邪者勿用。

以头蚕色白条直者良，糯米泔浸一日，待桑涎浮出，焙干，去丝及黑口，捣用，恶萆薢、桔梗、茯苓、桑螵蛸。

蚕蛹

炒食，治风及劳瘦，为末饮服，治小儿疳瘦，长肌肉，退热除蛔虫，煎汁饮，止消渴，研敷病疮恶疮吴瑞曰：缫丝后蛹子，今人食之呼小蜂儿。孙思邈曰：猘犬咬者终身忌食，发则难免。

蚕茧

甘温，能泻膀胱相火，引清气上朝于口，止消渴蚕与马并属午，为离主心，作茧退藏之际，故缫丝汤饮之，能抑心火而治消渴，痈疽无头者，烧灰酒服服一枚出一头，二枚出二头。

原蚕沙

蚕食而不饮，属火性燥，燥能去风胜湿《经》曰：燥胜风，燥属金，风属木也，其砂辛甘而温，炒黄浸酒，治风湿为病，支节不随，皮肤顽痹，腰脚冷痛，冷血瘀血，炒热熨患处亦良寇氏曰：醇酒三升，拌蚕沙五斗，蒸热铺暖室席上，令患冷风气痹人以患处就卧，厚覆取汗，不愈，明日再作，但须防昏闷。麻油调敷，治烂弦风眼目上下胞属脾，脾有风湿则虫生弦烂。又新瓦炙为末，少加雄黄、麻油调敷治蛇串疮，有人食乌梢蛇，浑身变黑，渐生鳞甲，见者惊缩，郑奠一令日服晚蚕沙五钱，尽一二斗，久之乃退。二蚕矢也，淘净晒干。

原雄蚕蛾

气热性淫，主固精强阳。

斑猫一名斑蝥

辛寒有毒，外用蚀死肌，敷疥癣恶疮，内用破石淋，拔瘰疬疔肿杨登甫云：瘰疬之毒，莫不有根，大抵治以斑蝥、地胆为主，制度如法，能使其根从小便出，如粉片血块烂肉，此其验也，以木通、滑石、灯心辈导之。○斑蝥捕得，屁射出臭不可闻，故专走下窍，直至精溺之处，能下败物，痛不可当，用须斟酌，下猘犬毒九死一生之候，急用斑蝥七枚，去头翅足，糯米炒黄为末，酒煎空心下，取下小狗三四十枚，如数少再服。又方糯米一勺，斑蝥廿一枚[①]，分三次炒至清烟为度，去蝥取米为粉，冷水入清油少许，空心下，取利，下毒物，如不利再进，愈后，忌闻钟鼓声，复发则不可治，服之肚痛，急者，用靛汁或黄连水解其毒，**溃肉**肌肉近之则烂，**堕胎**斑蝥、蚖青、葛上亭长、地胆四虫形色不同，功略相近，食芫花为蚖青，青绿色尤毒；春生食葛花为亭长，黑身赤头；夏生食豆花为斑蝥，斑色；秋生冬入地为地胆，黑头赤尾。陶隐居云：乃一物而四时变化者，皆极毒须慎用。

豆叶上虫黄黑斑文，去头足，糯米炒熟，生用则吐泻人，亦有用米，取气不取质者。畏丹参、巴豆，恶豆花、甘草。

蝎

甘辛有毒，色青属木，故治诸风眩掉皆属肝木，惊痫搐掣，口眼㖞斜白附、僵蚕、全蝎等份为末，名牵正散，酒服二钱，甚效，疟疾风疮，耳聋带疝，厥阴风木之病东垣曰：凡疝气带下皆属于风，蝎乃治风要药，俱宜加而用之，似中风及小儿慢脾风病属于虚者，法咸禁之。

全用谓之全蝎，去足焙尾，名蝎梢，其力尤紧人被蜇者，涂蜗牛即解，紧小者良。

水蛭即马蟥

咸苦平，有毒，治恶血积聚，染须极效能引药力倒上至根，用水蛭为细末，以龟尿调捻须梢，自倒入根也，赤白丹肿，肿毒初生竹筒合哑有功。○误吞生者入腹，生子哑血，肠痛瘦黄，以田泥调水，饮数杯必下也，或以牛

---

① 枚：原作"故"，据戊申本改。

羊热血同猪脂饮之亦下。

炒枯黄，畏石灰、盐。

粪蛆 一名五谷虫

寒，治热病谵妄，毒痢作吐，小儿疳积，疳疮。
漂净晒干，或炒，或煅为末。

蟾蜍 一名癞蛤蟆。以下湿生类

蟾土精而应月魄，辛凉微毒，入阳明胃，退虚热行湿气，
杀虫蛋，治疮疽发背未成者用活蟾蜍系疮上，半日蟾必昏愦，置水中救其
命，再易一个，三易则毒散矣，势重者剖蟾蜍合疮上，不久必臭不可闻，如此二三
易，其肿自愈，小儿劳瘦，疳疾。

蟾酥

辛温有毒，治发背疔肿，小儿疳疾，脑疳即蟾蜍眉间白汁，能
烂人肌肉，惟疔毒或服二三厘取其以毒攻毒，外科多用之，蟾蜍肪涂玉，刻之
如蜡。

田鸡 一名蛙

甘寒，解劳热热毒，利水消肿，馔食调疳瘦，补虚损，尤
宜产妇，捣汁服，治蛤蟆瘟病《证治要诀》云：凡浑身水肿，或单腹胀
者，以青蛙一二枚，去皮，炙食之则自消也。嘉谟云：天行面赤项肿，名蛤蟆瘟，
以金丝蛙捣汁水调，空腹顿饮，极效，曾活数人。

蜈蚣

辛温有毒，入厥阴肝经，善走能散，治脐风撮口炙末，猪乳调服，惊痫瘰疬，蛇癥能制蛇，疮甲趾甲内恶肉突出，俗名鸡眼睛，蜈蚣焙，研敷，以南星末醋调，敷四围，杀虫堕胎。

取赤足黑头者，火炙，去头足尾甲，将薄荷叶火煨用，畏蜘蛛被咬者捕蜘蛛置咬处自吸其毒，蜘蛛死，放水中吐而活之、蜒蚰不敢过所行之路，触着即死、鸡屎、桑皮、盐中其毒者，以桑汁盐蒜涂之。

白颈蚯蚓

蚓，土德而星应轸水，味咸寒，故能清热，性下行，故能利水，治温病，大热狂言，大腹黄疸，肾风脚气苏颂曰：脚气，必须用之为使。

治大热，井水调下，入药或晒干为末，或盐化为水，或微炙，或烧灰中其毒者，盐水解之。

蚯蚓泥（即蚯蚓屎）

甘寒，泻热解毒，治赤白久痢，敷小儿阴囊热肿，肿腮，丹毒。

鱼部有鳞类、无鳞类

鲤鱼以下有鳞类

甘平，下水气，利小便，治咳逆上气，脚气，黄疸，妊娠水肿古方有鲤鱼汤、鲤鱼粥。河间曰：鲤之治水，鸭之利水，所谓因其气相感也。

骨烧灰疗鱼骨鲠。

胆苦寒，益志明目点服俱佳。

鲚鱼一名鲢鱼

甘温，温中益气，多食令人热中发渴，又发疮疥。

鲩鱼俗名草鱼

甘温，暖胃和中李廷飞云：能发诸疮。

青鱼胆

苦寒，泻热，治目疾。点眼消赤肿障翳，含咽吐喉痹痰涎，涂火热疮，疗鱼骨鲠。

腊月收，阴干。

肉甘平，益气力，治脚气脚弱，烦闷同韭白煮。

勒鱼

甘平，开胃暖中，作鲞尤良腹有硬刺勒人，故名。

鲻鱼

甘平，开胃，利五脏，肥健人，与百药无忌。

石首鱼

甘平，开胃益气合莼菜作羹良。

白鲞

主中恶，消宿食，炙食能消瓜成水，治暴下痢，及卒腹胀不消《菽园杂记》云：痢疾最忌油腻生冷，唯白鲞宜食，此说与本草主下痢相合，盖鲞饮咸水，而性不热且无脂不腻，故无热中之患，而消食理肠胃也。时珍曰：鲞能养人，人恒想之，故字从养。罗愿云：诸鱼薨干皆为鲞，其美不及石首，故独得专称白鲞。若露风则变红色，失味也。

鱼鳔

暖精种子。

首中有石故名，又名江鱼、黄花鱼甜瓜生者，用石首鲞骨插蒂上一夜便熟。勒鲞骨亦然。

鲥鱼

甘平，补虚劳宁源云：蒸下油，以瓶埋地中，取涂汤火伤甚效。初夏时有，余月则无，故名。《禽虫述》云：鲥鱼冒网而不动[1]，护其鳞也，不宜烹煮，唯以笋苋芹荻之属，连鳞[2]蒸食乃佳，其鳞与他鱼不同，石灰水浸过，晒干，层层起之，以作女人花钿甚良。○今应天府以充御贡。

---

① 不动：原不清楚，据恒德本改。

② 鳞：原不清楚，据恒德本改。

鲳鱼

甘平，益气力，令人肥健。

鲫鱼

甘温，诸鱼属火，独鲫属土，土能制水，故有和胃、实肠、行水之功作鲙食，治脚气及上气。

忌麦冬、芥菜、沙糖、猪肝。

鲂鱼 一名鳊鱼

甘温，调胃气，利五脏，和芥食之能助肺气，去胃风，消谷，作鲙食之，助脾气，令人能食，作羹臛食，宜人。疳痢人勿食。

鲙残鱼 一名银鱼

甘平，作羹食，宽中健胃。

金鱼

甘咸平，治久痢。

鳢鱼 以下无鳞类

甘寒，祛风下水，疗五痔，治湿痹，利大小肠，治妊娠有水气。

胆

凡胆皆苦，独鳢鱼带甘。喉痹将死者，点入即瘥，病深者水调灌之。

俗名乌鱼，即七星鱼首有七星，夜朝北斗，道家谓之水厌，雁为天厌，犬为地厌。《卫生歌》云：雁行有序犬有义，黑鱼拱北知臣礼。人无礼义反食之，天地鬼神皆不喜。《心镜》云：鳢鱼一斤以上，和冬瓜、葱白作羹，治十种水气。

鳗鲡

甘平，去风杀虫 虫由风生，故风字从虫，治骨蒸劳瘵，湿痹风瘙，阴户蚀痒，补虚损。

其骨烧烟，蚊化为水；熏竹木辟蛀虫；置衣箱辟诸蠹。

海鳗鲡功用相同。

鳝鱼

甘，大温，补五脏，除风湿。

尾血

疗口眼㖞斜少和麝，左㖞涂右，右㖞涂左，正即洗去，滴耳治耳痛，滴鼻治鼻衄，点目治痘后生翳 时珍曰：鳝善穿穴，与蛇同性，故能走经络，疗风邪及诸窍之病。风中血脉，用血主之，从其类也。

鳅鱼 俗名泥鳅

甘平，暖中益气，醒酒，解消渴，同米粉煮羹食，调中收痔。

海螵蛸 一名乌贼骨

咸走血，温和血，入肝肾血分，通血脉，祛寒湿，治血枯《内经》：血枯治之以乌贼骨，止吐衄，肠风，崩漏，涩久虚泻痢，腹痛环脐，阴蚀肿痛烧末酒服，疟证疳虫，目翳泪出，聤耳出脓性能燥脓收水，为末，加麝少许掺入，厥阴、少阴肝、肾经病。

肉

酸平，益气，强志，益人，通月经。出东海，亦名墨鱼腹中有墨，书字逾年乃灭，常吐黑水自罩其身，捕者即于水黑处取之。

取骨，鱼卤浸，炙黄。恶附子、白及、白蔹。能淡盐。

海蛇

咸平，治妇人劳损，积血带下，小儿风疾，丹毒，汤火伤《异苑》云：疗河鱼之疾。

虾

甘温，托痘疮，下乳汁，吐风痰中风证，以虾半斤，入姜葱酱料水煮，先吃虾，次吃汁，以鹅翎探引，吐出痰涎，随证用药，壮阳道有毒，动风热。

海虾

甘咸平，治飞尸蛔虫，口中甘蟨，龋齿，头疮，去疥癣、风痒、湿痒。疗山蚊子入人肉，初食，疮发则愈。

海马

甘温，暖水脏，壮阳道，消瘕块，治疗疮肿毒，妇人产难，及血气痛时珍曰：雌雄成对，其性温暖，有交感之义，故产难[1]及阳虚、房中方术多用之，如蛤蚧、郎君子之功也。虾亦壮阳，性应同之。

海参

甘温，补肾益精，壮阳疗痿《闽小记》云：闽中海参色独白，类撑以竹签，大如掌，与胶州辽海所出异，味亦淡劣，海上人复有以牛革伪为之以愚人，不足尚也。潍县一医语予云：参益人，沙参、苦参性尚异，然皆兼补，海参得名亦以能温补也，人以肾为海，此种生北海咸水中，色又黑，以滋肾水，求其类也。

辽海产者良，有刺者名刺参，无刺者名光参。

鳞部 龙类、蛇类

龙骨 以下龙类

甘涩平，入手足少阴心、肾，手阳明大肠，足厥阴经肝，能

_____

① 难：原作"虽"，据戊申本改。

收敛浮越之正气，涩肠益肾，安魂镇惊，辟邪解毒，治多梦纷纭，惊痫疟痢，吐衄崩带，遗精脱肛，大小肠利，固精止汗，定喘气不归元则喘，敛疮，皆涩以止脱之义《十剂》曰：涩可去脱，牡蛎、龙骨之属是也。

白地锦纹，舐之黏舌者良人或以古圹灰伪之，酒浸一宿，水飞三度，或酒煮、酥炙、火煅，亦有生用者。忌鱼及铁，畏石膏、川椒，得人参、牛黄良许洪云：牛黄恶龙骨，而龙骨得牛黄反良，有以制伏也。

龙齿

涩平，镇心安魂，治大人惊痫癫疾，小儿五惊十二痫许叔微云：肝藏魂，能变化，魂飞不定者，治之以龙齿。《卫生宝鉴》曰：龙齿安魂，虎睛定魄。龙属木，主肝，肝藏魂；虎属金，主肺，肺藏魄也。

修治同龙骨。

鲮鲤一名穿山甲

咸寒，有毒，善窜喜穿山，专能行散，通经络达病所某处病即用某处之甲，入厥阴、阳明肝、胃，治风湿冷痹，通经下乳，消肿溃痈，止痛排脓，和伤发痘。风疟、疮科须为要药以其穴山入水，故能出入阴阳，贯穿经络，达于营分，以破结邪，故用为使，以其食蚁，又治蚁瘘有妇人项下忽肿一块，渐延至颈，偶刺破，出水一碗，疮久不合。有道人曰：此蚁漏也，缘饭中偶食蚁得之。用穿山甲烧存性为末，敷之立愈。《多能鄙事》云：油笼渗漏，剥甲里肉靥投入，自至漏处补住。《永州记》云：不可于堤岸杀之，恐血入土则堤岸渗漏。观此二说，其性之走窜可知矣。

性猛，用宜斟酌，痈疽已溃、痘疮挟虚大忌。

如鼍而小，似鲤有足，尾甲力更胜。或生，或烧，酥炙，醋炙，童便炙，油煎，土炒。

蛤蚧

咸平，补肺润肾，益精助阳，治渴通淋，定喘止嗽。肺痿咯血，气虚血竭者宜之能补肺，益水上源。时珍曰：补肺止渴，功同人参；益气扶羸，功同羊肉。

咳嗽由风寒外邪者勿用。

出广南，首如蟾蜍，背绿色，斑点如锦纹。雄为蛤鸣声亦然，因声而名，皮粗口大，身小尾粗；雌为蚧，皮细口尖，身大尾小，雌雄相呼，屡日乃交，两两相抱，捕者擘之，虽死不开，房术用之甚效。不论牝牡者，只可入杂药。口含少许，奔走不喘者真，药力在尾见人捕之，辄自咬断其尾，尾不全者不效。凡使，去头足雷敩曰：其毒在眼，须去之，洗去鳞内不净及肉毛，酥炙，或蜜炙，或酒浸焙。

蛇蜕以下蛇类

甘咸，性灵而能辟恶，故治鬼魅蛊毒，性窜而善去风，故治惊痫、风疟、重舌《圣惠方》：烧末敷、喉风。性毒而能杀虫，故治疥癣恶疮，疔肿痔漏，属皮而性善蜕，故治皮肤疮疡、产难、目翳。

用白色如银者，皂荚水洗净，或酒、或醋、或蜜浸，炙黄，或烧存性，或盐泥固煅。

蚺蛇胆

蚺禀己土之气，胆属甲乙风木，气寒，有小毒，其味苦而带甘，凉血明目，疗疳杀虫，主厥阴、太阴病肝木、脾土。

肉极腴美，主治略同。

取胆粟许置水上，旋行极速者真能护心止痛，受杖时嚼之，杖多不死。

白花蛇

甘咸温，有毒，蛇善行数蜕，如风之善行数变，花蛇又食石楠石楠辛苦，治风，故能内走脏腑，外彻皮肤，透骨搜风，截惊定搐，治风湿瘫痪，大风疥癞《开宝本草》云：治中风，口眼㖞斜，半身不遂。

走窜有毒，唯真有风者宜之，若类中风属虚者大忌《经疏》云：前证多缘阴虚血少内热而发，与得之风湿者殊科，白花蛇非所宜也，宜辨。凡服蛇酒药，切忌见风。

出蕲州，龙头虎口，黑质白花，胁有二十方胜纹，腹有念珠斑，尾有佛指甲，虽死而眼光不枯，他产则否。头尾尤毒，各去三寸。亦有单用头尾者，酒浸三日，去尽皮骨有大毒，大蛇一条只得净肉四两，得火良。

乌梢蛇

功用同白花蛇，无毒而力浅。

性善不噬物，眼光至死不枯，以尾细能穿百钱者佳。重七钱至一两者上，十两至一镒者中，大者力减，去头与皮骨，酒煮或酥炙。

介部 龟鳖类、蛤蚌类

龟板 以下龟鳖类

咸寒至阴，属金与水，补心资智，益肾滋阴 性灵故资智通心，入肾以滋阴，治阴血不足，劳热骨蒸，腰脚酸痛，久泻久痢 能益大肠，久嗽痃疟 老疟也，或经数年，中结痞块，名曰疟母，癥瘕，崩漏，五痔，产难 为末酒服，或加芎、归、煅发，阴虚血弱之证 益阴清热，故治之。时珍曰：龟、鹿皆灵而寿。龟首常藏向腹，能通任脉，故取其甲以补心、补肾、补血，以养阴也。鹿首常返向尾，能通督脉，故取其角以补命、补精、补气，以养阳也。

虽肾虚而无热者勿用。

大者力胜 自死败龟良，得阴气更全也，酥炙，或酒炙，醋炙，猪脂炙，煅灰用 若入丸散须研极细，否则恐着人肠胃变为瘕也，洗净，搥碎，水浸三日，用桑柴熬胶，补阴之力更胜 合鹿胶，一阴一阳，名龟鹿二仙膏。恶沙参。

龟尿

走窍透骨，染须发，治哑聋 以镜照之，龟见其影则淫发而尿出，今人或以猪鬃松毛刺其鼻，溺亦出。

鳖甲

咸寒，属阴，色青入肝，治劳瘦骨蒸，往来寒热，温疟，疟母疟必暑邪类，多阴虚之人，日久不愈，元气虚羸，邪陷中焦，则结为疟母。鳖甲能益阴除热而散结，故为治疟要药，腰痛胁坚，血瘕痔核咸能软坚，经阻产难，肠痈疮肿，惊痫斑痘，厥阴血分之病时珍曰：介虫阴类，故皆补阴。○龟色黑，主治皆肾经。鳖色青，主治皆肝经。同属补阴，实有分别。

肝无热者忌。

色绿、九肋、重七两者为上，醋炙。若治劳，童便炙，亦可熬膏。

鳖肉

凉血补阴，亦治疟痢煮作羹食，加生姜、砂糖，不用盐酱，名鳖糖汤。冷而难消，脾虚者大忌。恶矾石，忌苋菜、鸡子。

蟹

咸寒，有小毒，除热解结，散血通经，续筋骨骨节脱离者，生捣，热酒调服数碗，渣涂半日，骨内谷谷有声即好。干蟹烧灰酒服亦好，涂漆疮能败漆。

性寒，伤中败胃，动风，大伤阴血，孕妇食之令儿横生中其毒者，捣藕节，热酒调服。

蟹爪

堕胎产难及子死腹中者，服蟹爪汤即出。

牡蛎以下蛤蚌类

咸以软坚，化痰，消瘰疬结核、老血瘕疝；涩以收脱，治遗精崩带，止嗽敛汗或同麻黄根为粉扑身，或加入煎剂，固大小肠；微寒，以清热补水，治虚劳烦热，温疟赤痢，利湿止渴，为肝肾血分之药好古曰：以柴胡引之，去胁下硬；茶引之，消颈核；大黄引，消股间肿；以地黄为使，益精收涩，止小便利；以贝母为使，消结积。

虚而热者宜之，有寒者禁与。

海气化成，纯雄无雌，故名牡。盐水煮一伏时，煅粉，亦有生用者。贝母为使，恶吴萸、细辛、麻黄，得蛇床、远志、牛膝、甘草良。

蛤粉

与牡蛎同功。

蛤蜊肉
咸冷，止渴解酒。

文蛤
背有花纹，兼能除烦渴，利小便大抵海物咸寒，功用略同。江湖蛤蚌，无咸水浸渍，但能清热利湿，不能软坚。

蚌粉

咸寒，解热燥湿，化痰消积，明目疗疳，治反胃，心胸痰饮米饮调服，除湿肿水嗽《类编方》：蚌粉新瓦炒红，入青黛少许，用淡齑水滴麻油数点，调服二钱，止痢并呕逆，涂痈肿醋调，搽阴疮湿疮，痱痒。

肉

咸冷，除热止渴，去湿解酒，明目去赤，治下血，血崩，带下，痔瘘。

蚬粉、蚬肉

与蚌同功。

真珠

甘咸寒，感月而胎《语》云：上巳有风，梨有蠹；中秋无月，蚌无胎，水精所蕴，水能制火，入心肝二经，镇心安魂肝藏魂。讱庵曰：虽云泻热，亦借其宝气也。大抵宝气多能镇心安魂，如金箔、琥珀、真珠之类。龙齿安魂，亦假其神气也，坠痰拔毒，收口生肌，治惊热痘疔，下死胎胞衣珠末一两，苦酒服，点目去翳膜，绵裹塞耳治聋陆佃曰：蛤蚌无阴阳，牝牡须雀化成，故能生珠，专一于阴精也。

病不由火热者忌之。

取新洁未经钻缀者，乳浸三日，研粉极细如飞面珠体最坚，不细伤人脏腑。

石决明

咸凉，除肺肝风热，内服疗青盲内障，外点散赤膜外障，亦治骨蒸劳热，通五淋能清肺肝，愈疡疽。

多服令人寒中。

如小蚌而扁，惟一片，无对。七孔、九孔者良。盐水煮一伏时，或面裹煨熟，研粉极细，水飞。恶旋覆。

蛏

曰咸平，补虚。主冷痢，煮食之；去胸中邪热烦闷，饭后食之。与丹石人相宜。治妇人产后虚损。

魁蛤一名瓦楞子

甘咸平，消老痰，破血癖烧过，醋淬，醋丸服，治一切血气、冷气、癥癖。

其壳似瓦屋之垄，故又名瓦屋子，火煅醋淬，研。

淡菜

甘咸温，补五脏，益阳事，理腰脚气，治虚劳伤惫，精血衰少，及吐血久痢，肠鸣腰痛，妇人带下，产后瘦瘠，又能消瘿气。

产宁波府。

田螺

味甘，大寒，利湿清热，止渴醒酒，利大小便能引热下行。《类编》载：熊彦诚病前后不通，腹胀如鼓，遇一异人曰：此易尔。即入水得一大螺，曰：事济矣。以盐和壳捣碎，帛系脐下一寸三分，即奢然暴下。归访异人，不见矣，**治脚气**《稗史》载：董守约以脚气攻注，或教掐数螺，系两股，便觉冷气趋下至足而安，**黄疸**，**噤口毒痢**用螺加少麝捣饼，烘热贴脐下，引热下行，自然思食，**目热赤痛**入盐花取汁点之，**搽痔疮，狐臭**。

螺蛳一名蜗蠃

甘寒，明目，下水，止渴，醒酒，解热，利大小便，消黄疸、水肿，治反胃、痢疾、脱肛、痔漏。

壳

主治痰饮积及胃脘痛，反胃膈气，痰嗽鼻渊，脱肛痔疾，疮疖下疳，汤火伤时珍曰：螺乃蛤蚌之属，大抵与蚌粉、蛤粉、蚶蚬之类同功，合而观之，自可神悟也。

泥中及墙壁上年久者良，火煅凡煅螺、蚌、蛎、蛤之灰壅田，则草死而禾茂。若用粪壅田，则禾草皆茂。

海蛳

咸寒，治瘰疬结核，胸中郁闷不舒。

比螺蛳身细而长，壳有旋纹六七屈，头上有厣，初春蜒起，矿海崖石壁。海人设网于下，一掠而取。治以盐、酒、椒、桂。

吐铁

甘酸咸寒，补肝肾益精髓，明耳目。

产宁波者，大而多脂鄞县南田者为第一。闽中者肉魂礧无脂膏，不中食。○沈云将曰：吐铁，海中螺属也。有如指头大者，则有腊如凝膏白，其壳中吐出膏大于本身，光明洁白可爱。姑苏人享客，佐下酒小盘，为海错上品。一名麦螺，一名梅螺。

江珧柱

甘咸微温，下气调中，利五脏，疗消渴，消腹中宿食，令人能食易饥。

产四明、奉化者佳《异物名记》云：厥甲美如瑶玉，肉柱肤寸，名江珧柱。屠本畯曰：江珧壳色如淡菜，上锐下平，大者长尺许，肉白而韧，柱圆而脆。沙蛤之美在舌，江珧之美在柱。○《岭表录》作海月者误也。海月圆如镜，见后。

西施舌

甘咸平，益精，润脏腑，止烦渴。

生温州海泥中，似车螯而扁，常吐肉寸余类舌，故名。屠本畯曰：沙蛤上匙也，产吴航似蛤蜊而长大，有舌白色名西施舌。《闽部疏》曰：海错出东四郡者，以西施舌为第一，蛎房次之。西施舌本名车蛤，以美见谥，产长乐湾中。

蛔壳片

咸，大寒，煎汤洗鹤膝风有效，锻① 研为粉，涂湿烂疮如

---

① 锻：据义应为"煅"。

神 《岭表录异》云：海月，广人呼为膏药，两片合而成形。壳圆，中甚莹滑白，照如云母，壳内有小肉如蚌蛤，腹中有蟹子甚小，饥则蟹出食，蟹饱亦饱。近之以火则蟹走出，离肠腹立毙，或生剖之，则蟹子活在腹中，逡巡亦毙。屠本畯曰：海月形圆如月，亦谓之蛎镜，土人多磨砺其壳，使之通明，鳞次以盖天窗，岭南谓之海镜，又曰明瓦。按：此即海月壳也，一名蠏蛄，郭璞所谓"蠏蛄腹蟹"、谢灵运诗有"挂席拾海月"者是也。《本草》以此作江瑶柱，误矣。

卷六下

人　部

发一名血余

苦平，入足少阴、厥阴肾、肝，补阴消瘀，治诸血病能去心窍之血，故亦治惊痫，血痢，血淋，舌血茅根汤服，鼻血吹鼻，小儿惊热合鸡子黄煎为汁服，鸡子能去风痰。合诸药煎膏，凉血去瘀，长肉。胎发尤良，补衰涸《经》曰：肾者精之处，其华在发。王冰注云：肾主髓。脑者，髓之海；发者，脑之华。脑髓减则发素。时珍曰：发者，血之余。埋之土中，千年不朽，以火煅之，凝成血质，煎之至枯，复有液出，误吞入腹化为瘕虫，煅炼服食，使发不白，故《本经》有自还神化之称。

皂荚水洗净，入罐固煅存性。

牙齿

咸热，有毒，治痘疮倒魇《痘疹论》：出不快而黑陷者，猳猪血调下一钱。服凉药而血涩倒陷者，麝香酒调服。○齿者，骨之余。得阳刚之性，痘家劫剂也。

伏毒在心，昏冒不省，及气虚白痒，热痱紫泡之证，止宜补虚解毒，误用之，多成不治。

煅，退火毒，研细，水飞。

人中黄

甘寒，入胃，清痰火，消食积，大解五脏实热，治阳毒热狂，痘疮血热，黑陷不起。

伤寒非阳明实热，痘疮非紫黑干枯，均禁。

用竹筒刮去青皮，纳甘草末于中亦有用皂荚末者，紧塞其孔，冬月浸粪缸中，至春取出洗，悬风处阴干，取末。

金汁一名粪清

主治同人中黄。

用棕皮棉纸，上铺黄土，淋粪滤汁，入新瓮碗覆埋土中一年，清若泉水，全无秽气，胜于人中黄，年久弥佳。

人中白又名溺白垩

咸凉，降火散瘀，治肺瘀鼻衄，劳热消渴，痘疮倒陷，牙疳口疮。

阳虚无火，食不消，肠不实者忌之。

以蒙馆童子便桶及山中老僧溺器刮下者尤佳。新瓦火煅过。

童便一名还元水，饮自己溺名回轮酒

咸寒，能引肺火下行从膀胱出，乃其旧路。降火滋阴甚速，润肺清瘀咸走血。治肺痿失音，吐衄损伤凡跌打损伤，血闷欲死者，以热尿灌之，下咽即醒。一切金疮受杖并宜用之，不伤脏腑，若用他药，恐无瘀者反致误人也，胞胎不下皆散瘀之功，凡产后血晕，败血入肺，阴虚火嗽，火热如燎者，惟此可以治之《劳极论》云：降火甚速，降血甚神。○按：此物虽臭秽败胃，犹胜寒凉诸药。

禁忌同人中白。

取十二岁以前童子少知识，无相火，不食荤腥，去头尾取中间一段清彻如水者，用当热饮，热则真气尚存，其行自速，冷则惟有咸寒之性士材曰：炼成秋石，真元之气渐失，不及童便多矣，或入姜汁行痰、韭汁散瘀，冬月用汤温之。

秋石

咸平，滋肾水，润三焦，养丹田，安五脏，退骨蒸，软坚块。治虚劳咳嗽，白浊遗精，为滋阴降火之药。

煎炼失道，多服误服，反生燥渴之患咸能走血，且经煅炼，中寓暖气，使虚阳妄动则真水愈亏。

秋月取童便，每缸用石膏七钱，桑条搅，澄，倾去清液，如此三次，乃入秋露水搅，澄故名秋石，如此数次，滓秽净，咸味减，以重纸铺灰上晒干，刮去在下重浊，取轻清者为秋石。世医不取秋时，杂收人溺，以皂荚水澄晒为阴炼，火煅为阳炼，尽失于道，安能应病？况经火炼，性却变温耶？肿胀忌盐，只以秋石拌饮食佳。○秋石再研入罐，铁盏盖定，盐泥固济升打，升起盏上名秋冰，味淡而香，乃秋石之精英也。

乳汁

甘咸时珍曰：人乳无定性[①]。其人和平，饮食中淡，其乳必平；其人躁暴，饮酒食辛，或有火痛，其[②]乳必热；又有孕之乳为忌乳，最有毒，小儿食之吐泻，成疳魃之病，内亦损胎，须禁之，润五脏，补血液，止消渴，泽皮肤，清烦热，理噎膈，悦颜利肠老人血枯便秘尤宜，眼科用点赤涩多泪热者，黄连浸点。○本血所化，目得血而能视。

虚寒滑泄，胃弱者禁服。乳与食同进，即成积滞发泻时珍曰：乳乃血化，生于脾胃，摄于冲任，未受孕则下为月水，既受孕留而养胎，已产则变赤为白，上为乳汁，此造化玄微之妙，却病延年之药也。洛按：乳性纯阴，能滑肠、腻膈、湿脾，惟阳实阴虚而无滞者宜之，若阳虚或有滞者非所宜也。丹溪曰：人乳有五味之毒，七情之火，不若服牛乳为稳。

取首生男儿无病妇人之乳，白而稠者佳，若黄赤清色、气腥秽者不用，或暴晒，用茯苓粉收，或水顿取粉尤良无滑肠、湿脾、腻膈之患。顿乳取粉法，小锅烧水滚，用银瓢如碗大锡瓢亦可，倾乳少许入瓢，浮滚水上顿，再浮冷水上立干，刮取粉，再顿再刮，如摊粉皮法须旋用，久则油膻，须用一妇人之乳为佳，乳杂则其气杂。○乳粉、参末等份，蜜丸，名参乳丸，大补气血。

月水

咸热而毒《寓意草》中言：服红铅伤脑，其热而毒可知。士材曰：服红铅而热者，饮童便、人乳即解。解毒箭，并女劳复。

---

① 性：原不清楚，据恒德本改。
② 其：原不清楚，据恒德本改。

月经衣

治金疮血涌出_{炙热熨之}，又治虎狼伤，及箭簇入腹_{俱烧灰酒服}方寸匕，日三

《素问》谓之月经，又谓之天癸，邪术家谓之红铅_{时珍曰：女}子，阴类也，以血为主，其血上应太阴，下应海潮，月有盈亏，潮有朝夕，月事一月一行，与之相符，故谓之月水、月信、月经。经者，常也，有常轨也，天癸者，天一生水也，邪术家谓之红铅，谬名也。女人之经，或先或后，或通或塞者，其病也。复有变常而古人并未言及者，不可不知也。有行期只吐血、衄血或眼耳出血者，是谓逆行；有三月一行者，是谓居经，俗名按季；有一年一行者，是谓避年；有一生不行而受胎者，是谓暗经；有受胎之后月月行经而产子者，是谓盛胎，俗名垢胎；有受胎数月，血忽大下而胎不陨者，是谓漏胎。此虽以气血有余不足言，而亦异于常矣。女子二七天癸至，七七天癸绝，其常也。有女年十二、十三而产子，如《楮记室》所载，平江苏达卿女十二受孕者；有妇年五十、六十而产子，如《辽史》所载：亟普妻六十余生二男一女者，此又异常之尤者也。学医者之于此类，恐亦宜留心焉。○女人入月，恶液腥秽，故君子远之，谓其不洁，能损阳生病也。煎膏治药，出痘持戒，修炼性命者，皆避忌之，以此也。《博物志》云：扶南国有奇术，能令刀斫不入，惟以月水涂刀便死。此是秽液，坏人神气，故合药忌触之，此说甚为有据。今有方士邪术鼓弄愚人，以法取童女初行经水服食，谓之先天红铅，巧立名色，多方配合，谓《参同契》之金华、《悟真篇》之首经，皆此物也。愚人信之，吞咽秽滓以为秘方，往往发出丹疹，殊可叹恶。按：《金丹诗》云：一等旁门性好淫，强阳复去采他阴。口含天癸称为药，似恁泇沮枉用心。呜呼！愚人观此可以自悟矣。又邪术家以童女娇揉取乳，及造反经为乳诸说，巧立名谓，以弄贪愚，此皆妖人所为，王法所诛，君子斥之可也。○士材滥夸红铅却病延年，乃不经之说也。

口津唾

甘咸平，辟邪魔鬼最畏唾。○《东阳方》云：凡人魇死，不得叫呼，但痛咬脚跟及拇指甲际，多唾其面，徐徐唤之，自醒也。消肿毒，明眼目时珍曰：津乃精气所化，人能每旦漱口擦齿，以津洗目，及常时以舌舐拇指甲揩目，久久令人光明不昏。又能退翳，凡人有云翳，但每日令人以舌舐数次，久则真气熏及，自然毒散，而翳退矣。悦肌肤五更未语之唾涂肿辄消，拭目去障，咽入丹田则固精而制火。修养家咽津，谓之清水灌灵根。人能终日不唾，收视返听，则精气常凝，容颜不槁。若久唾则损精神，成肺病，皮肤枯涸。故曰远唾不如近唾，近唾不如无唾也。○咽津不得法，最易成痰，亦宜知也。

人气

主治下元虚冷，日令童男女，以时隔衣进气脐中，甚良。凡人身体骨节痹痛，令人更互呵熨，久久经络通透。又鼻衄金疮，嘘之能令血断时珍曰：医家所谓元气相火，仙家所谓元阳真火，一也。天非此火不能生物，人非此火不能有生。故老人、虚人与二七以前少阴同寝，藉其熏蒸，最为有益。杜甫诗云"暖老须燕玉"，正此意也。但不可行淫以丧宝促生尔。近时术家令童女以气进入鼻窍、脐中、精门，以通三田，谓之接补，此亦小法，不得其道者反以致疾。按：《汉书》云：太医史循，宿禁中，寒疝病发，求火不得，众人以口更嘘其背，至旦遂愈。《异苑》云：孙家奚奴，治虎伤蛇噬垂死者，以气禁之，皆安。又《抱朴子》云：从子至巳，为生气之时；从午至亥，为死气之时。常以生气时鼻中引气，入多出少，闭而数之，从九九八八七七六六五五而止，乃[1]微吐之，勿令耳闻，习之既熟，增至千数，是为胎息。○凡骤脱之证，急令童男女

---

① 乃：原不清楚，据恒德本改。

以口接气甚妙。老人阳气骤脱，身冷息微，内服回阳药，复令壮盛妇人数人卧于床，将病人卧在数妇人身上^①作褥，颇有得生者。

初生脐带

主治止疟，解胎毒烧末饮服，敷脐疮。

一名命蒂以其当心肾之中，前直神阙，后直命门，故名。

人胞一名紫河车，一名混沌皮

甘咸温，本人之血气所生，故能大补气血，治一切虚劳损极虚损，一损肺，皮槁毛落；二损心，血脉衰少；三损脾，肌肉消脱；四损肝，筋缓不收；五损肾，骨痿不起。六极曰气极、血极、筋极、肌极、骨极、精极，恍惚失志，癫痫病，由膀胱虚者尤宜用取其以胞补胞之义。

以初胎无病妇人而色紫者良。

有胎^②毒者害人以银器插入，焙煮，不黑则无毒，长流水洗极净，酒蒸^③焙干，研末，或煮烂捣碎入药如新瓦炙者，反损其精汁。○崔行功云：胞衣宜藏天德月德吉方，深埋紧筑。若为猪狗食，令儿癫狂；虫蚁食，令儿疮癣；鸟雀食，令儿恶死；弃火中，令儿疮烂；近社庙、井灶、街巷皆有所忌，此亦"铜山西崩，洛钟东应"自然之理。以之炮炙入药，食其同类，不顾损人长厚者，弗忍闻也。

---

① 上：原作"土"，据恒德本改。

② 胎：原不清楚，据恒德本改。

③ 蒸：原不清楚，据恒德本改。

人骨

主治骨病，接骨廉疮，并取焚弃者_{时珍曰}：古人以掩暴骨为仁德，每获阴报。而方伎之流，心乎利欲，乃收人骨为药饵，仁术固如此乎？且犬不食犬骨，而人食人骨，可乎？父之白骨，惟亲生子刺血沥之即渗入。又《酉阳杂俎》云：荆州一人损胫，张七政饮以药酒，破肉去骨一片，涂膏而愈，二年复痛，张曰：所取骨寒也。寻之尚在床下，以汤洗绵裹收之，其痛遂止。气之相应如此，执谓枯骨无知乎？仁者当悟矣。○今人甚有合胎骨丸而卖者，尤非焚弃之骨所比，况有胎毒在内，服之必至伤生。洛目击其受害者，不可枚举矣。

附：辟火葬论

火葬之俗，盛行于江浙，自宋时已有之。《宋史》：绍兴二十七年，监登闻鼓院范同言：今民俗有所谓火化者，生则奉养之具惟恐不至，死则燔燃而捐弃之，国朝著令贫无葬地者许以官地安葬，韩琦镇并州，以官钱市田数顷给民安葬，至今以为美谈。然则承流宣化，使民不畔于礼法，正守臣之职也，事关风化，理宜禁[1]止。仍饬守臣措置荒闲之地，使贫民得以收葬徙之。景定二年，黄震为吴县尉，乞免再起化人亭状曰：照对本司久例，有行香寺曰通济，久为焚人空亭以周利，愚民悉为所诱，亲死即举而付之烈焰，余骸不化又投之深渊。哀哉！斯人何辜而遭此身后之大戮耶！震久切痛心，以人微位下，欲言未发。乃五月六日夜，风雷骤至，独尽撤其焚人之亭而去之。意者秽气彰闻，冤魂共诉，皇天震怒，为绝此根。越明日[2]，

---

① 禁：原不识，据戊申本改。

② 日：原作"目"，据戊申本改。

据寺僧发觉，陈状，为之备申。使府，盖亦幸此亭之坏尔，案吏何人，敢受寺僧之嘱，行下本司，勒令监造？震窃谓，此亭为焚人之亲设也，人之焚其亲，不孝之大者也，此亭其可再也哉？谨案古者有小殓、大殓以至殡葬，皆擗踊为迁其亲之尸而动之也，况可得而火之耶？举其尸而畀之火，惨虐之极，无复人道，虽蚩尤作五虐之法，商纣为炮烙之刑，皆施之生前，未至戮之死后也。展禽谓夏父弗忌必有殃，既葬，焚烟彻于上，或者天实灾之，然谓之殃，则凶可知也。楚子期欲焚麇之师，子西戒不可，虽敌人之尸，犹有所不忍也。卫候掘褚师定子之墓，焚之平庄之上，殆自古所无之事。田单守即墨之孤邑，积五年，思出万死一生之计以激其民，故袭用其毒，误燕人，掘齐墓，烧死人，齐人望之涕泣，怒十倍，而齐破燕矣。然则焚其先人之尸，为子孙者所痛愤，而不自爱其身，故田单出此诡计以误敌也。尉佗在粤，闻汉掘烧其先人冢，陆贾明其不然，与之要约，亦曰"反则掘烧王先人冢"尔，举至不可闻之事以相恐，非忍为之也。尹齐为淮扬都尉，所诛甚多，及死，仇家欲烧其尸，尸亡去归葬，说者谓其尸飞去。夫欲烧其尸，仇之深也。欲烧之而尸亡，是死而有灵，犹知烧之可畏也。汉广川王去淫虐无道，其姬昭信共杀幸姬王昭平、王地余及从婢三人，后昭信病，梦昭平等，乃掘其尸，皆烧为灰，去与昭信旋亦诛死。王莽作焚如之刑烧陈良等，旋亦诛灭。东海王越乱晋，石勒剖其棺焚其尸，曰"乱天下者此人，吾为天下报之"。夫越之恶固宜至此，亦石勒之酷而忍为此也。王敦叛逆，有司出其尸于瘗，焚其衣冠，斩之，所焚犹衣冠尔。唯苏峻以反诛，焚其骨。杨玄感反隋，亦掘其父素冢，焚其骸骨。惨虐之门既开，因以施之极恶之人，然非治世法也。隋为仁寿宫，役夫死道上，

杨素焚之，上闻之不悦，夫淫刑如隋文且不忍焚人，则痛莫甚
于焚人矣。蒋元晖溃乱宫闱，朱全忠杀而焚之，一死不足以尽
其罪也，然杀之者当刑，焚之者非法，非法之虐，且不可施之
诛死之罪人，况可施之父母骨肉乎？世之施此于父母骨肉者，
又拾其遗烬而弃之水，则宋诛太子劭逆党王鹦鹉、严道育，既
焚而扬灰于河之故智也，惨益甚矣。而或者以焚人为佛法，然
闻佛之说，戒火自焚也，今之焚者戒火耶？人火耶？自焚耶？
其子孙耶？佛者外国之法，今吾所处，中国耶？外国耶？有识
者为之痛惋久矣。今通济寺僧，焚人之亲以罔利，伤风败俗，
莫此为甚，天幸废之，何可兴之？望台慈矜生民之无知，念死
者之何罪，备榜通济寺风雷已坏之焚人亭，不许再行起置。其
于哀死慎终，实非小补。然自宋以来，此风日盛，国家虽有漏
泽园之设，而地窄人多，不能遍葬，相率焚烧，名曰火葬，习
以成俗。谓宜每里给空地若干为义冢，以待贫民之葬。除其租
税，而更为之严禁。焚其亲者以大不孝罪之。庶礼教可兴，民
俗可厚也。"

跋

　　本集所录凡六百九十种，视《备要》加三之一，于世所常用之品，庶几备矣，惟是药性每随时地而少异。故陶隐居尝云：诸药所生皆的有境界，今之杂药多出近道，气力性理岂得相似？李东垣亦云：失其地则性味或异，失其时则气味不全。是知古人已兢兢虑之，况至今日，而产药之地尤多迁变，加以人情不古，作伪多方，自非别白精详，何以扩前闻而诏来哲？汪氏《备要》之作，汇集群言，厥功甚伟，而辨讹考异非其所长，亦此书之缺陷也。（洛）识学浅陋，兹所重订，凡素所涉历而知之真者，已谨为订正，余则姑仍其旧，惟冀海内格致精深之士，各出新知，匡余不逮，斯实（洛）之幸，亦不独（洛）之幸矣。

乾隆丁丑中冬月长至前三日

吴仪洛又书

药名索引

（按笔画排序）